# Psychologie und Gastroenterologie

# Jahrbuch der Medizinischen Psychologie

herausgegeben von

*Elmar Brähler, Monika Bullinger,*
*Hans Peter Rosemeier*

Band 11

*Paul Enck und Frauke Musial (Hrsg.)*
Psychologie und Gastroenterologie

Hogrefe · Verlag für Psychologie
Göttingen · Bern · Toronto · Seattle

# Psychologie und Gastroenterologie

herausgegeben von

Paul Enck
und Frauke Musial

Hogrefe · Verlag für Psychologie
Göttingen · Bern · Toronto · Seattle

*Priv.-Doz. Dr. rer. soz. Paul Enck, Dipl.-Psych.*, geb. 1949. 1968-73 Studium der Geschichte und Pädagogik in Münster. 1974-83 Wissenschaftlicher Assistent an der Juristischen Fakultät Hannover, 1978-82 Studium der Psychologie in Oldenburg. 1983-84 Research Associate an der Johns Hopkins University School of Medicine, Baltimore, USA. 1985 Promotion und seitdem Wissenschaftlicher Angestellter an der Klinik für Gastroenterologie der Heinrich-Heine-Universität Düsseldorf. 1992 Habilitation und Venia legendi im Fach Medizinische Psychologie an der Ruhr-Universität Bochum.

*Dr. rer nat. Frauke Musial*, geb. 1963. Studium der Psychologie an der Heinrich-Heine-Universität in Düsseldorf. 1991-95 Wissenschaftliche Mitarbeiterin an der Heinrich-Heine-Universität in Düsseldorf. Seit 1995 Wissenschaftliche Assistentin am Institut für Medizinische Psychologie der RWTH Aachen. 1990-91 Research fellow an der Johns Hopkins University School of Medicine.

Die Deutsche Bibliothek- CIP-Einheitsaufnahme

**Psychologie und Gastroenterologie** / hrsg. von Paul Enck und Frauke Musial. - Göttingen ; Bern ; Toronto ; Seattle : Hogrefe, Verl. für Psychologie, 1996
(Jahrbuch der medizinischen Psychologie ; Bd. 11)
ISBN 3-8017-0760-1
NE: Enck, Paul [Hrsg.]

© by Hogrefe-Verlag, Göttignen • Bern • Toronto • Seattle 1996
Rohnsweg 25, D-37085 Göttingen

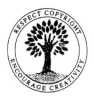
Umschlaggraphik: Klaus Wildgrube, Helmut Kreczik
Druck: Dieterichsche Universitätsbuchdruckerei
W. Fr. Kaestner GmbH & Co. KG, D-37124 Göttingen-Rosdorf
Printed in Germany
Auf säurefreiem Papier gedruckt.

ISBN 3-8017-0760-1

# Inhaltsverzeichnis

# Nachruf

Susanne Davies-Osterkamp, bis vor wenigen Wochen Mitherausgeberin des Jahrbuchs der Medizinischen Psychologie, starb am 25. Juli 1995 nach wenigen Monaten schwerer Krankheit, 52 Jahre alt.

In Königsberg geboren, in Hamburg aufgewachsen, studierte sie, wie viele spätere Fachvertreter der Medizinischen Psychologie, am Hamburger Psychologischen Institut der 60er Jahre. Nach dem Diplom 1967 ging sie an das Max-Planck-Institut für Psychiatrie in München und nach der Promotion 1970 an die Universität Konstanz und zur Forschungsgruppe im Psychiatrischen Krankenhaus Reichenau. 1975 folgte sie dem Ruf auf eine Professur für Medizinische Psychologie an der Universität Gießen, die sie aus persönlichen Gründen 1981 aufgab, um fortan als Leitende Psychologin in der Klinik für Psychosomatische Medizin und Psychotherapie der Universität Düsseldorf zu arbeiten. In allerjüngster Zeit zeichnete sich eine Rückkehr in den engeren Kreis der Hochschullehrer für Medizinische Psychologie ab - daß es dazu jetzt nicht mehr kommt, gehört zu den Härten des Schicksals, die nicht nur die langjährigen Weggefährten beklagen.

Susanne Davies-Osterkamp begann als Experimentalpsychologin, und ihre Dissertation zur Größenkonstanz bei Schizophrenen war ganz diesem Paradigma verpflichtet. Entsprechend war sie an der damals beginnenden Etablierung der Verhaltenstherapie beteiligt. Der Aufbau verhaltenstherapeutischer Behandlungsprogramme für chronisch kranke Schizophrene und alkoholkranke Frauen in Konstanz war wesentlich ihr zu verdanken. In Gießen und mehr noch in Düsseldorf galt ihr Interesse dann zunehmend dem psychoanalytischen Zugang, insbesondere in der Gruppentherapie, und sie ließ sich in analytischer Psychotherapie weiterbilden. Sie hat jedoch in der Forschung stets einen empirisch-psychologischen Ansatz vertreten, wovon die von ihr mitherausgegebenen Bände „Emotionsforschung in der Medizinischen Psychologie" und „Medizinische Psychologie - Forschung für Klinik und Praxis" Zeugnis ablegen. Bekannt wurde sie der Fachwelt nicht zuletzt durch das umfassende Gießener Forschungsprojekt zur Psychosomatik von Operationen in der Herzchirurgie. In den letzten Jahren interessierte sie sich verstärkt - in der ihr eigenen gelassenen Art - für die Situation von Frauen. Nach dem Buch „Psychologie in der Gynäkologie" plante sie einen Band zu „Geschlechterdifferenz und Gesundheit", in dem metaanalytisch der Blick auf die Rolle des Kleinen Unterschieds in der wissenschaftlich-psychologischen Empirie gerichtet wurde - auch dies ein Vorhaben, das nun, wie viele andere, unvollendet bleiben muß.

In der akademisch jungen Disziplin der Medizinischen Psychologie hat Susanne Davies-Osterkamp in einer prägsamen Phase eine wichtige Rolle gespielt. Sie leitete in den 70er Jahren die Forschungskommission der Gesellschaft für Medizinische Psychologie, gehörte bis in die jüngste Zeit dem engeren Herausgebergremium des Jahrbuchs der Medizinischen Psychologie an und war viele Jahre lang als Gutachterin in der Forschungsförderung in der Medizinischen Psychologie und Psychosomatik tätig.

Es ist nicht schwierig, die Stationen eines wissenschaftlichen Werdeganges nachzu-zeichnen. Doch dessen bloße Darstellung würde bei einem Menschen wie Susanne Da-vies-Osterkamp Wesentliches verfehlen. Sie hat mehrfach im Laufe ihres Lebens der akademischen Karriere im landläufigen Sinn nicht die höchste Priorität eingeräumt. Gleichwohl - oder vielleicht auch deshalb - hat sie bei vielen ihrer Fachkollegen in höchstem Ansehen gestanden. Wenn sich in ihr intellektuelle Souveränität mit warm-herziger Menschlichkeit verband, so hat dies nicht zuletzt vielen jüngeren Frauen in der Profession Mut gemacht und die Zuversicht gegeben, daß „man" sich nicht notwendi-gerweise charakterlich verbiegen muß, um in Wissenschaft und akademischer Welt zu bestehen - oder auch, daß es noch Anderes gibt als dieses. Das ist vielleicht das Wich-tigste, was Susanne Davies-Osterkamp uns hinterläßt - und nicht nur den Frauen.

Jörn Scheer

**Vorwort**

Fragestellungen aus den Grenzgebieten zwischen Psychologie und Gastroenterologie haben eine lange Tradition. Schon *Beaumont* untersuchte in seiner historischen Arbeit von 1833 (s. die "Historische Seite" in diesem Band) den Effekt von Emotionen auf die Magenfunktion (hier: Galle-Rückfluß). In dieser Tradition sind auch *Pavlows* Untersuchungen zum bedingten Reflex und dem Einfluß psychologischer Faktoren, in diesem Falle Lernen, auf physiologische Variablen, z.B. die Speichelflußrate und Säuresekretion im Magen, zu sehen. Schließlich sind als historische Vorbilder hier *Cannons* Arbeiten zu „Wut, Hunger Angst und Schmerz" und deren Auswirkungen auf die Magenmotorik zu nennen, *Wolf* und *Wolff*s systematische Aufarbeitung psycho-physischer Beziehungen bei einem Patienten mit einer Magenfistel oder *Selye*s epochales, wenngleich nicht mehr unwidersprochenes Werk zur Wirkung von Stressoren, z.B. auf die Entstehung von Magenläsionen. Inzwischen ebenso historisch, d.h. der gleichen Kritik unterworfen sind die tierexperimentellen Arbeiten zur Ulkusgenese von *Brady* und *Weiss* und vielen anderen zu, die mit der Entdeckung eines neuen, pathogenen Erregers wie dem Helicobacter pylori in der Entstehung eines Ulkus zumindest neu interpretiert werden müssen.

Auf der anderen Seite ist die Psychologie im Bereich der Gastroenterologie gemessen an den vielen noch offenen Fragen eher unterrepräsentiert. Das ist sicher zum einen auf die Invasivität der meisten gastroenterologischen Untersuchungsmethoden zurückzuführen, die deren Anwendung außerhalb einer Klinik oder Praxis und durch einen nicht-ärztlich Ausgebildeten verbietet. Dies könnte aber auch darin begründet sein, daß eine Betätigung von Psychologen in diesem Bereich eine fundierte physiologische Vorbildung erfordert, die nicht immer in der psychologischen Ausbildung gewährleistet ist.

Traditionellerweise wurden Fragestellungen, die die psychischen Komponenten gastrointestinaler Funktionen oder Dysfunktionen untersuchten, dem Gebiet der Psychosomatik zugeordnet. Neuere Ansätze in Therapie und Forschung versuchen jedoch, die in der Theorie der Psychosomatik als zu überwinden postulierte, in ihrer Praxis jedoch nach wie vor implizit verankerte Trennung von "Psyche" und "Soma" zu überwinden, den Patienten und seine Erkrankung als Gesamtheit zu verstehen und für konkrete Probleme Lösungen zu erarbeiten, unabhängig von der Frage, ob die Erkrankung selbst somatischen oder psychischen Ursprungs sei. Dabei gewinnen klassische psychologische Konzepte wieder zunehmend an Bedeutung. Als Beispiel sei hier das Biofeedbacktraining genannt, ein auf lerntheoretischen Grundlagen beruhendes Therapiekonzept, welches in anderen Gebieten längst zum therapeutischen Methodeninventar zählt und das in der Behandlung der Stuhlinkontinenz, sowie bei der Therapie der funktionellen Obstruktion des Anorektums erfolgreich Anwendung findet.

Der Umfang, in dem psychologische Konzepte Eingang in die Gastroenterologie finden und gefunden haben, bildet sich im Spektrum der Beiträge zu diesem Buch ab. In dem Maße, in dem sich Psychologen zunehmend in den Grenzgebieten zwischen Gastroenterologie und Psychologie engagieren, ist auch ein wachsendes Interesse an psychologischen Fragestellungen und Methoden im Bereich der Gastroenterologie zu verzeichnen. Die gegenwärtige Renaissance dieses Forschungs- und Arbeitsgebietes ist vielleicht auch in seinen Herausforderungen zu suchen: der Interdisziplinarität des Ansatzes und der Neuigkeit der Fragestellungen und der gewonnenen Information. Die Kehrseite dieser Herausforderung ist der geringe Stand an gesichertem Wissen und die hohen Anforderungen an Toleranz und Bereitschaft der beteiligten Psychologen und Ärzte, sich über die Grenzen des eigenen Fachs hinaus weiterzubilden.

*Frauke Musial* (Aachen*)* und *Paul Enck* (Düsseldorf*)*

# I.

Beiträge aus der

gastroenterologischen

Grundlagenforschung

—

# Schlaf und gastrointestinale Motilität im Dünndarm, Kolon und Anorektum

*Michael D. Crowell und Frauke Musial*

### Zusammenfassung

Patienten mit gastrointestinalen Funktionsstörungen werden häufig durch Symptome wie Sodbrennen, Säurereflux, Schmerzen im Oberbauch und Diarrhoen in ihrem Nachtschlaf beeinträchtigt. Abgesehen von diesen klinisch auffälligen Schlafstörungen, ist über gastrointestinale Funktionen während des Schlafens nur wenig bekannt. Einer der Hauptgründe für den unzureichenden Informationsstand sind die technischen Voraussetzungen für Langzeituntersuchungen der Motilität von Dünn- und Dickdarm. Aufzeichnungen der motorischen Aktivität der gastrointestinalen Organe sind seit vielen Jahren möglich, setzen aber die naso-gastrale oder rektale Plazierung der Sonde voraus. Beide Formen der Sondenplazierung werden in der Regel vom Patienten oder Probanden als unangenehm, belästigend und streßhaft empfunden und können so zu deutlichen Beeinträchtigungen der normalen Schlafmuster führen. Durch die Verbesserung der Meß- und Aufzeichnungstechniken für Langzeituntersuchungen im Dünndarm und Kolon, besteht die Möglichkeit, den Einfluß von Schlaf auf Vorgänge im Gastrointestinaltrakt adäquater zu untersuchen. Im Rahmen dieses Kapitels soll versucht werden, das begrenzte, derzeit zur Verfügung stehende Datenmaterial zur Motilität von Dünndarm, Kolon und Anorektum im Schlaf zusammenzufassen.

### Summary

Symptoms such as heartburn, acid reflux, peptic ulcer pain, and nocturnal diarrhea are commonly responsible for sleep disturbances in patients with gastrointestinal disorders. In spite of clinically significant sleep disruption in these patients, very little is known about the function of the gastrointestinal system during sleep. The lack of information concerning the physiology of the gut during sleep can largely be attributed to the technical difficulty of monitoring the small and large intestine. These difficulties are greatly increased when one attempts to record such activities during sleep. Monitoring activity from these organs, although possible for many years, has required either naso-gastric or rectal intubation, either of which may be considered an unpleasant and stressful experience and may, therefore, result in significant disruption of normal sleep patterns. Recent technological advances have provided the ability to reduce the discomfort of these procedures during long-term studies of the small bowel and colon, making it feasible to begin to understand the impact of sleep on gastrointestinal function. This chapter will evaluate the limited data currently available on gastrointestinal motor activity in the small bowel, colon, and anorectum during sleep.

## Einleitung

Warum sollten Funktionen des gastrointestinalen Systems im Zusammenhang mit Schlaf untersucht werden? Der apparative Aufwand beider Forschungsschwerpunkte, der Schlafforschung sowie der gastrointestinalen Psychophysiologie ist häufig enorm und die Frage, warum Probanden oder Patienten derart aufwendigen Untersuchungen ausgesetzt werden sollen, erscheint legitim. Mindestens zwei Argumente sprechen jedoch dafür, gastrointestinale Funktionen und insbesondere die gastrointestinale Motilität im Zusammenhang mit Schlaf zu untersuchen: a) Das enterische Nervensystem des gastrointestinalen Systems ist während der Wachphasen **immer** Einflüssen des Zentralnervensystems ausgesetzt, es ist jedoch auf der anderen Seite die steuernde und regulierende Komponente der gastrointestinalen Motilität. Um möglichst genaue Erkenntnisse über Muster und Funktionen gastrointestinaler Motilität zu erlangen, sollten zentralnervöse Einflüsse so weit wie möglich ausgeschaltet werden, oder, wie im Fall des Schlafs, möglichst reguläre und genau bestimm- und beschreibbare Zyklen durchlaufen, wie es z.B. bei den Schlafphasen der Fall ist. b) Bei einigen Erkrankungen oder Dysfunktionen des gastrointestinalen Systems, wie z.b. dem Syndrom des Irritablen Darms ("Irritable Bowel Syndrome" - IBS), ist unklar, ob es sich um eine Funktionsstörung des enterischen Nervensystems handelt, oder ob die Störungen auf Einflüsse des Zentralnervensystems zurückgeführt werden können. Untersuchungen zur gastrointestinalen Motilität im Schlaf bei Patienten mit dem Syndrom des Irritablen Kolons legen nahe, daß die grundlegenden Motiltätsmuster nicht in ihrer Funktion beeinträchtigt sind, daß also die Funktionsstörungen im Wachzustand durch zentralnervöse Einflüsse bedingt sind (Kumar 1993).

Die Erforschung der gastrointestinalen Motilität während des Schlafs stellt also ein relevantes Forschungsgebiet sowohl im Hinblick auf Aspekte der Grundlagenforschung wie auch der klinischen Anwendung dar. Darüber hinaus hat in den letzten Jahren eine dramatische Verbesserung der Aufzeichnungsmethoden insbesondere im Bereich der gastrointestinalen Motilität stattgefunden. Die verwendeten Untersuchungsverfahren werden zunehmend weniger invasiv und damit auch weniger belastend für den Probanden bzw. den Patienten. Aus diesem Grunde ist anzunehmen, daß das bisher eher spärliche Wissen zu dieser Thematik zunehmen wird. Dennoch, setzt man als minimale Anforderung zur Durchführung von Studien über den Zusammenhang zwischen Schlaf und gastrointestinaler Motilität die Bestimmung der Schlafstadien über das Elektroencephalogramm (EEG) im Zusammenhang mit Ableitungen der gastrointestinalen Motilität voraus, dann gibt es gegenwärtig nicht viele Institutionen, in denen interdisziplinäre Ansätze dieser Art verfolgt werden können.

## Geschichtlicher Hintergrund

Schon zu Beginn dieses Jahrhunderts bestand ein großes Interesse an Fragestellungen, die sich mit Veränderungen der gastrointestinalen Motilität während des Schlafens beschäftigten. So untersuchte Friedenwald bereits 1906 sekretorische Funktionen des Magens während des Schlafs, berichtete jedoch wenig Änderungen (Friedenwald 1906). Später fanden Johnson und Waheim (1924), daß sich das Gesamtvolumen des sezernierten Magensaftes während des Schlafs bei gleichzeitiger Zunahme der Azidität erhöhte. In Untersuchungen an Hunden konnte Luckhart 1915 die Inhibition der kontraktilen Aktivität des Magens im Schlaf nachweisen, wobei jedoch kein EEG abgeleitet wurde; stattdessen wurden die Schlafstadien über Verhaltensbeobachtung eingeschätzt. Diese

Ergebnisse konnten 1922 von Wada, unter Verwendung vergleichbarer Methoden, bestätigt werden, als er den Zusammenhang zwischen Hunger und somatischer Aktivität untersuchte. Hines und Mead berichteten 1926 in einer Fallstudie über einen älteren Patienten, bei dem an einer nach außen verlagerten Dünndarmschlinge Veränderungen der Motilität fluoroskopisch untersucht werden konnten. Die Autoren kamen dabei zu dem Ergebnis, daß Schlaf die Motilität im Dünndarm nicht veränderte. Dieser Befund wurde von Barcroft und Robinson (1929) unter der Verwendung einer vergleichbaren Untersuchungsmethode an einem Hundemodell bestätigt. Allen diesen Studien ist gemeinsam, daß kein EEG abgeleitet wurde, und damit die Schlafstadien nicht exakt bestimmt werden konnten. Dennoch belegen diese Arbeiten das frühe Interesse an der Chronobiologie des gastrointestinalen Systems.

## Dünndarmmotilität und Schlaf

Seit Szurszewski vor mehr als zwei Jahrzehnten (1969) zum ersten Mal rhythmische Komplexe von Kontraktionen im Dünndarm beschrieb, ist das Interesse an diesen biologischen Oszillationen ständig gewachsen. Dabei hat das Verständnis der zugrundeliegenden Mechanismen deutlich zugenommen. Dennoch sind unsere Vorstellungen über den Ursprung und die Kontrolle dieser Ereignisse sowie ihre genaue, funktionelle Bedeutung noch verschwommen.

Die primäre Aufgabe des Dünndarms ist die postprandiale Digestion und Resorption von Nahrungsbestandteilen, Wasser und Elektrolyten. Diese Funktionen werden über die Zeitspanne, die der Nahrungsbrei in Kontakt mit der Oberfläche der Mukosa und den dort vorhandenen Enzymen steht, genau reguliert. Um diese Aufgabe effektiv bewältigen zu können, ist ein komplexes Muster von Kontraktionen notwendig, das den Nahrungsbrei durchmischt und weitertransportiert. Die Feinabstimmung zwischen Durchmischung und Transport wird im Dünndarm durch Zyklen segmentierender und propagierender Kontraktionen erreicht.

Während der "Nüchternperiode" oder der "interdigestiven Phase" ist die kontraktile Aktivität des oberen Teils des Intestinums durch reguläre myoelektrische und motorische Aktivität charakterisiert. Dabei beginnen die Kontraktionen proximal im Antrum oder Duodenum, um dann distal durch das Ileum zum proximalen Kolon weitergeleitet zu werden. Der Ursprung dieser "migrating motor complexes (MMCs)" ist jedoch nicht nur auf diese Regionen beschränkt. Theoretisch können MMCs an jedem Abschnitt des Dünndarms beginnen. Von diesen Aktivitätsfronten wird angenommen, daß sie das Lumen von unverdauten Nahrungsresten freiräumen, weshalb sie auch als "housekeeper of the gut" bezeichnet werden (Code & Schlegel 1973).

Der MMC besteht aus drei grundlegenden, zyklischen motorischen Aktivitätsphasen. Als Phase I bezeichnet man einen Abschnitt relativer Ruhe mit wenig oder gar keiner kontraktilen Aktivität. Die Phase II besteht aus irregulären, intermittierenden Schüben kontraktiler Aktivität, die im wesentlichen nicht propulsiv sind. In der Phase III des MMC kommt es zu Clustern kontraktiler Aktivität. Dabei ist die Amplitude der Kontraktionen höher als während der Phase II oder der postprandialen Aktivität. Bei den meisten Spezies haben diese Schübe rhythmischer Aktivität eine Dauer von 4-10 Minuten und nehmen etwa 10 % des gesamten MMC Zyklus ein (Sarna 1985). Wegen der relativen Konstanz und der Einfachheit der Identifikation des Phase III Anteils des MMC's, ist dies wohl die am besten untersuchte Komponente des MMC.

Die Abb. 1 zeigt die normale kontraktile Aktivität von Magen und Dünndarm prä- und postprandial. Die Ziffern 1 bis 3 kennzeichnen die sukzessive Ableitungen innerhalb eines Abschnitts. Da die Distanz der Ableitungorte voneinander bekannt ist, kann auf diesem Wege die Fortleitungsgeschwindigkeit der propagierenden Kontraktionen berechnet werden. Die linke Seite der Abbildung zeigt die Phase III eines MMC's, der seinen Ursprung im Antrum hat und nach distal ins Jejunum propagiert. Man beachte die Frequenzänderung vom Antrum zum Duodenum. Der rechte Teil der Abbildung zeigt das postprandiale Kontraktionsmuster, das sog. "Fed-pattern".

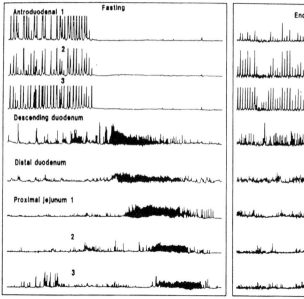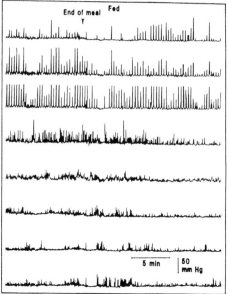

*Abb. 1: Normale kontraktile Aktivität von Magen und Dünndarm prä- und postprandial*

Die eindrucksvolle Regelmäßigkeit dieses motorischen Ereignisses hat viele Forscher dazu veranlaßt, sich mit den Kontrollmechanismen und der funktionellen Bedeutung des Phänomens auseinanderzusetzen. Diese Aspekte sind erst kürzlich in einem Review zusammengefaßt worden und sollen deshalb an dieser Stelle nicht weiter ausgeführt werden (Sarna & Otterson 1989).

Mit großem Interesse wurden auch Fragestellungen zur klinischen und diagnostischen Bedeutung von Störungen des MMC-Zyklus, insbesondere der Phase III-Aktivität, untersucht. Es zeigte sich jedoch mit der zunehmenden Akkumulation von Daten zur Dünndarmmotilität, daß der MMC beim Menschen extremen, intra- und interindividuellen Schwankungen unterworfen ist (Thompson et al. 1982, Kellow & Phillips 1987, Malagelada & Stanghellini 1985). Tageszeitliche Schwankungen könnten eine Ursache für Variationen in der zyklischen motorischen Aktivität des Dünndarms sein. Allerdings fanden sowohl Kerlin und Phillips (1982) wie auch Dooley et al. (1992) bei Untersuchungen mit Meßwiederholungen an denselben Probanden, jedoch an unterschiedlichen Tagen deutliche intraindividuelle Variationen der Komponenten des MMC Zyklus. Dooley et al. (1992) untersuchten sechs gesunde Erwachsene mittels Standard-Perfusionsmanometrie an jeweils sechs unterschiedlichen Tagen für sechs bis neun Stunden während der Nüchternphase. Aus der Variabilität ihrer Ergebnisse folgerten die Autoren "no normal periodicity of the human MMC can be defined". Diese wichtigen Methodenstudien legen nahe, daß die diagnostische Brauchbarkeit kurzzeitiger manometrischer Untersuchungen für die Identifizierung von Abweichungen des MMC Zyklus von der Norm in einer Patientenpopulation eher kritisch betrachtet werden muß.

Ultradiane und circadiane Variationen der Aktivität des Zentralnervensystems, insbesondere der Schlaf/Wach Rhythmus sind wohlbekannte Phänomene, von denen die meisten physiologischen Systeme, so auch das gastrointestinale System, beeinflußt werden. So häufen sich in letzter Zeit Hinweise, daß sich die motorische Aktivität verschiedener Abschnitte des Darms vom Schlaf zum Wachzustand ändert. Verbesserte Meßtechniken und computerisierte Auswertungsverfahren eröffnen neuerdings die Möglichkeit, gastrointestinale Motilität ambulant über Zeiträume bis zu 60 Stunden aufzuzeichnen. Diese neueren Aufzeichnungsverfahren ermöglichen den Patienten oder Probanden einen weitgehend normalen Tagesablauf und führen in der Regel nur zu einer minimalen Beeinträchtigung der normalen Schlafmuster.

Unter Verwendung dieser Meßtechniken konnten einige Untersuchungen eine Reduzierung der Variabilität der MMC-Komponenten während des Schlafs nachweisen. Dabei ging auch die Variabilität der durch irreguläre kontraktile Aktivität gekennzeichneten Phase II zurück (Ritchie et al. 1980, Thompson et al. 1980). Dennoch, abgesehen von der Verminderung der Irregularität des MMC konnte kein Unterschied bezüglich der Häufigkeit der MMC's vom Wach- zum Schlafzustand festgestellt werden (Ritchie et al. 1980, Thompson & Wingate 1979).

Kumar und Mitarbeiter (Kumar et al. 1986) berichten von circadianen Variationen der Fortleitungsgeschwindigkeit des MMC, die während des Schlafs deutlich reduziert war. Diese Beobachtungen konnten für drei verschiedene Spezies, darunter auch den Menschen, nachgewiesen werden. Kellow et al. (1986) bestätigten diese Befunde und stellten darüberhinaus fest, daß der MMC während der Schlafphasen seinen Ursprung tendenziell eher im Jejunum hat.

In einer 1990 von Kumar et al. (1990a) veröffentlichten Studie zeigte der MMC während des Schlafs eine geringere Zykluslänge, die vor allem auf eine Verkürzung der Phase II Aktivität zurückzuführen ist. Diese Reduktion der irregulären, kontraktilen Phase II Aktivität tritt jedoch nicht mehr auf, wenn vor dem zu Bett gehen noch eine größere Mahlzeit eingenommen wird (Kumar et al. 1989). Damit in Übereinstimmung berichten auch Soffer und Mitarbeiter (1993) in jüngster Zeit, daß Schlaf die postprandiale motorische Aktivität deutlich verkürzt. Dabei scheint dieser Effekt von humoralen

Einflüssen unabhängig zu sein, was die Autoren zu der Schlußfolgerung veranlaßt, daß die postprandiale motorische Aktivität direkt durch Veränderungen der Aktivität des Zentralnervensystems (ZNS) moduliert wird.

Die auffallende Ähnlichkeit biologischer Oszillationen der ZNS-Aktiviät (z.B. REM Schlaf) und der Aktivität des enterischen, Darm-Nervensystems (ENS); (z.b. MMC) hat viele Arbeitsgruppen zu Untersuchungen über einen möglichen, gemeinsamen Kontrollmechanismus angeregt. So untersuchten Kumar et al. (1990a) am Menschen den zeitlichen Zusammenhang zwischen der Phase III Aktivität des MMC und den REM-Schlaf Phasen und kamen zu dem Ergebnis, daß diese Rhythmen unabhängig voneinander oszillieren. Dennoch legen frühere Befunde von Finch et al. (1980) und Baust und Rohrwasser (1969) nahe, daß zwischen denjenigen MMCs, die ihren Ursprung im Magen haben, und dem REM-Schlaf ein zeitlicher Zusammenhang besteht, der sich jedoch für MMC's mit Ursprung im Duodenum nicht nachweisen ließ.

Daten, die Aussagen zum diagnostischen Wert von Langzeitaufzeichnungen der Dünndarmmotilität auch während der Schlafphasen zulassen, sind erst in jüngster Zeit verfügbar. Eine sehr interessante Untersuchung von Kellow et al. (1990) die an IBS-Patienten durchgeführt wurde, zeigte eine auffällige Zunahme der motorischen Aktivität des Dünndarms während der wachen Tagesstunden. Diese Zunahme kontraktiler Aktivität entstand vor allem durch das vermehrte Auftreten von gruppierten Kontraktionen (sog. "clustered Kontraktions"). Nach früheren Ergebnissen aus derselben Arbeitsgruppe (Kellow & Phillips 1987), sind diese Kontraktionsmuster bei IBS-Patienten mit dem Auftreten von Symptomen, insbesondere mit abdominellen Schmerzen, assoziiert. Interessanterweise normalisierte sich die Dünndarmaktivität während des Nachtschlafs und unterschied sich nicht mehr von der eines Kontrollkollektivs. Kumar et al. (1992) fanden bei derselben Patientenpopulation den Anteil von REM-Schlaf am Gesamtschlaf erhöht. Die Autoren schlußfolgern, daß bei diesen Patienten Veränderungen der ZNS Aktivität vorliegen, die zu den gastrointestinalen Beschwerden beitragen können. Allerdings gilt der REM-Schlaf in der Schlafforschung als sehr robustes, schwer zu beeinflussendes Phänomen, so daß diese Ergebnisse für den Bereich der Schlafforschung als sehr ungewöhnlich eingestuft werden müssen. Deshalb sollte vor einer abschließenden Beurteilung der Befunde die sorgfältige Replikation der Daten abgewartet werden (Orr 1993).

Nimmt man an, daß abnorme motorische Aktivität im Dünndarm tatsächlich mit Dysfunktionen desselben assoziiert ist, dann könnte die relative Stabilisierung der Dünndarmmotilität während des Schlafs eine wichtige Bedeutung für die Diagnose abnormer Motilitätsmuster haben. Wagt man eine Bestandsaufnahme zum jetzigen Zeitpunkt, so sollte jeder Versuch, den MMC in seiner normalen Funktion zu verstehen, die Aufzeichnung der Dünndarmmotilität während der Schlafphasen einschließen.

## Kolonmotilität und Schlaf

Die primäre Funktion des Kolons ist die Resorption von Flüssigkeit sowie der Transport und die Speicherung von unverdautem Material. Darüberhinaus kommt es auch im Kolon zu einem geringen Anteil zur Resorption von Nährstoffen. Die Motilität des Kolons ist gekennzeichnet von Phasen relativer Ruhe, unterbrochen von Perioden irregulärer Kontraktionen. Wie im Dünndarm, so sind auch im Kolon Kontraktionen entweder propagierend oder segmentierend. Ferner werden hochamplitudige Kontraktionen, sog. "High Amplitude Propagated Contractions" (HAPC's; > 50 mmHg) von niedrigamplitudigen Kontraktionen, sog. "Low Amplitude Propagated Contractions" (LAPC's; < 50 mmHg) unterschieden. Die Beschreibung dieser Phänomene hat das Interesse an der Untersuchung zyklischer Aktivität im Kolon wieder aufleben lassen. Zusätzlich ermöglichte die Entwicklung neuartiger, elektromechanischer (Azpiroz & Malagelada 1985a, 1985b) oder computergesteuerter (Crowell et al. 1992) Barostat-Pumpen die Untersuchung sehr langsamer Veränderungen des Tonus der glatten Muskulatur in dem jeweiligen Darmabschnitt.

HAPC's sind eher seltene kontraktile Ereignisse, die nur etwa vier bis sechs mal in 24 Stunden auftreten. Während einer HAPC kann Material über eine Länge von mehreren Haustren befördert werden. Damit sind HAPC's wahrscheinlich die manometrischen Korrelate der sog. Massenbewegungen, die bei fluoroskopischen Untersuchungen der motorischen Aktivität des Kolons beschrieben (Narducci et al.1987, Basotti & Gaburri 1988) und zuerst von Holzknecht (1907) gesehen worden sind. Eine detaillierte Darstellung der motorischen Eigenschaften des Kolons versucht ein Review von Basotti (1993) aus neuerer Zeit. Neben den langzeitmanometrischen Aufzeichnungen sind es vor allem auch Studien, in denen szintigrafische und manometrische Methoden kombiniert wurden, die die Wichtigkeit gerade auch der LAPC's für das Verständnis der Kolonfunktion unterstreichen (Moreno-Osset et al. 1989).

Klare circadiane Variationen in der Gesamtaktivität des Kolons und der Auftretenshäufigkeit der HAPC's sind beschrieben worden (Basotti et al. 1990, Crowell et al. 1991). Basotti et al. (1990) untersuchten die Kontraktionstätigkeit verschiedener Segmente des Kolons vom Zökum bis zum Sigma mittels eines wasserperfundierten Manometriesystems. Die Autoren berichten über deutliche Variationen des Motilitätsindex (eine Summation von Frequenz und Amplitude der kontraktilen Aktivität über die Zeit) und der Häufigkeit der HAPC's insbesondere nach den Mahlzeiten sowie zum Zeitpunkt des morgendlichen Erwachens. Diese Beobachtungen wurden als Erklärung dafür herangezogen, daß nach den Mahlzeiten und nach dem morgendlichen Aufwachen verstärkt Stuhldrang auftritt. Kontraktile Aktivität jeder Art war während der nächtlichen Abschnitte der Aufzeichnungen signifikant reduziert. Ähnliche Befunde liegen auch für die myoelektrische Aktivität des Kolons vor (Frexinos et al. 1985).

Diese Befunde konnten durch die Arbeiten von Crowell et al. (1989, 1991, 1993) bestätigt werden. Dabei wurde ein ambulatorisches, solid-state Aufzeichnungssystem verwendet, das die Patienten und Probanden in ihrer Bewegungsfreiheit nur minimal einschränkte. HAPC's traten am häufigsten nach einer fettreichen Standardmahlzeit, sowie zum Zeitpunkt des morgendlichen Erwachens auf (Abb. 2). Außerdem wurde in diesen Untersuchungen beobachtet, daß HAPC's tendenziell häufiger zu Zeiten nächtlicher Unruhe der Probanden oder vor nächtlichem Erwachen auftraten.

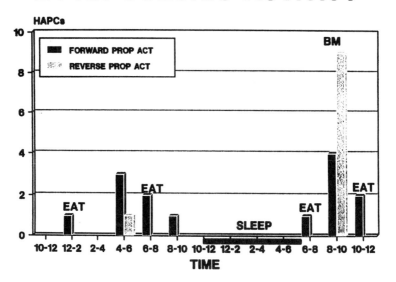

*Abb. 2:*  *Die Abbildung zeigt die Häufigkeitsverteilung der HAPC's über 24-Stunden mit einem ambulanten Aufzeichnungsystem. Die Verhaltenskorrelate sind mit Abkürzungen gekennzeichnet (BM = Stuhlabsatz; EAT = Standardmahlzeit; SLEEP = Schlafphasen). Dunkle Balken kennzeichnen vorwärtsgerichtete, propagierende Kontraktionen, die hellen Balken kennzeichnen rückwärtsgerichtete Kontraktionen.*

Der wichtigste Kritikpunkt an allen diesen Studien ist jedoch das Fehlen polysomnografischer Aufzeichnungen. Deshalb ist es auch nicht möglich festzustellen, ob das vermehrte Auftreten von HAPC's während der Nacht oder vor dem Erwachen mit Änderungen des Aktivierungszustandes assoziiert ist. Ferner geben diese Studien keinen Aufschluß darüber, ob Variationen der Kolonmotilität eine direkte Funktion des Schlafzustandes sind, oder ob ein unabhängiger, circadianer Rhythmus der Kolonmotilität vorliegt.

Diesen Fragen ist kürzlich eine Studie von Furukawa et al. (1991) nachgegangen. Kolonmanometrische Aufzeichnungen, die sich in ihren Ergebnissen im übrigen mit den zuvor berichteten Daten decken, wurden zusammen mit polysomnografischen Standardparametern (EEG, Elektrookulogramm und Elektromyogramm) erhoben. Die Ergebnisse dieser Studie zeigten eine ausgeprägte Inhibition von propagierenden Kontraktionen im Kolon während des sog. "Slow wave sleep", der der Tiefschlafphase entspricht, wogegen die Kontraktionen während des REM-Schlafs wieder zunahmen.

Neuere Studien aus den letzten Jahren untersuchten circadiane Variation der rektalen und kolonischen Wandspannung mit der Methode des Barostats. Generell zeigen diese Untersuchungen, daß der Tonus der glatten Muskulatur in den entsprechenden Abschnitten von Kolon oder Rektum nach Nahrungsaufnahme erhöht (Bell et al. 1991) und während des Schlafs erniedrigt (Steadman et al. 1991) ist. Alle diese Studien unterstützen die Hypothese, daß Veränderungen der Kolonmotilität Veränderungen des Aktivierungszustandes des ZNS reflektieren. Dennoch muß die Forderung nach weiteren Studien mit paralleler Aufzeichnung der Schlaf-Stadien und der Kolonmotilität gestellt werden. Nur diese Art von Untersuchungen kann letztlich Aufschluß über den Zusammenhang zwischen zyklischer Aktivität des ENS und Schwankungen der ZNS-Aktivität geben.

## Anorektale motorische Funktionen im Schlaf

Die wichtigste Aufgabe des Anorektums ist die Aufrechterhaltung der Stuhlkontinenz, um die Entleerung von "Abfall" zu sozial angemessenen Zeiten und Umständen zu gewährleisten. Das Rektum spielt dabei die Rolle eines temporären Reservoirs, das zusammen mit dem tonisch kontrahierten, glattmuskulären internen Analsphinkter (IAS) und dem externen Analsphinkter (EAS), der hauptsächlich aus quergestreifter Muskulatur besteht, die kontrollierte Defäkation gewährleistet. Der IAS reagiert auf rektale Dehnung, die durch Gas oder Stuhl verursacht wird, mit reflektorischer Relaxation und erlaubt so, daß Material aus dem Rektum in den sensorisch empfindlichen Analkanal übertritt. Dieser Reflex ist auch als "Sampling Reflex" bezeichnet worden und soll dazu dienen, das Individuum zu arlamieren und zum Aufsuchen einer zur Defäkation geeigneten Umgebung zu veranlassen (Duthie & Bennett 1963). Als Antwort auf die reflektorische Relaxation des IAS wird normalerweise der EAS willkürlich kontrahiert, um so die anale Kontinenz aufrechtzuerhalten. Außer diesen anorektalen Reflexen ist auch eine zyklisch auftretende Inhibition des analen Drucks beschrieben worden (Kumar et al. 1990b).

Studien, die sich mit der Funktion der analen Sphinkteren während des Schlafs beschäftigten, haben dazu beigetragen, die Kontrollmechanismen des Anorektums zu beleuchten. Schon 1953 zeichneten Floyd und Walls beim Menschen die elektromyografische Aktivität des EAS gleichzeitig mit der EEG Aktivität auf. Die Autoren fanden eine signifikante Reduktion der EMG Aktivität während des Schlafs und folgerten daraus, daß der EAS der Kontrolle des ZNS unterliegt. Whitehead et al. (1981) konnten diese Ergebnisse bestätigen. Die Autoren untersuchten zehn freiwillige Versuchpersonen unter Verwendung einer standardisierten Ballon Manometrie, die es ermöglichte, die relativen Anteile des EAS und IAS am Ruhedruck zu bestimmen. Diese Aufzeichnungsmethode umfaßte auch einen Dehnungsballon, der im Rektum plaziert werden konnte. Transiente rektale Dehnungsstimuli wurden dargeboten und dabei die Reaktionen des IAS und EAS aufgezeichnet. Wenn der rektale Dehnungsstimulus während der Schlafphasen appliziert wurde, konnte keine EAS-Kontraktion als Antwort auf rektale Deh-

nungstimulation nachgewiesen werden. Dabei war der anorektale Inhibitionsmechanis-
mus des IAS unverändert. Die Autoren schließen aus diesen Ergebnissen, daß es sich
bei der EAS-Kontraktion auf rektale Dehnung um eine gelernte Willkürreaktion unter
zentralnervöser Kontrolle handelt, während die reflektorische Relaxation des IAS einen
echten Reflex darstellt.

Tageszeitliche und nächtliche Variationen des tonischen Drucks im Analkanal sind
ebenfalls beschrieben worden. Orkin et al. (1991) zeichneten kontinuierlich Druck-
schwankungen im Analkanal auf und fanden dabei eine Abnahme der Variabilität von
Minutenintervall zu Minutenintervall sowie eine Verringerung der Amplitude der
spontanen IAS-Inhibition. Ferner beschrieben die Autoren zyklische kontraktile Aktivität im Rektum und legten die Existenz eines "rektal motor complex" ähnlich wie im
Dünndarm nahe. Um jedoch die Existenz eines solchen rektalen Motorkomplexes zu
verifizieren, werden weitere Studien zu diesem Thema benötigt.

Kumar et al. (1990b), die mittels eines kleinen, elektronischen Druckaufnehmers
anorektale motorische Funktionen bei frei beweglichen Probanden untersuchten, fanden
eine signifikante Reduktion der Häufigkeit spontaner Relaxationen des IAS während des
Schlafs. Die Autoren beschrieben auch Cluster kontraktiler Aktivität, die durch Phasen
relativer Ruhe unterbrochen werden.

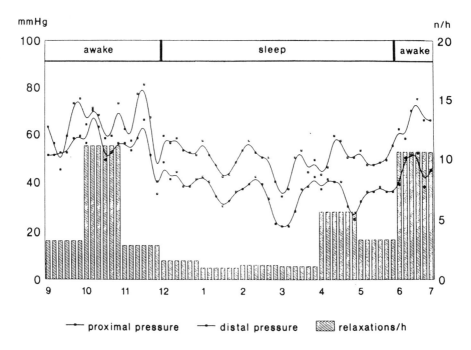

*Abb. 3:* *Die Kurven repräsentieren den mittleren Motilitätsindex für den proximalen*
*(obere Kurve) und distalen (untere Kurve) Analkanal über einen Zeitraum von*
*zehn Stunden. Die vertikalen Balken repräsentieren die Häufigkeit spontaner*
*Relaxationen über dieselbe Zeitperiode. Beide Aktivitätsmaße sind während*
*der Schlafperiode reduziert.*

Enck et al. (1991) untersuchten rhythmische motorische Aktivität des Analkanals bei gesunden Erwachsenen. Es fand sich ein ultradianer Zyklus von ungefähr 20-40 Minuten, der während der Schlafphasen besonders ausgeprägt war, und ein längerdauernder Zyklus (> 12 Stunden), der einen circadianen Rhythmus nahelegt und dessen niedrigste basale Drücke in der ersten Nachthälfte auftreten (Abb. 3).

Die Autoren berichteten ferner von spontanen Sphinkterrelaxationen, die am häufigsten nach dem Frühstück auftraten, und schlußfolgern aus ihren Ergebnissen, daß es sich bei den analen Sphinkteren um einen dynamischen Apparat handelt, der sich in der Regel nicht in Ruhe befindet.


## Schlußfolgerungen

Die klinische Brauchbarkeit gastrointestinaler Druckaufzeichnungen wurde bisher durch die große intra- und interindividuelle Variabilität eingeschränkt. Diese Schwankungen sind möglicherweise auf komplexe ultra- und circadiane Zyklen zurückzuführen, die stark durch Interaktionen zwischen dem ZNS und dem ENS beeinflußt werden. So ist z.B. der MMC des Dünndarms deutlich stabiler während der Schlafperioden, wenn der Input aus dem ZNS minimal ist. Dasselbe gilt auch für Variationen kontraktiler Aktivität im Kolon und Anorektum, die ebenfalls während des Schlafs deutlich reduziert sind. Die größere Stabilität der gastrointestinalen Motorfunktionen während des Schlafs könnte die diagnostische Brauchbarkeit intraluminaler Druckaufzeichnungen erhöhen.

Die technischen Schwierigkeiten, die mit dem Versuch verbunden sind, gastrointestinale motorische Funktionen und Schlafparameter gleichzeitig zu erfassen, haben unser Wissen über die komplexen Interaktionen zwischen diesen beiden physiologischen Funktionen stark limitiert. Die bisher vorliegenden Befunde sind zum Teil widersprüchlich und nicht einfach zu interpretieren, was auch damit zusammenhängt, daß die Befunde oftmals nicht von unabhängigen Arbeitsgruppen repliziert werden. Dennoch erlauben die technischen Fortschritte der letzten Jahre neue Ansätze zur Untersuchung dieser Phänomene, und ermöglichen immer mehr Arbeitsgruppen die Arbeit auf diesem interdisziplinären Gebiet. Diese Entwicklung verspricht eine Zunahme unseres Wissens über die komplexen "Gut-Brain" Interaktionen in der Physiologie und Pathophysiologie der gastrointestinalen Motilität.

# Neurophysiologie zwischen Darm und Gehirn

*Thomas Frieling*

## Zusammenfassung

Interaktionen zwischen dem zentralen (ZNS), dem enterischen (ENS) Nervensystem und dem enterischen Immunsystem (EIS) spielen eine entscheidende Rolle in der Regulation gastrointestinaler Funktionen. Frühere Konzepte über die nervale Kontrolle des Magen-Darmtrakts mußten durch neuere Untersuchungen revidiert werden. Diese neuen Konzepte beinhalten die Eigenständigkeit des ENS als "kleines Gehirn" im Gastrointestinaltrakt und das Überwiegen von afferenten Nervenbahnen bei der Interaktion ZNS-ENS. Die Funktionen der autonomen Nervenbahnen sind komplex. So übt der Parasympathikus nicht nur eine erregende und der Sympathikus nicht nur eine hemmende Wirkung auf den Gastrointestinaltrakt aus. Die Dissoziation der afferenten Informationsübertragung in die Reflex-induzierte Einstellung gastrointestinaler Funktionen und in die Übermittlung von Mißempfindungen und Schmerzen bzw. die bidirektionale Interaktion zwischen ZNS, ENS und EIS sind weitere Beispiele für die differenzierten Regulationsvorgänge. In diesem Beitrag werden die Interaktionen zwischen ZNS, ENS und EIS dargestellt.

## Summary

Interactions between the central (CNS) nervous system, the enteric (ENS) nervous system and the enteric immune system (EIS) play an important role in the regulation of gastrointestinal functions. Previous concepts on nervous regulation of the gastrointestinal tract had to be revised. These new concepts include the capability of the ENS for performance and integrative functions independent of the CNS ("little brain of the gut"); the evidence that the vagus nerve is predominantly a sensory or afferent nerve; the view that the parasympathetic and sympathetic innervation is not simply antagonistic, with the former being excitatory and the latter inhibitory; the evidence for a dissociation of sensory pathways into reflex control of gastrointestinal functions and transfer of discomfort or pain; and the evidence for a bidirectional Interaction between CNS, ENS and EIS.

Das Nervensystem reguliert und kontrolliert die Einstellung der gastrointestinalen Funktionen (Sekretion, Absorption, Motilität, Blutfluß, neuroendokrine und immuno-logische Funktionen) auf die sich fortlaufend ändernden äußeren Bedingungen im Magen-Darmtrakt. Hierdurch werden die verschiedenen Effektorsysteme (u.a. Epithel, Muskulatur) auf die optimale Verdauung, den Transport und die Absorption von Nahrung und für die adäquate Reaktion auf antigen oder toxisch wirksame Stimuli eingestellt. Die Regulation der gastrointestinalen Funktionen erfolgt auf unterschiedlichen Ebenen des Nervensystems durch integrative nervale Schaltkreise im enterischen (Plexus submucosus, Plexus myentericus), im autonomen (Sympathikus, Parasympathikus) und im zentralen Nervensystem. Hierbei findet ein kontinuierlicher Informationsaustausch zwischen den verschiedenen Regulationsebenen statt.

**Vergleich zentrales Nervensystem (ZNS) - enterisches Nervensystem (ENS)**

Das ENS ist strukturell mit dem ZNS vergleichbar (Wood 1987, Gershon & Erde 1981). Hierbei entspricht die Anzahl der enterischen Nervenzellen mit etwa 5 Millionen der Anzahl von Neuronen im Rückenmark, wobei das ENS ähnlich wie das ZNS die Funktionen einzelner Effektorsysteme kontrolliert und koordiniert. *Sensorische Rezeptoren* wie Mechano-, Chemo- und Thermorezeptoren sind im enterischen Nervensystem vorhanden. Wie im ZNS bilden die *Interneuronen* im ENS Schaltkreise, über die Informationen übertragen werden. Hierbei repräsentieren enterische *Motorneuronen* die gemeinsame nervale Verbindung von den integrativen Schaltkreisen zu den Effektorsystemen. Im Gegensatz zum ZNS sind im enterischen Nervensystem sowohl erregende, als auch hemmende Motorneuronen vorhanden. Die enterischen *Gliazellen* sind strukturell den Astrogliazellen des Gehirns vergleichbar, wobei das saure Fibrillenprotein immunologisch spezifisch für das zentrale und enterische Nervensystem ist. Dies steht im Unterschied zu den typischen Satelliten- oder Schwann'schen Zellen in anderen autonomen Ganglien. Ein dichtes synaptisches *Neuropil* besteht sowohl im zentralen wie im enterischen Nervensystem. Dieses Neuropil besteht aus nicht-myelinisierten Nervenfasern und ist die Grundlage für die Informationsverarbeitung in den integrativen Schaltkreisen. Hierbei lassen sich im enterischen Nervensystem axo-axonale von axo-dendritischen synaptischen Verbindungen differenzieren. Die Palette *synaptischer Verbindungen* innerhalb des ENS ist mit der des ZNS vergleichbar. So lassen sich erregende und hemmende postsynaptische Potentiale und erregende und hemmende Neuromodulationen charakterisieren. Die meisten im ZNS charakterisierten *Neurotransmitter* finden sich auch im ENS. Die molekulare Struktur und Funktion des *Serotonin-bindenden Proteins* ist im ENS die gleiche wie im ZNS. Innerhalb der enterischen Ganglien ist kein Bindegewebe vorhanden. Im ZNS und ENS ist der *extrazelluläre Raum* klein und mit Gliazellen ausgefüllt. Die Blutgefäße penetrieren nicht die Wand der enterischen Ganglien, so daß eine *Blut-Ganglien-Schranke* ähnlich wie die Blut-Hirn-Schranke vorhanden ist.

**Die integrative Funktion des ENS**

Die nervale Kontrolle gastrointestinaler Funktionen wird von verschiedenen Faktoren bestimmt (Cooke 1987). Dies sind die *elektrischen* und *synaptischen Eigenschaften* der enterischen Nervenzellen, die *funktionelle Plastizität* der Neuronen und die *präsynaptische Hemmung*. Durch intrazelluläre Nervenzellableitungen können zwei Nervenzelltypen differenziert werden, die als *S/Typ1* und *AH/Typ2* Neurone klassifiziert werden. S/Typ1 Neurone sind erregbare Nervenzellen ("S-Spiking") mit einem hohem Membranwiderstand und einer repetitiven Entladung Natrium-abhängiger Aktionspotentiale während der Membrandepolarisation. AH/Typ2 Nervenzellen haben einen niedrigeren Widerstand und entladen während einer Membrandepolarisation (50-200ms) nur ein bis zwei Kalzium-abhängige Aktionspotentiale. Die weitere Entladung von Aktionspotentialen wird durch die für diesen Zelltyp charakteristische Nachhyperpolarisation verhindert ("AH-Afterhyperpolarization"), die durch die Öffnung von Kalzium-abhängigen Kaliumkanälen bedingt ist. Durch erregende Mediatoren (u.a. Neurotransmitter, Entzündungsmediatoren) können die AH/Typ2 Nervenzellen aktiviert und in einen S/Typ1-ähnlichen Erregungszustand überführt werden. Dies ist eine Grundlage der *funktionellen Plastizität* im ENS. Funktionelle Plastizität bedeutet hierbei, daß Nervenzellen in Anwesenheit von erregenden oder hemmenden Neurotransmittern ihren Funktionszustand von der Inaktivität bis zur maximalen Erregung verändern können.

Der Informationstransfer zwischen Nervenzellen erfolgt durch die synaptischen Verbindungen, die die elektrischen Informationen (Aktionspotentiale) entlang der Nervenfaser in eine chemische Information (präsynaptische Neurotransmitter-Ausschüttung) kodieren.

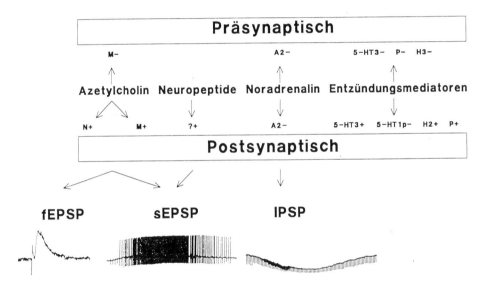

*Abb.1:* Symbolische Repräsentation des präsynaptischen ("prae") und postsynaptischen ("post") Element am Beispiel des submukösen Nervenplexus im Meerschweinchendickdarm. Neurotransmitter und Entzündungsmediatoren können die postsynaptische Membran über spezifische Rezeptoren erregen (+) oder hemmen (-).Die Ausschüttung von Neurotransmittern an der präsynaptischen Membran) kann über spezifische hemmende präsynaptische Rezeptoren unterdrückt werden (präsynaptische Hemmung). Hierdurch kann der Informationstransfer zwischen Nervenzellen moduliert werden. Rezeptoren: M-muskarinerg, N-nikotinerg, A-sympathische alpha-Rezeptoren, H-Histamin, 5-HT-Serotonin, P-Prostaglandine. +:Erregung (Membrandepolarisation), -:Hemmung (Membranhyperpolarisation).

Diese Neurotransmitter diffundieren durch den synaptischen Spalt und erzeugen sog. schnelle oder langsame erregende oder hemmende *postsynaptische Potentiale* ("fast" oder "slow EPSPs","IPSPs"), wodurch die nachgeschalteten Nervenzellen entweder depolarisiert und zur Entladung von Aktionspotentialen angeregt oder hyperpolarisiert und inaktiviert werden. Im ersten Fall werden die Informationen von einer Nervenzelle zu anderen geleitet, im zweiten Fall wird der Informationstransfer blockiert. Während die hemmenden Neurotransmitter der "IPSPs" Noradrenalin und Somatostatin sind, werden die "fast EPSPs" durch Azetylcholin übertragen. Die Überträger der "slow EPSPs" sind Serotonin und bisher nicht näher charakterisierte Peptide. Eine Modulation der Informationsübertragung zwischen Nervenzellen kann auch durch die *präsynaptische Hemmung* der Neurotransmitterfreisetzung über spezifische präsynaptische hemmende Rezeptoren erfolgen (Abb. 1).

Die Nervenzellen bilden die *"integrativen Schaltkreise"* innerhalb des ENS, die aus den synaptischen Verbindungen zwischen sensorischen Nervenzellen, Interneuronen und Motorneuronen bestehen. Durch immunhistochemische Untersuchungen ist es hierbei möglich, eine Korrelation zwischen dem elektrischen Verhalten, der Morphologie, dem Neurotransmittergehalt und der Funktion von enterischen Nervenzellen nachzuweisen (Brooks & Costa 1993, Young et al. 1993, Gershon et al. 1993). Diese "integrativen Schaltkreise" bilden die lokalen Reflexe der Peristaltik und der Sekretion, die auch dann noch funktionieren, wenn der Gastrointestinaltrakt denerviert und vom zentralen Nervensystem getrennt ist. Diese basalen Reflexschaltkreise sind in einer sich wiederholenden Reihe entlang des Darms angeordnet und durch ihre Synapsen miteinander verbunden. Der räumliche und zeitliche synaptische Informationstransfer zwischen den basalen Regelkreisen bestimmt die grundlegenden motorischen Muster im Darm wie die Peristaltik und die Segmentation. Die lokalen Reflexe im Gastrointestinaltrakt werden durch sensorische Informationen und von höher geordneten Schaltkreisen ("command neurons") im ENS kontrolliert und koordiniert. Sie bilden die *intrinsischen Programme*, die für den Ablauf komplexer Funktionen verantwortlich sind. Beispiele für derartige Motorprogramme sind die retrograde Peristaltik des Darms vor einer Stenose, die über lange Strecken fortgeleiteten "Power Contractions" und der paralytische Ileus. Die intrinsischen Programme können durch Veränderungen im ENS oder durch Befehle vom ZNS abgerufen und moduliert werden. Ein typisches Beispiel hierfür ist die Umstellung der intrinsisch gesteuerten Nüchternmotilität des Dünndarms in ein extrinsisch kontrolliertes prandiales Motilitätsmuster.

## Interaktion zwischen ENS und ZNS

Die Verbindung zwischen ZNS und ENS durch sympathische und parasympathische Nervenfasern ist komplex und trotz zahlreicher Untersuchungen weitgehend ungeklärt. Frühere Konzepte, die der parasympathischen Innervation des Gastrointestinaltrakts vereinfachend eine cholinerg-erregende und der sympathischen Innervation eine noradrenerg-hemmende Funktion zuwiesen, mußten inzwischen revidiert werden (Grundy 1992). Diese neuen Konzepte werden im Verlauf vorgestellt.

Es konnte nachgewiesen werden, daß postganglionäre sympathische Nervenfasern überwiegend synaptische Verbindungen zu enterischen Nervenzellen aufweisen und die Muskulatur nur zu einem geringen Anteil direkt innervieren.

Sympathische Effekte können über cholinerge Nervenbahnen vermittelt werden, wobei Azetylcholin und Noradrenalin synergistische Wirkungen, wie die Erhöhung des unteren Ösophagussphinktertonus, aufweisen können.

Der Hauptteil der hemmenden Wirkung auf den Gastrointestinaltrakt wird nicht durch Noradrenalin, sondern durch hemmende Neurone innerhalb des ENS über die Freisetzung von nicht-cholinergen und nicht-adrenergen Neurotransmittern bedingt. Parasympathische Nervenfasern können zusätzlich sowohl hemmende als auch erregende intrinsische Schaltkreise innerhalb des ENS aktivieren.

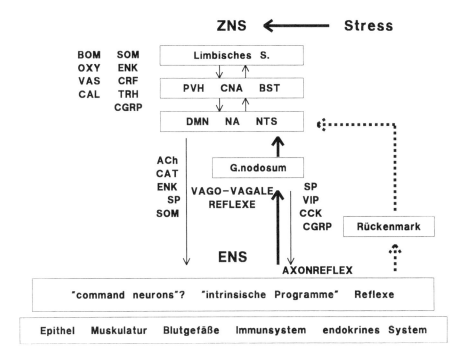

*Abb.2:   Anatomische und funktionelle Interaktionen zwischen ZNS und ENS.  ZNS: Zentrales Nervensystem; ENS: Enterisches Nervensystem; BOM: Bombesin; OXY: Oxytocin; VAS: Vasopressin; CAL: Calcitonin; SOM: Somatostatin; CRF: Corticotropin Releasing Factor; TRH: Thyroxin Releasing Factor; CGRP: Calcitonin G-Releasing Peptide; ACh: Azetylcholin;; CAT: Katecholamine; SP: Substanz P; VIP: Vasoaktives Intestinales Polypeptid; CCK: Cholezystokinin; PVH: Paraventrikulärer Hypothalamuskern; CNA: Zentraler Kern des Amygdaloids; BST: "bed nucleus" der Stria Terminalis; DMNV: Dorsaler Motorkern des N. Vagus; NA: Nucleus Ambiguus des N. Vagus; NTS: Nucleus Tractus Solitarius.*

Die Projektion der efferenten Vagusfasern, deren Neurone im dorsalen Motorkern (DMVN) und im N. Ambiguus (NA) liegen, zum Gastrointestinaltrakt ist divergent, d.h. nur ca. 3.000 efferente Vagusfasern projizieren zum Gastrointestinaltrakt und zu den über fünf Millionen Nervenzellen im ENS (Cooke 1987). Demgegenüber ist die Projektion der afferenten Nervenfasern zum ZNS, die den überwiegenden Anteil der Nervenverbindungen zwischen dem ZNS und ENS darstellen, konvergent.

Neben dem klassischen Neurotransmitter Azetylcholin finden sich zahlreiche nicht-cholinerge Neurotransmitter (Katecholamine, Enkephalin, Substanz P, Somatostatin) im DMVN.

Höhere Zentren des ZNS wie der paraventrikuläre Hypothalamuskern (PVH), der zentrale Kern des Amygdaloids (CNA) und der Kern der Stria Terminalis (BST) haben direkte Axonverbindungen zum Nucleus Tractus Solitarius (NTS), DMVN und NA und können diese durch die Ausschüttung von Transmittern (u.a. Oxytocin, TRH) beeinflussen (Hermann & Rogers 1989). So führt die elektrische Stimulation des CNA zum Anstieg der Motilität und Säuresekretion und zu einem Abfall des Mukosablutflusses, die über den N. Vagus vermittelt werden. Es wird vermutet, daß der CNA eine zentrale Rolle bei der Nahrungsperzeption und bei der Verdauung spielt. Die direkten Verbindungen zum limbischen System sind die Grundlage für die durch Emotionen und Stress veränderten gastrointestinalen Funktionen und wahrscheinlich die Ursache für Stressulcera im Magen. Hierbei kommt dem Corticotropin Releasing Factor (CRF) als Neurotransmitter bzw. Neuromodulator eine besondere Bedeutung zu (Gray 1993, Gue 1993).

Die zentralnervöse Steuerung vieler gastrointestinaler Funktionen wird durch vago-vagale Reflexe bestimmt. Wesentliche Grundlage hierfür ist die Verbindung N. Vagus - NTS - DMVN (Grundy 1992, Hermann & Rogers 1989), die z.B die basalen Magenfunktionen steuert. So führt die Magendehnung zur rezeptiven Relaxation des Corpus, zu einer gesteigerten antralen Motilität, zu einer erhöhten Magen- und Pankreassekretion und zu einer Veränderung der Dünndarmmotilität von der Nüchtern-Motilität zur prandialen Motilität. Efferente Vagusfasern können über den synaptischen Input von afferenten Nervenfasern beeinflußt weden. So liegt bei der Magenrelaxation wahrscheinlich eine reziproke Steuerung von Vagusefferenzen vor, die zu einer Aktivierung hemmender Bahnen und zu einer Hemmung cholinerger erregender Bahnen führt. Demgegenüber ist der sensorische Input vom Dünn- und Dickdarm auf die präganglionären Vagusneurone überwiegend hemmend. Peptide wie u.a. TRH, CRF, Bombesin, Calcitonin und Calcitonin G-Related Peptide (CGRP) können über zentrale Wirkungen ein spezifisches Muster gastrointestinaler Effekte induzieren, die die Sekretion, den Transit, die Motilität und den Blutfluß über efferente Vagusfasern stimulieren (TRH) oder gastrointestinale Funktionen hemmen (Tache 1989). Auch Hormone und parakrine Mediatoren können über eine Stimulation von vagalen Afferenzen Reflexe aktivieren oder modulieren. Das Cholecystokinin (CCK)-induzierte Sättigungsgefühl kann hierüber erklärt werden (Davison & Fraser 1993).

Die Interaktion zwischen ENS und ZNS ist zwar bidirektional, das Verhältnis ist aber zugunsten von afferenten Nervenbahnen verschoben. So sind von den 30.000-50.000 Vagusfasern in Höhe des Zwerchfells 80-90% afferent (Cervero & Morrison

1986, Frieling & Enck 1990). Dies bedeutet, daß der Hauptfluß an Informationen nicht vom ZNS zum ENS, sondern umgekehrt verläuft. Die afferenten Nervenfasern enden im Bereich der Darmwand als freie Nervenendigungen und innerhalb des ENS. Sie werden durch mechanische und chemische Stimuli erregt und projezieren zum nodösen Ganglion, den prävertebralen sympathischen Ganglien und zum Rückenmark (Abb. 2).

Es wird heute vermutet, daß physiologische Stimuli überwiegend über vagale Afferenzen, unphysiologische und schädliche Reize über sympathische Afferenzen übertragen werden. Die Erregung von Afferenzen führt über viscero-viscerale Reflexe und konsekutiver Erhöhung des Sympathikotonus zur Hemmung gastrointestinaler Funktionen, wie dies bei der postoperativen Verzögerung der Magenentleerung und dem Ileus zu beobachten ist (Holzer 1993). Auch Untersuchungen an der Speiseröhre lassen vermuten, daß eine Dissoziation der afferenten Nervenbahnen in eine über vagale Reflexe vermittelte Steuerung der Motorik und in eine über sympathische Afferenzen vermittelte Übertragung von Mißempfindungen und Schmerzen vorliegt (Goyal et al. 1992).

Elektrophysiologische Ableitungen von Vagus- und Splanchnikusnerven zeigen, daß Serosa-Afferenzen überwiegend über splanchnische Nervenfasern übertragen werden, die durch Dehnung und Kontraktion erregt werden. Afferente Nervenbahnen von Muskel-Mechanorezeptoren verlaufen demgegenüber hauptsächlich im N. Vagus und werden als sog. "in series tension receptors" passiv durch Dehnung oder aktiv während Kontraktionen erregt (Grundy 1992). Hierbei zeigen vagale Afferenzen je nach Lokalisation im Gastrointestinaltrakt unterschiedliche Charakteristika. So werden die Afferenzen im Magenkorpus, der als Reservoir fungiert und große Volumina bei nur geringem Druckanstieg aufnehmen kann, frühzeitig und kontinuierlich während der Magenfüllung erregt, während die Erregung vagaler Afferenzen im Magenantrum nur kurzzeitig während der Kontraktion erfolgt, wodurch die motorische Funktion des Antrums erfaßt wird. Afferente Informationen werden zusammen mit polymodalen Mukosaafferenzen zum NTS übertragen und sind an der Reflexkontrolle der gastrointestinalen Funktionen und für bewußte Empfindungen wie Sättigung, Übelkeit und Erbrechen verantwortlich.

Vom Hirnstamm erfolgt der Informationstransfer divergent zu höheren Zentren des ZNS wie dem Hypothalamus und dem limbischen System. Der Nachweis einer Synthese und des peripheren Transportes von Peptiden (u.a. Substanz P, CGRP, VIP, CCK) im Ganglion nodosum (Abb. 2) läßt vermuten, daß afferente Nervenbahnen über Axonreflexe efferente Funktionen haben ("sensor-motor" Funktion) und lokale Reflexe im Gastrointestinaltrakt beeinflussen können. Dies hat wahrscheinlich eine Bedeutung bei Entzündungen im Darm und bei der Interaktion zwischen ENS und dem enterischen Immunsystem.

**Interaktion ZNS-ENS bei gastrointestinalen Funktionsstörungen**

Die Bedeutung des ZNS in der Regulation gastrointestinaler Funktionen wird durch Untersuchungen deutlich, in denen eine Veränderung von gastrointestinalen Funktionen durch Lernen, Willkür, "Biofeedback", Scheinfütterung, Hypnose, Stress und Emotionen nachgewiesen wurden. Aufgrund der dominierenden Rolle des ENS in der Regulation gastrointestinaler Funktionen ist zu vermuten, daß gastrointestinale Dysfunktionen mit einer Dysfunktion des ENS verbunden sind (Abb.3). Nerval bedingte Dsyfunktionen im Gastrointestinaltrakt oder "Neurobiologische Erkrankungen" können den unterschiedlichen Ebenen der Achse ZNS-ENS zugeordnet werden.

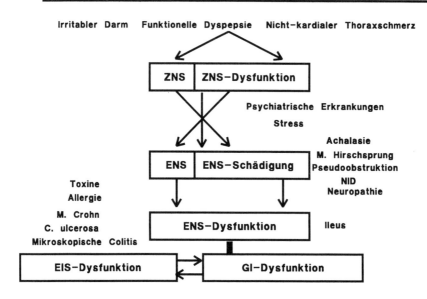

Abb.3:   "Neurobiologische" Erkrankungen auf unterschiedlichen Ebenen der Interaktion ZNS-ENS. ZNS: Zentrales Nervensystem; ENS: Enterisches Nervensystem; GI Dysfunktion: Gastrointestinale Dysfunktion; EIS: Enterisches Immunsystem.

Auf der Skala der neurobiologischen Erkrankungen finden sich ZNS-unabhängige Funktionsstörungen des Gastrointestinaltraktes wie die Achalasie und der M. Hirschsprung, die durch eine Aganglionose im ENS bedingt sind. Das Fehlen der kontinuierlichen Hemmung durch das ENS bedingt hier eine Dauerkontraktion der Zirkulärmuskulatur. Primäre Schädigungen im ENS sind ferner bei der chronischen intestinalen Pseudoobstruktion, bei bestimmten Formen der Obstipation, bei der neuronalen intestinalen Dysplasie und der diabetischen autonomen Polyneuropathie zu vermuten. Desweiteren liegen ZNS-unabhängige Funktionsstörungen des ENS beim paralytischen Ileus vor, bei dem es aufgrund eines überwiegend hemmenden Einflusses durch inhibitorische Motorneurone zu einer Relaxation der Muskulatur kommt.

Auf der anderen Seite der Skala neurobiologischer Erkrankungen finden sich die ZNS-abhängigen gastrointestinalen Dysfunktionen. Charakteristische Erkrankungen sind Stress-induzierte oder durch psychiatrische Erkrankungen induzierte gastrointestinale Funktionsstörungen, die durch einen veränderten ZNS-Output Dysfunktionen im ENS erzeugen und die typischerweise nach Beseitigung der auslösenden Faktoren oder während des Schlafens rückläufig sind. So induziert die akute Stressexposition in verschiedenen Spezies eine Verzögerung der Magenentleerung und eine Beschleunigung des Dickdarmtransits, während die Effekte auf die Dünndarmpassage variabel sind (Enck & Holtmann 1992). Die meisten dieser Wirkungen werden durch die zentrale Ausschüttung von CRF und TRH bedingt. Die unterschiedliche Wirkung verschiedener Stressoren läßt hierbei die Aktivierung differenzierter Nervenbahnen vermuten. So hemmt CRF über sympathische Efferenzen die Magenentleerung, die Magensäure- und die exokrine Pankreassekretion und fördert die ileale Natrium- und Wasserresorption bei der Ratte, während Beta-Endorphin, das aus dem Hypophysenvorderlappen freigesetzt wird, die duodenale Bikarbonatsekretion stimuliert (Lenz 1990). Diese Stresswirkungen werden durch eine Vagotomie nicht beeinflußt. Demgegenüber werden Stresseffekte auf den Dünn- und Dickdarmtransit über vagale Efferenzen vermittelt (Lenz 1990). Auch bei der Entwicklung von Stressulcera sind zerebrale Peptide beteiligt. Hierbei kommt TRH eine wichtige Rolle in der Initiierung der Ulkusentwicklung zu (Hernandez 1990). TRH fördert, wie auch VIP, die Ulkusentstehung über eine vagale Stimulation der Säuresekretion. Demgegenüber haben Neurotensin, beta-Endorphin, Bombesin und CGRP wahrscheinlich über die Aktivierung sympathischer Nervenwege protektive Wirkungen (Hernandez 1990).

Neben diesen Erkrankungen finden sich aber auch funktionelle Störungen wie der irritable Darm, die funktionelle Dyspepsie und der nicht-kardiale Thoraxschmerz, bei denen Stress oder psychische Veränderungen alleine keine ausreichende ursächliche Erklärung für die gastrointestinalen Funktionsstörungen geben. Hier liegt eine veränderte Perzeption mit Schmerzschwellen-Erniedrigung vor. Als Mechanismen dieser chronischen Hyperalgesie werden sowohl zentrale als auch periphere Faktoren diskutiert. Hierzu zählen die periphere Sensibilisierung primär afferenter Neuronen und die Aktivierung ruhender Schmerzrezeptoren durch Entzündungsmediatoren oder Neurotransmitter, die Sensibilisierung von Rückenmarksneuronen durch sensorische Stimuli und die Modulation des afferenten Inputs durch eine veränderte zentralnervöse Reizverarbeitung (Kortex, Thalamus) durch hemmende oder aktivierende absteigende Nervenbahnen (bulbo-spinale Nervenbahnen) bzw. eine zentralnervöse Beeinflussung des Muskeltonus und des Immunsystems (Sympathikus, Parasympathikus). Die funktionelle Plastizität des Nervensystems ist hierbei wahrscheinlich Grundlage für die Entwicklung eines "Schmerzgedächtnisses", die Funktionsveränderungen im Nervensystem auch nach dem Schmerzstimulus bedingt (Mayer & Gebhart 1993).

Neuere Untersuchungen haben gezeigt, daß auch beim Menschen eine differenzierte Untersuchung von ZNS-ENS Interaktionen möglich ist. Diese neuen Untersuchungstechniken wie die Messung von zerebralen und motorisch evozierten Potentialen, die Ballondehnung und der Barostat (Enck & Frieling 1993) haben bisher keine breite Anwendung in der Klinik gefunden und sind spezialisierten Zentren vorbehalten. Sie haben aber bereits wichtige Beiträge zum Verständnis der nervalen Kontrolle gastrointestinaler Funktionen geliefert.


## Interaktionen zwischen ENS und EIS

Das EIS ist ähnlich wie das ENS auf den Gastrointestinaltrakt spezialisiert. Hierbei können peptiderge afferente Nervenendigungen die Aktivität zahlreicher Immunzellen wie Leukozyten, Monozyten, Lymphozyten und Mastzellen beeinflussen. Die Interaktion zwischen ENS und EIS ist *bidirektional* und wird im wesentlichen durch drei Phänomene bestimmt:

Enterische Immunzellen, speziell Mukosamastzellen, haben eine enge topographische und wahrscheinlich trophische Beziehung mit "Membran zu Membran Kontakt" zu submukösen Nervenfasern (Stead et al. 1989). Hierbei lagern sich die Mastzellen bevorzugt Substanz P-haltigen Nervenfasern an (Stead 1992), die wahrscheinlich afferenten Fasern entsprechen (Sharkey 1992). Dies läßt die Möglichkeit einer neurogenen Entzündung über Axonreflexe vermuten (s.o.).

Mastzellen-Mediatoren wie Histamin, Serotonin, Prostaglandine und Leukotriene können submuköse Nervenzellen direkt oder über eine induzierte Freisetzung anderer Mediatoren erregen und den synaptischen Transfer zwischen Nervenzellen über die präsynaptische Hemmung modulieren (Frieling et al. 1991, 1993, 1994).

Neurotransmitter wie Substanz P und Azetylcholin können zu einer Aktivierung von Entzündungszellen wie z.B. einer Mastzellen-Degranulation mit Freisetzung von Mastzellen-Mediatoren führen (Shannan et al. 1985).

Aus neurophysiologischer Sicht können die Mukosamastzellen als Reiz-aufnehmende Zellen aufgefaßt werden, die Informationen, ähnlich wie die sensorischen Neurone, zum submukösen Nervenplexus übermitteln. Diese Interaktion zwischen ENS und EIS bedeutet, daß zur Detektion sensorischer Informationen im Gastrointestinaltrakt prinzipiell keine Reiz-spezifischen sensorische Nervenzellen im ENS erforderlich sind. Diese Sicht wird durch den Nachweis von polymodalen sensorischen Neuronen im ENS unterstützt. Darüber hinaus können sensorische Stimuli auch von anderen Zellen außerhalb des ENS und EIS aufgenommen werden. So führt die mechanische Stimulation des Darms zur Freisetzung von 5-Hydroxtryptamin (5-HT) von enterochromaffinen Zellen in der Mukosa. 5-HT induziert über spezifische Rezeptoren eine Erregung von afferenten Nervenzellen im Plexus submukosus. Hierdurch werden sensorische Informationen (z.B mechanische Stimulation) in elektrische Signale (Aktionspotentiale) kodiert und über synaptische Verbindungen zu anderen Nervenzellen und integrativen Schaltkreisen im submukösen und myenterischen Nervenplexus weitergeleitet. Dies hat eine grundlegende Bedeutung beim peristaltischen Reflex (Gershon et al. 1993).

Aus immunologischer Sicht stellt das ENS ein amplifizierendes System dar, das die direkte Wirkung von immunologischen Stimuli an den Effektorsystemen durch die Erregung von Nervenzellen mit konsekutiver Ausschüttung von Neurotransmittern verstärkt. Darüber hinaus können Entzündungsmediatoren (u.a Histamin, Leukotriene) intrinsische Programme innerhalb des submukösen Nervenplexus aktivieren, die zu lang anhaltenden und koordinierten zyklischen Sekretionen und Muskelkontraktionen führen (Frieling et al. 1993, Cooke et al. 1993). Diese Aktivierung von "Alarmprogrammen" führt wahrscheinlich zur Verdünnung und Austreibung von toxischen und antigenen Substanzen aus dem Darmlumen. Diese enge Beziehung zwischen dem EIS und dem submukösen Nervenplexus findet sich sowohl bei Modellen akuter und chronischer Darmentzündungen als auch beim M. Crohn und bei der Colitis ulcerosa (Fox et al. 1990, Knutson et al. 1990) (Abb. 3).

Neben der lokalen Kommunikation zwischen EIS und ENS können auch Signale vom ZNS über Immunzellen zum ENS übertragen werden. So konnte die Interaktion zwischen ZNS und Mastzellen eindrucksvoll durch den Nachweis einer Pavlov-Konditionierung der Mastzellendegranulation belegt werden (McQueen et al. 1989). Dies läßt die Möglichkeit einer Beeinflussung von Darmfunktionen auch über den psychischen Status vermuten. Zusätzlich kann die lokale Antigenexposition in sensibilisierten Geweben durch die Freisetzung von Entzündungsmediatoren die synaptische Informationsübertragung im superioren zervikalen und inferioren mesenterischen Ganglion verstärken (Weinreich et al. 1992). Diese Steigerung der Effektivität der synaptischen Übertragung ist auch noch nach Beendigung der Antigenexposition nachweisbar und wird als "antigen-induced long term potentiation" (A-LTP) beschrieben. Diese A-LTP ist mit der neurogenen "long-term potentiation" (N-LTP) vergleichbar und Ausdruck der funktionellen synaptischen Plastizität in sympathischen Ganglien (Weinreich et al. 1992). Durch diesen Mechanismus können theoretisch die nerval gesteuerten Funktionen im Gastrointestinaltrakt auch nach Abklingen einer Entzündung noch langzeitig beeinflußt werden.

Zusammenfassend ist festzuhalten, daß die grundlegenden gastrointestinalen Funktionen lokal über das ENS ("little brain" of the gut), die Interaktion zwischen dem EIS, endokrinen und parakrinen Zellen reguliert werden. Diese können durch bidirektionale Interaktionen zwischen ZNS und ENS über parasympathische und sympathische Nervenbahnen moduliert werden, wodurch der Magen-Darmtrakt auf die sich fortlaufend ändernden äußeren Bedingungen eingestellt wird. Die bidirektionale Kommunikation zwischen ZNS, ENS und EIS läßt prinzipiell Lernprozesse auch im Gastrointestinaltrakt möglich erscheinen.

(Unterstützt durch die Deutsche Forschungsgemeinschaft DFG Fr 733/3-2)

# Die Entwicklung eines Tiermodells für die Untersuchung gastrointestinaler Funktionsstörungen am Beispiel des Yucatan Micropig

*Frauke Musial*

## Zusammenfassung

Patienten mit Störungen des Verdauungstraktes leiden nach Nahrungsaufnahme häufig unter Symptomen wie Durchfall, abdominellen Schmerzen und imperativem Stuhldrang. Einige dieser Störungen könnten auf die Dysregulation von intestinalen Reflexmechanismen zurückzuführen sein. Untersuchungen der Zusammenhänge zwischen gastrointestinalen Funktionen und Verhalten, wie z.B. Nahrungsaufnahme und Defäkation, waren bisher auf Studien an Hunden mit serosalen Dehnungsmeßstreifen beschränkt, wobei die Tiere nach ca. 6 Wochen sakrifiziert werden müssen. Im folgenden Kapitel wird der Versuch beschrieben, ein Tiermodell zu entwickeln, das (1) langfristig einsetzbar ist, (2) dauerhaften Zugang zu Abschnitten des gastrointestinalen Systems (GS) gewährleistet, die beim Menschen nur schwer zugänglich sind, (3) Gesundheit und Wohlbefinden der Tiere minimal beeinträchtigt. Das angemessenste Tiermodell zur Untersuchung dieser Fragestellungen ist das Schwein. Als Omnivouren ist die Physiologie des gastrointestinalen Systems dem des Menschen ähnlicher als die eines jeden anderen Säugetieres. Es werden Studien zur nahrungsinduzierten Veränderung der rektalen Wahrnehmung vorgestellt und im Humanversuch repliziert. Außerdem legen Faktoren, die die Passage einer Standardmahlzeit durch das GS beeinflussen, nahe, daß es nicht nur regulatorische Mechanismen von höher gelegenen Anteilen des Systems zum Kolon und Rektum gibt, sondern auch vom Rektum zum proximalen Kolon und weiter distal gelegenen Abschnitten des Systems. Implikationen für den klinisch-diagnostischen Bereich werden diskutiert.

## Summary

Patients with gastrointestinal (GI) disorders often suffer from eating associated symptoms, like pain, bloating, diarrhea or fecal incontinence, which may be due to the dysregulation of intestinal reflex pathways. The evaluation of the relationship between GI function and behaviors such as eating and defecation has been limited to short-term studies in restrained animals. These studies have generally been carried out in dogs with chronically implanted serosal strain gauges, which makes the model usable for only about six weeks after which the animal must be sacrificed. The aim was to develop a surgical model that (i) is viable for months, (ii) provides chronic access to parts of the GI system which are difficult to study in humans, (iii) has minimal impact on the well being of the animal. The most appropriate model for studying human GI physiology is the pig. Pigs are omnivorous and the microstrucure of their GI system is more similar to humans than that of any other mammal. Data are pesented showing eating- induced changes in rectal sensitivity in pigs and confirming these findings in humans. Factors influencing the passage of a meal through the GI tract suggest that there are not only regulatory mechanisms from upper parts of the GI system to the colon and the rectum, but also from the rectum to the proximal colon and even more distal parts of the system. Possible implications for human research will be discussed.

## 1. Klinischer Hintergrund: Die gastrokolische Response, kolo-gastrische und kolo-intestinale Regulationsmechanismen

Patienten mit Störungen des Verdauungstraktes, insbesondere mit dem Syndrom des Irritablen Darms (IBS), einer zwar nicht lebensbedrohlichen aber relativ häufig auftretenden Erkrankung des GS, die je nach Quelle mit einer Prävalenz von 14-18 % auftritt (Drossmann et al. 1993) und erhebliche Beschwerden verursachen kann, leiden nach Nahrungsaufnahme häufig unter Symptomen wie Durchfall, abdominellen Schmerzen, imperativem Stuhldrang und Stuhlinkontinenz. Diese postprandialen Symptome können als Teil der sog. "Gastrokolischen Response" angesehen werden. Die Gastrokolische Response wird vor allem als Antwort des Kolons auf die Stimulation des Magens durch Nahrungszufuhr (Snape et al. 1979) definiert. Sie besteht aus zwei aufeinanderfolgenden Komponenten: einer frühen, neuronalen Antwort (Sun et al. 1982) und einer späten, humoralen Antwort (Snape et al. 1978). Cholinerge Übertragungswege mediieren die frühe motorische Komponente (Sun et al. 1982), vermitteln aber auch eine Zunahme der rektalen Wandspannung unmittelbar nach der Nahrungsaufnahme (Bell et al. 1991). Die späte humorale Antwort des Kolons auf Nahrungsaufnahme ist vom Fettgehalt der auf-genommenen Nahrung abhängig (Renny et al. 1983) und kann durch die Gabe von Aminosäuren abgeschwächt werden (Battle et al. 1980). Einige der von den Patienten berichteten Symptome wie z.B. abdominelle Schmerzen und imperativer Stuhldrang, legen jedoch auch eine Veränderung der Wahrnehmungsvorgänge im Kolon und Rek-tum nahe.

IBS-Patienten (Cann et al. 1983) oder Patienten mit chronischer Verstopfung (Reynolds et al. 1987, Lanfranchi et al. 1984) leiden nicht nur unter Symptomen des unteren Gastrointestinaltraktes, sondern häufig auch unter Störungen höherer Abschnitte des Systems, wie z.B. Völlegefühl, Übelkeit und Erbrechen. Neuere Untersuchungen zeigen, daß zumindest eine Untergruppe von Patienten mit chronischer Obstipation durch eine "generelle Dysfunktion der gastrointestinalen Motilität" gekennzeichnet ist, die auch mit verzögerter Magenentleerung einhergeht (Reynolds et al.1987). So weisen Patienten mit Reizdarmsyndrom, bei denen Obstipationsbeschwerden im Vordergrund stehen, u.U. auch eine verlängerte Dünndarmtransitzeit auf (Cann et al 1983). Schwere, chronische Obstipation kann neben Störungen der Kolonfunktion auch mit Beeinträchti-gungen der ösophagealen Funktionen verbunden sein (Reynolds et al. 1987). Bisher ist nicht geklärt, ob diese Funktionsstörungen höherer Abschnitte des gastrointestinalen Systems bei chronischer Verstopfung die Folge einer generellen Dysfunktion sind, oder ob Veränderungen der Passage von Material im Kolon zu Veränderungen der Transport-funktionen im oberen Gastrointestinaltrakt führen.

Frühe Untersuchungen von Cannon und Murphy (1907) postulierten bereits die Exi-stenz kolo-intestinaler Reflexwege. Die Autoren konnten bei narkotisierten Hunden nachweisen, daß die Manipulation des Dünndarms zu einer Verzögerung der Magenent-leerung führte. Dieser Effekt blieb auch nach Verletzung der extrinsischen Innervation bestehen und wurde als Nachweis eines intrinsischen "enterischen Nervensystems" ge-wertet. Weitere Hinweise auf die Existenz regulativer Inhibitionsmechanismen geben die Arbeiten von Pearcy und Liere (1926). Die Autoren zeigten an decerebrierten Kat-zen und Hunden die Inhibition des leeren oder gefüllten Magens nach Ballondistension von Ösophagus, Duodenum, Jejunum oder Kolon.

Studien aus neuerer Zeit konnten nachweisen, daß schmerzlose rektale Ballondeh-nung beim Menschen zu Veränderungen der gastrointestinalen Motilität sowie der in-testinalen Transitzeiten führt. Rektale Dehnung mit Hilfe einer Ballonsonde verzögerte die Entleerung einer Standardmahlzeit aus dem Magen sowie den Eintritt dieser Mahlzeit in das Zökum (Youle & Read 1984). Sowohl prä- wie auch postprandial reduzierte rektale Dehnung den duodenalen Motilitätsindex und verlängerte die duodeno-zökale Transitzeit. Darüberhinaus erhöhte rektale Dehnung die Inzidenz von sog. "migrating motor complexes" vor der Mahlzeit (Kellow et al. 1987). Die reflektorische Relaxation des Magens bei rektaler Dehnung konnte auch bei Ratten nachgewiesen werden (Bojö & Cassuto 1992), was auf die phylogenetische Bedeutsamkeit dieses Mechanismus hindeutet. Die Tatsache, daß auch die freiwillige Suppression von Defäkationsverhalten zur Verzögerung der Magenentleerung führen kann (Tjeerdsma et al. 1993), unterstreicht die mögliche Bedeutsamkeit dieser Mechanismen für die Erklärung der Symptomatik einiger funktioneller Störungen im Magen-Darm Trakt. Abb. 1 zeigt eine Zusammenfassung der postulierten Regulationsmechanismen. Gastrokolische Regulationsmechanismen führen bei Nahrungsaufnahme zur Zunahme der rektalen Wandspannung sowie der motorischen Aktivität des Kolons. Bei Patienten können Symptome wie abdominelle Schmerzen, imperativer Stuhldrang, Durchfall und Stuhlinkontinenz auftreten. Auf der anderen Seite werden kolo-gastrische oder kolo-intestinale Regulationsmechanismen vermutet, da bei Patienten mit chronischer Obstipation neben der Zunahme von gastrointestinalen Transitzeiten und der Unfähigkeit regelmäßig Stuhl zu entleeren, auch Symptome des oberen Gastrointestinaltraktes auftreten können.

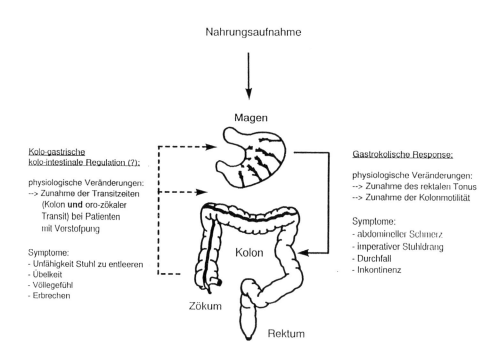

*Abb. 1:  Zusammenfassung möglicher gastrokolischer und kolo-gastrischer / kolo- intestinaler Regulationsmechanismen und der damit assoziierten Symptome.*

## 2. Tiermodell

Viele der hier postulierten Mechanismen sind jedoch am gesunden Probanden oder bei Patienten nur schwer oder eingeschränkt untersuchbar, da Untersuchungsmethoden, die den Zugang zu den entsprechenden Abschnitten des Verdauungstraktes gewährleisten würden, sehr invasiv und damit vor dem Hintergrund reiner Forschungsinteressen ethisch nicht vertretbar sind. In den letzten Jahrzehnten haben vor allem tierexperimentelle Untersuchungen zu wichtigen, grundlegenden Erkenntnissen bei der Erforschung der gastrointestinalen Motilität geführt. Diese Studien, die bisher vor allem an Hunden, denen Dehnungsmeßstreifen auf die Darmwand aufgenäht wurden, durchgeführt worden sind, weisen dennoch eine Reihe von Mängeln auf:

1. Da die Dehnungsmeßstreifen nach einiger Zeit durch die Darmwand migrieren, müssen die Tiere nach etwa sechs Wochen sakrifiziert werden.
2. Langzeituntersuchungen sind daher mit dieser Methode nicht möglich.
3. Die Physiologie von Hunden ist der Physiologie des Menschen erheblich unähnlicher als die anderer Spezies (z.B. das Schwein).

Schweine, die in vielen Bereichen der Physiologie als Modell für den Menschen verwendet werden, sind jedoch in der experimentellen Verhaltensphysiologie aufgrund der Größe und großen Streßanfälligkeit der gängigen Schweinerassen, nur wenig eingesetzt worden. Diese Einschränkungen sind mit der Zucht kleinwüchsiger und streßresistenter Rassen, wie z.B. dem Yucatan Micropig, beseitigt worden.

Das Yucatan Micropig wurde in den letzten Jahren an der University of Colorado speziell für Laborzwecke entwickelt. Es zeichnet sich durch besondere Kleinwüchsigkeit aus (20-30 kg) und ist darüberhinaus von wesentlich ruhigerem Temperament und damit weniger streßanfällig als das gewöhnliche Hausschwein. Yucatan Micropigs sind, wie alle Schweine, Allesfresser und damit in vielen Eigenschaften des gastrointestinalen Systems dem menschlichen Verdauungstrakt sehr ähnlich, wie z.B. in der Mikrostruktur von Magen, Duodenum, Ileum und Kolon (Kurihara-Bergström et al. 1986), der Absorption im Gastrointestinaltrakt (Bjorkmann et al. 1984), und dem tageszeitlichen Verlauf der Kolonmotilität (Crowell et al. 1992). Darüberhinaus wurde bei Schweinen spontanes Auftreten von Diarrhoen und Verstopfung beobachtet, was für die Einschätzung der Validität des Modells eine wichtige Rolle spielt (Fioramonti & Bueno 1980).

Neben der Entscheidung, das Schwein als Modell für die gastrointestinale Physiologie zu verwenden, gab es noch weitere Kriterien, die die zu entwickelnde chirurgische Methode erfüllen sollte:

1. Die Tiere sollten theoretisch unbegrenzt, wenigstens jedoch einige Monate mit möglichst minimalen Einschränkungen ihres Wohlbefindens überlebensfähig sein.
2. Es sollte Zugang zu Abschnitten des gastrointestinalen Systems bestehen, die beim Menschen nicht, oder nur schwer erreichbar sind.
3. Die verwendete Methode sollte die Tiere so wenig wie möglich in ihrem normalen Verhalten beeinträchtigen.

Um Zugang zum proximalen Kolon zu erhalten, wurde unter sterilen Bedingungen eine Fistel an der Basis des Zökums angelegt. Die Wunde verheilte in der Regel schnell, und die Tiere wurden nach etwa 24 Stunden wieder auf ihre normale Diät gesetzt. Im Verlauf des Heilungsprozeßes bildete die umgebende Muskulatur einen sphinkterähnlichen Verschluß, so daß so gut wie keine Undichtigkeit von der Fistel her auftrat. Dieses chirurgische Modell führte in keinem Fall zu ernsteren gesundheitlichen Beeinträchtigungen der Tiere und ist im längsten Fall bis zu 18 Monaten voll funktionstüchtig gewesen (Crowell et al. 1992).

## 3. Experimentelle Untersuchungen

### 3.1 Gastrokolische Response

Zunächst sollte nachgewiesen werden, ob die Versuchstiere überhaupt eine gastrokolische Response zeigen. Zu diesem Zweck wurden 24-stündige Aufzeichnungen der Kolonmotilität bei Patienten mit entsprechenden 24-stündigen Aufzeichnungen der Versuchstiere verglichen. Dabei wurde in beiden Fällen ein modernes Mikrotransducersystem mit einer ambulanten Aufzeichnungseinheit verwendet, das die Patienten in einer Umhängetasche und die Tiere in einer Art Rucksack auf dem Rücken trugen. Aufzeichnungen von Patienten wurden deshalb zum Vergleich herangezogen, weil die Kolonsonden invasiv mittels Koloskopie plaziert werden müssen, dieses invasive Verfahren jedoch bei den Patienten Teil der Routinediagnostik war. Diejenigen Aufzeichnungen, die als klinisch unauffällig eingestuft wurden, gingen in die Auswertung ein. Bestimmt wurde der Motilitätsindex, ein Maß für die kontraktile Aktivität des jeweiligen Darmabschnitts, zwei Stunden vor, während und nach einer Mahlzeit sowohl bei den Aufzeichnungen aus dem Humanbereich als auch bei den Versuchstieren. Dabei zeigte sich sowohl bei den Yucatan Micropigs als auch bei den als unauffällig klassifizierten Patienten der gleiche zeitliche Verlauf der Kolonmotilität bei ähnlichen Ausgangswerten. Die kontraktile Aktivität nahm während und nach der Mahlzeit etwa um das doppelte zu, um etwa drei Stunden nach der Mahlzeit wieder auf das präprandiale Niveau zurückzukehren (Crowell et al. 1992).

Somit konnte auch bei den Versuchstieren eine gastrokolische Response nachgewiesen werden, die sich nach Ausmaß und Verlauf nicht signifikant von den Aufzeichnungen aus dem Humanbereich unterschied (Abb. 2). In dem nachfolgenden Experiment wurde der Frage nachgegangen, ob nicht die Nahrungsaufnahme auch die Perzeption im anorektalen Bereich verändert, wie einige der mit Essen assoziierten Symptome, wie z.B. abdominelle Schmerzen und imperativer Stuhldrang, nahelegen. Da die Perzeption bei Versuchstieren nur über das Verhalten erschlossen werden kann, wurden in den folgenden Studien die Schwellen für die tatsächliche Defäkation prä- und postprandial bestimmt. Dazu wurde eine Ballonsonde in das Rektum der Tiere eingeführt und in genau definierten Schritten mit Luft gefüllt. Das Verfahren der schrittweisen Ballondehnung wird in der klinischen Diagnostik dazu verwendet, rektale Perzeptionsschwellen bei

Patienten zu bestimmen, und verursacht dabei ähnliche Wahrnehmungen wie die langsame Füllung des Rektums mit Stuhl.

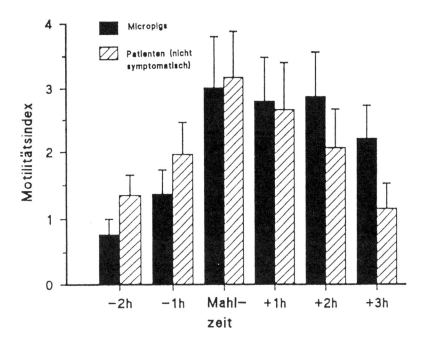

*Abb. 2:  Vergleich des mittleren Motilitätsindex beim Menschen (n = 5) und beim Yucatan Micropig (n = 4). Der Motilitätsindex wurde für zwei Stunden vor der Mahlzeit, während der Mahlzeit (15 min), und drei Stunden nach der Mahlzeit berechnet. (Nach Crowell et al. 1992)*

In einer ersten Studie (Musial et al. 1992a) wurde der Einfluß einer Standardmahlzeit auf die Schwelle für Defäkation, definiert als rektales Dehnungsvolumen und intrarektaler Druck, beim tatsächlichen Defäkationsvorgang untersucht. Prä- und postprandial wurden jeweils zwei Messungen durchgeführt. Da sich kein signifikanter Unterschied zwischen den beiden prä- bzw. postprandialen Messungen zeigte, wurden diese zur statistischen Auswertung zusammengefaßt. Es zeigte sich eine deutliche Reduktion des Ballonvolumens und des Intraballondrucks nach einer Standardmahlzeit (Abb. 3). Dabei war der Druck/Volumen Quotient unbeeinflußt.

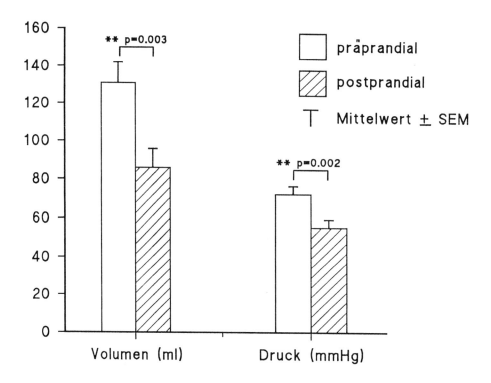

*Abb. 3:* *Mittelwert und SEM von Ballonvolumen und Intraballondruck an der Schwelle*
*für Defäkation. Die Darstellung bezieht sich auf 24 Beobachtungen an vier*
*Tieren. Die Defäkationsschwelle ist postprandial in Bezug auf das Ballonvolu-*
*men bzw. den Intraballondruck erniedrigt (nach Musial et al. 1992a).*

Da aus Humanstudien bekannt ist, daß die gastrokolische Response cholinerg vermittelt
wird, wurde im nächsten Schritt der Effekt von Atropin, einem Acetylcholinantagoni-
sten auf die postprandiale Senkung der Schwelle für Defäkation bei den Versuchstieren
untersucht. Unter Verwendung derselben Methode und desselben Versuchsablaufs wie
in der vorangegangenen Studie wurden 0.05 mg/kg Atropin i.v. gegen 0.9% Kochsalzlö-
sung als Placebo getestet. Unter Placebobedingungen konnte die Reduktion der postprandialen Schwelle für Defäkation repliziert werden, nach Atropingabe trat dieser Effekt jedoch nicht mehr auf. Dieses Ergebnis legt eine Beteiligung cholinerger Mechanismen bei der Mediierung der postprandialen Reduktion der Schwelle für Defäkation
beim Yucatan Micropig nahe (Crowell et al. 1993).

Um die tierexperimentellen Befunde am Menschen zu replizieren und auf die
Schmerzschwelle auszuweiten, wurden bei gesunden Probanden, vier Männern und vier
Frauen, die rektalen Wahrnehmungsschwellen für minimale Perzeption, Stuhldrang und
Schmerz vor und nach einer Standardmahlzeit bestimmt, und mit einer Kontrollbedingung ohne Standardmahlzeit verglichen. Es wurde ebenfalls die Methode der schrittweisen Ballondehnung zur rektalen Dehnungsstimulation verwendet, allerdings stand zu
diesem Zeitpunkt ein automatisches Pumpsystem mit einem größeren Dehnungsballon

zur Verfügung. Es zeigte sich eine Reduktion der postprandialen Schwelle für Stuhldrang und darüberhinaus auch eine Reduktion der postprandialen Schmerzschwelle.

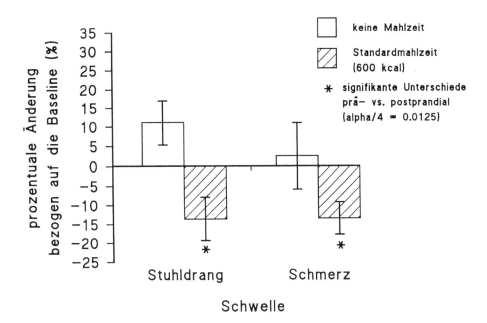

*Abb. 4:  Prozentuale Veränderungen des Ballonvolumens beim Erreichen der Schwellen für Stuhldrang und Schmerz von prä- nach postprandial bei acht gesunden Probanden. Der statistische Vergleich wurde zwischen den prä- und postprandialen Rohwerten gerechnet (nach Musial et al. 1994).*

### 3.2.    Kolo-gastrische und kolo-intestinale Regulationsmechanismen

Wie in der Einleitung bereits erwähnt, spielen möglicherweise auch kolo-gastrische bzw. kolo-intestinale Regulationsmechanismen eine wichtige Rolle bei der Entstehung von Symptomen des oberen Gastrointestinaltraktes, wie z.B. bei der chronischen Verstopfung. Für uns war insbesondere die sog. "funktionelle Obstruktion des Anorektums" von Interesse, bei der die Patienten nicht in der Lage sind, einen adäquaten Defäkationsvorgang durchzuführen, um Stuhl aus dem Anorektum zu entleeren. Dabei ist die Funktion des übrigen Kolons nachweisbar nicht eingeschränkt, und die Kolontransitzeiten bis zum Anorektum sind unauffällig. Um bei den Versuchstieren eine Situation herzustellen, wie sie vielleicht annähernd bei der funktionellen Obstruktion des Anorektums gegeben ist, wurde der Effekt von langfristiger, rektaler Dehnung (sechs Stunden) unterhalb der Schwelle für Defäkation, auf die oro-zökale Transitzeit untersucht (Musial et al. 1992b). Die rektale Dehnung wurde mit einem wassergefüllten Ballon durchgeführt und mit einer Kontrollbedingung ohne rektale Dehnung verglichen. Wassergefüllte Ballons wurden deshalb verwendet, weil sie in Konsistenz und Gewicht eher dem normalen Stuhl entsprechen als luftgefüllte Ballons. Die oro-zökale Transitzeit wurde mit einem Farbstoffmarker, Phenol Red (Smith 1964) bestimmt, während die Kolontransitzeit über den Hinton Test (Hinton et al. 1969), der auch in der klinischen Diagnostik verwendet wird, ermittelt wurde. Bei diesem Test wird die Passage röntgendichter Marker durch den Magen-Darmtrakt berechnet. Es wurde jedoch darauf geachtet, daß keine Obstruktion des Anorektums vorlag, und die Tiere den Ballon aus dem Anorektum entleeren konnten. Um eine kontinuierliche Dehnung zu gewährleisten, wurde der Ballon nach jeder Entleerung wieder in das Anorektum eingeführt. Die Untersuchung wurde an vier Versuchtieren durchgeführt, wobei jede Versuchsbedingung einmal wiederholt wurde.

Es zeigte sich im Mittel eine deutliche Verzögerung der oro-zökalen Passage der Standardardmahlzeit, die abhängig von den Ausgangswerten zu sein schien: Der Effekt der rektalen Dehnung war größer bei Tieren mit kürzeren oro-zökalen Transitzeiten unter Kontrollbedingungen. Bei Tieren, die von vornherein einen langsamen oro-zökalen Transit aufwiesen, war der Effekt der rektalen Dehnung entsprechend geringer.

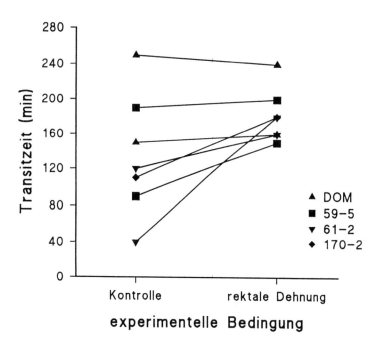

*Abb. 5: Oro-zökale Transitzeit während rektaler Dehnung und unter Kontrollbedingungen. Die Darstellung bezieht sich auf sieben Beobachtungen an vier Tieren. Die Transitzeit war unter der Bedingung mit rektaler Dehnung signifikant verlängert (nach Musial et al. 1992b).*

Entgegen der ursprünglichen Hypothese, daß die Kolongesamtpassagezeit unbeeinflußt sein sollte, war in der Bedingung mit rektaler Dehnung die Passagezeit der röntgendichten Marker ca. 30 Stunden nach Beendigung der Dehnung verzögert.

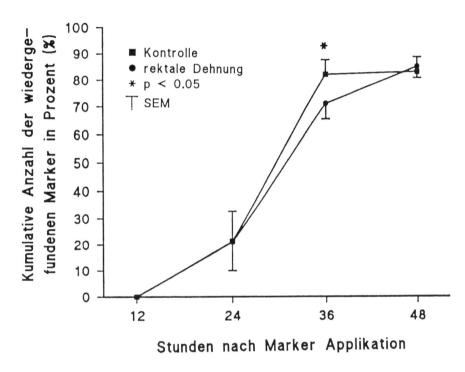

*Abb. 6:  Kolontransitzeit unter Kontrollbedingungen und nach sechsstündiger rektaler Dehnung. Die Abbildung zeigt den Zeitverlauf des Erscheinens der röntgendichten Marker im Stuhl. 36 Stunden nach Beendigung der rektalen Dehnung zeigt sich eine signifikante Verzögerung des Kolontransits (nach Musial et al. 1992b).*

Da die Verzögerung des Kolontransits wegen ihres späten Auftretens eigentlich nur über die Regulation höher gelegener Abschnitte des Dickdarms vermittelt sein konnte, wurde in einem nächsten Schritt der Einfluß von rektaler Dehnung auf den Tonus des proximalen Kolons untersucht. Zu diesem Zweck wurde der Tonus im Zökum mit Hilfe einer "pressure tracking procedure" bestimmt. Mit einer solchen Meßanordnung, auch Barostat genannt, können Veränderungen der Wandspannung in Hohlorganen gemessen werden. Dabei wird über eine Regelschleife ein bestimmter Druck im Ballon konstant gehalten. Da die Pumpe diesen Druck unter Veränderung des Ballonvolumens aufrecht erhält, bedeutet eine Volumenzunahme eine Relaxation des Hohlorgans, und eine Volumenabnahme eine Verkleinerung des Hohlraumes und damit eine Vergrößerung der Wandspannung.

Der zökale Tonus wurde jeweils prä- und postprandial an einem Versuchstag mit
und ohne rektale Dehnung bestimmt. Zur rektalen Dehnung wurden wassergefüllte
Ballons verwendet die mit denselben Volumina gefüllt waren wie in der vorangegangenen Studie. Es zeigte sich, daß Nahrungsaufnahme das zökale Volumen erniedrigte, also
den zökalen Tonus erhöhte. Bei rektaler Dehnung konnte keine Veränderung der postprandialen Wandspannung mehr nachgewiesen werden. Rektale Dehnung führte also
zur Inhibition und Relaxation des proximalen Kolons (Abb. 7; Musial & Crowell 1994).

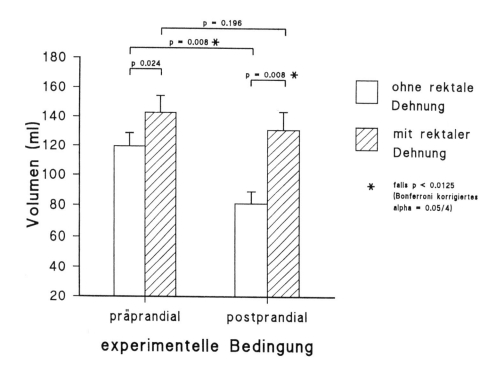

Abb. 7: *Nahrungsaufnahme erniedrigt das zökale Volumen unter Kontrollbedingungen*
*und zeigt damit eine Erhöhung der Wandspannung an. Die Darstellung bezieht*
*sich auf acht Beobachtungen an vier Tieren. Bei rektaler Dehnung konnte kei-*
*ne postprandiale Tonuszunahme mehr nachgewiesen werden (nach Musial et*
*al. 1994).*

## 4. Zusammenfassung und Einordnung der Ergebnisse

Die dargestellten Untersuchungen  legen nahe, daß Nahrungsaufnahme beim Yucatan Micropig die Schwelle für Defäkation und beim Menschen die Schwelle für Stuhldrang erniedrigt. Darüberhinaus konnte im Humanversuch auch eine Reduktion der postprandialen Schmerzschwelle nachgewiesen werden. Da beim Yucatan Micropig eine Beteiligung cholinerger Mechanismen an der postprandialen Erniedrigung der Schwelle für Defäkation gezeigt werden konnte, ist anzunehmen, daß die unmittelbar nach Mahlzeiten auftretenden Symptome des unteren Gastrointestinaltraktes, wie z.B. Schmerz und imperativer Stuhldrang, unter anderem auch durch Nahrungsaufnahme induzierte Veränderungen der Wahrnehmung im Dickdarm verursacht werden. Dieses Phänomen kann als eine weitere Komponente der bisher ausschließlich als motorisches Ereignis beschriebenen, Gastrokolischen Response, diskutiert werden (Abb. 1).

Längerfristige rektale Dehnung führt beim Yucatan Micropig zu einer Verzögerung der Transitzeiten im oberen, wie auch im unteren Gastrointestinaltrakt. Für das Kolon konnte eine direkte Inhibition proximaler Abschnitte durch rektale Dehnung nachgewiesen werden.  Diese Befunde sind für die Diagnostik und Therapie der chronischen Obstipation von Bedeutung. Bei der Diagnostik der Obstipation wird in der Regel versucht, zwischen einer funktionellen Obstruktion des Enddarms und einer Passagestörung zu unterscheiden, da die therapeutischen Interventionen unterschiedlich sind (vgl. auch den Beitrag von Bleijenberg u. Kuijpers in diesem Band). Die letzten beiden Studien legen nahe, daß eine funktionelle Obstruktion jedoch bei der herkömmlichen radiologischen Diagnostik mit dem Hinton Test als Passagestörung in Erscheinung treten kann.

Nach den vorliegenden Ergebnissen am Tiermodell, die mittlerweile auch durch neue Befunde aus dem Humanbereich gestützt werden (Tjeerdsma et al. 1993), spielen gastrokolische und kolo-gastrische bzw. kolo-intestinale Regulationsmechanismen eine wichtige Rolle bei der Regulation des Materialtransportes durch den Verdauungstrakt. Jedoch sind viele weitere Faktoren, wie z.B. Sekretions- und Absorptionsvorgänge und deren Einflüsse auf den gastrointestinalen Stofftransport, in diesem Rahmen unberücksichtigt geblieben und bedürfen sicher der weiteren Untersuchung.

## 5. Diskussion des Tiermodells

Das Yucatan Micropig hat sich im Rahmen der vorgestellten Studien als exzellentes Modell für die Erforschung von Zusammenhängen zwischen Verhalten und Physiologie erwiesen. Die Tatsache, daß die Tiere durch die verwendeten Forschungsmethoden nicht nach kurzen Zeiträumen sakrifiziert werden müssen, macht die Untersuchung längerfristiger Zusammenhänge zwischen Physiologie und  Verhalten erst möglich. Das ruhige Temperament, die Kleinwüchsigkeit und nicht zuletzt gerade die hohe Intelligenz und damit leichte Konditionierbarkeit dieser und anderer kleinwüchsiger Schweinerassen (z.B. Göttinger oder Münchner Minischwein), eröffnen in der Verhaltensphysiologie und Biopsychologie neue Perspektiven.

Die Ähnlichkeiten der Motilitätsmuster des Kolons und darüber hinaus auch übergeordneter Abläufe in der Regulation des Stofftransports im Verdauungstrakt legen den Schluß nahe, daß Minischweine insbesondere für Fragestellungen aus dem Bereich der gastrointestinalen Funktionen ideale Versuchtiere sind. Die Konstruktion eines permanenten Zugangs zum proximalen Kolon ermöglicht die Anwendung eines großen Methodenspektrums. So können Mikrotipkatheter zur Motilitätsmesung ohne Komplikation in das Kolon oder das terminale Ileum vorgeschoben werden, es kann jedoch auch Flüssigkeit aus den genannten Bereichen aspiriert werden, oder es können durch das Einführen von Ballonsonden Dehnungsstimuli im Bereich des proximalen Kolons appliziert oder Messungen der Wandspannung vorgenommen werden. Damit sind Untersuchungen zur Motilität, die Bestimmung von Transitzeiten und die Untersuchung des intestinalen Tonus mit nur einem einzigen chirurgischen Modell möglich.

Im Vergleich zur traditionellen Methode der Untersuchung von gastrointestinaler Motilität im Tiermodell mittels Dehnungsmeßstreifen auf der Darmwand, ist dieses Tiermodell
a) langfristig einsetzbar,
b) kosteneffektiv, da die Versuchstiere nicht nach kurzer Zeit sakrifiziert werden müssen,
c) im Hinblick auf die verwendeten Untersuchungsmethoden flexibel,
d) und es erlaubt den parallelen Einsatz von Untersuchungsmethoden aus dem Humanbereich auch am Tiermodell, was die Übertragbarkeit der Ergebnisse in den Humanbereich entscheidend verbessert.

*Unterstützt mit Hilfe des Deutschen Akademischen Austauschdienstes, der Studienstiftung des deutschen Volkes, und der G.A. Lienert Stiftung zur Nachwuchsförderung in Psychobiologischer Methodik.*

# Wirkungen von Streß auf die gastrointestinale Motilität beim Menschen

*Gerald Holtmann*

### Zusammenfassung

Die gastrointestinale Motilität ist ein für die Verdauung zentraler Mechanismus und bewirkt den Transport und die Durchmischung des Chymus. Störungen der Motilität können Symptome wie Übelkeit, Erbrechen, Diarrhoen oder aber abdominelle Schmerzen verursachen. In den letzten 20 Jahren wurden zahlreiche kontrollierte und unkontrollierte Untersuchungen zu Effekten unterschiedlicher akuter Stressoren auf die gastrointestinale Motilität durchgeführt. Die Mehrzahl dieser Untersuchungen belegt eine Modulation der gastrointestinalen Motilität durch Streß. Dennoch ist bis heute nicht geklärt, welche Bedeutung streßinduzierten Motilitätsveränderungen für die Entstehung gastrointestinaler Erkrankungen zukommt. Darüber hinaus ist wenig über die Effekte von Langzeit-Stressoren, die modulierende Wirkung von Persönlichkeitsmerkmalen und die Bedeutung von Streß für die Perzeption gastrointestinaler Reize bekannt.

### Summary

Gastrointestinal motility results in the transit of ingested nutrients and chyme through the gastrointestinal tract. During the last 20 years numerous controlled and uncontrolled studies have been done to characterize the effects of various acute stressors on gastrointestinal motility. Even though most studies have shown effects of stress on gastrointestinal motility, evidence for a pathophysiologic role of stress is still lacking. However, little is known about the effects of long term stressors or personality traits on motility and the effects on the perception of gastrointestinal stimuli.

## Einleitung

Bereits im letzten Jahrhundert beobachtete Beaumont (Beaumont 1833) an einem Patienten mit Magenfistel den Einfluß psychischer Faktoren auf den Gastrointestinaltrakt. In der Zwischenzeit haben zahlreiche kontrollierte Untersuchungen die Bedeutung von Streß und den Einfluß psychischer Faktoren auf die Motilität beim Menschen näher charakterisiert (Holtmann & Enck 1991, Enck & Holtmann 1992, Camilleri & Neri 1989, Stacher & Blum 1986). Diese Untersuchungen zielten nicht nur auf die Frage, welche Effekte Streß auf die Magen-Darmmotilität hat, sondern auch, ob Unterschiede in den gastrointestinalen Streßreaktionen zwischen gesunden Probanden und Patienten mit Magen-Darm-Erkrankungen bestehen. Gegenstand dieser Übersicht soll es sein, die Bedeutung von Streß und psychischen Faktoren für die Entstehung funktioneller Magen-Darm-Erkrankungen zu analysieren. Dabei sollen zum einen wichtige Befunde zur Wirkung von Streß auf den Gastrointestinaltrakt vorgestellt werden, zum anderen soll auf methodische Aspekte dieser Untersuchungen eingegangen werden. Ziel soll es aber nicht sein, eine umfassende Literaturübersicht zu geben, da diesbezüglich bereits aktuelle Übersichtsarbeiten zur Verfügung stehen (Holtmann & Enck 1991, Enck & Holtmann 1992). In dieser Übersicht soll aber zusätzlich auf Erkrankungen wie den Nicht-Kardialen Thoraxschmerz, die funktionelle Dyspepsie und den Reizdarm eingegangen werden. Bei diesen Erkrankungen wird allgemein angenommen, daß einer Motilitätsstörung pathophysiologisch eine zentrale Rolle zukommt.

Die meisten experimentellen Studien untersuchten akute Stressoren, die von wenigen Minuten bis zu mehreren Stunden auf die Versuchspersonen einwirkten. Diese Stressoren können prinzipiell in zwei Klassen eingeteilt werden: einerseits physikalische (schmerzhafte oder körperlich aversive Stressoren) und andererseits psychologische (Stressoren, in denen Streß durch die Wahrnehmung und Bewertung eines Stimu-lus entsteht). Der am häufigsten untersuchte Stressor ist der sogenannte cold-pressor-Test (Soffer et al. 1988, Cann et al. 1983, Fone et al. 1990, Young et al. 1987, Ayres et al. 1989, Barclay & Tunrberg 1987). Dabei taucht der Proband seine nicht-dominante Hand für etwa 10-30 Sekunden in Eiswasser. Der Test wird in der Regel über einen Zeitraum von 10-20 Minuten wiederholt durchgeführt. Die autonomen Reaktionen auf diesen Stimulus sind durch einen Anstieg des Blutdruckes sowie der Herzfrequenz charakterisiert und sind Ausdruck einer sympathischen Stimulation mit der Freisetzung endogener Katecholamine (Wolff 1951, Lovallo 1975). Beispielsweise konnte eine Verzögerung der Magenentleerung durch diesen Stressor nachgewiesen werden (Abb. 1, Thompson et al. 1983). Auch wenn dieser Stimulus aufgrund seiner definierten physikalischen Eigenschaften (Temperatur und Dauer der Exposition) gut standardisierbar ist, gibt es Unterschiede in den individuellen Schwellenwerten für die Wahrnehmung des Kältereizes. Transkutane elektrische Nervstimulation (TENS) ist ein weiterer schmerzhafter Stimulus, bei dem elektrische Impulse transkutan appliziert werden (Camilleri et al. 1984, 1986). Um eine Habituation zu vermeiden und auch der individuellen Wahrnehmung des Stimulus Rechnung zu tragen, wird die Amplitude der elektrischen Spannung zwischen 2 und 80 mA variiert. Ein weiterer physikalischer Stressor ist die Reizung des Innenohrs durch Spülung des äußeren Gehörganges mit Eiswasser. Diese Spülung stimuliert das im Innenohr gelegene Labyrinth und verursacht Schwindel, Übelkeit und gelegentlich auch Erbrechen (Stanghellini et al. 1983). Andere als physikalisch zu klassifizierende Stressoren sind Lärmreize, die entweder kontinuierlich (Erckenbrecht 1989) oder intermittiered und unerwartet auf den Probanden einwirken (Jungmann & Venning 1952, Stacher et al. 1979a, 1979b).

Beispiele für psychologische Stressoren sind Leistungstests, bei denen die Probanden Kopfrechenaufgaben, Anagramme oder andere Leistungsaufgaben lösen müssen. Der Effekt dieser Aufgaben kann durch einen entsprechenden Leistungsanreiz (z.B. Zusage eines erhöhten Versuchspersonenhonorars bei "erfolgreicher" Bearbeitung von Aufgaben) und die Durchführung unter Zeitdruck verstärkt werden. Eigene Untersuchungen zu Effekten dieses Stressors auf die Dünndarmmotilität gesunder Probanden zeigen eine Hemmung duodenaler Phase-III Komplexe, die eine Verlängerung des sogenannten Migrierenden Motorischen Complexes (MMC) bewirkt (Abb. 2, Holtmann et al. 1989a). Weiter modifiziert werden die Effekte von psychischen Stressoren durch positive Verstärkungen oder den Entzug von erwarteten Verstärkern (Frustration). Andere Stressoren, die eingesetzt werden, sind Videospiele, verzögertes auditives Feedback, der sogenannte Stroop-Test und dichotomes Hören (Soffer et al. 1988, Valori et al. 1986,

McRae et al. 1982, Barclay & Tunrberg 1987, Cook et al. 1989). Es ist naheliegend, daß die Intensität von Streß unter anderem von der Motivation der Person und seinen intellektuellen Fähigkeiten und Erfahrungen in mentalen Leistungssituationen beeinflußt wird. Dies gilt auch für die sogenannten Streßinterviews, in denen Themen und belastende Erfahrungen aus der Vorgeschichte angesprochen werden (Rubin et al. 1962, Chaudhary & Truelove 1961).

Als wesentliche Vorteile physikalischer Stressoren im Vergleich zu psychologischen Stressoren werden die Wiederholungsmöglichkeit und die weitgehende Standardisierbarkeit (d.h. der Stimulus ist aufgrund physikalischer Merkmale charakterisiert) angesehen. Die Wirkung eines Stressors hängt jedoch nicht allein von der Intensität und physikalischen Charakteristik des Stimulus ab, sondern wird durch Faktoren wie Vorerfahrung und subjektive Bewertung des Stressors durch die Versuchsperson beeinflußt. Deshalb ist die Klassifizierung in physische versus psychische Stressoren artifiziell. So wirkt nicht allein der Stressor, sondern die Erwartung eines belastenden Ereignisses kann bereits als Stressor wirken. Vor diesem Hintergrund ist bemerkenswert, daß in den vorliegenden experimentellen Untersuchungen zur Wirkung von Streß auf gastrointestinale Funktionen - von wenigen Ausnahmen abgesehen - extraintestinale Streßreaktionen (kardiovaskuläre oder kognitivemotinale) nicht konsequent erfaßt wurden. Insofern sind die vorliegenden Informationen über Zusammenhänge zwischen gastrointestinalen und extraintestinalen Streßreaktionen beschränkt.


**Registrierung der gastrointestinalen Motilität**

Zu den Effekten von Streß auf die gastrointestinale Motilität liegen im Vergleich zu z.B. kardiovaskulären Streßreaktionen wenig Daten vor. Dies ist begründet durch die methodischen Schwierigkeiten, die die Erfassung der gastrointestinalen Motilität mit sich bringt. Für eine Messung der Kontraktionen oder des Tonus des Darmes ist es notwendig, Sonden in den Gastrointestinaltrakt einzubringen (Holtmann & Goebell 1993, Quigley et al. 1992). Diese Techniken sind aber nicht so verbreitet, als daß sie allgemein außerhalb spezialisierter Zentren verfügbar sind. Zudem stellt die Intubation des Gastrointestinaltrakts mit einer Motilitätssonde eine Belastung dar, die unter Umständen die Effekte experimenteller Stressoren wesentlich beeinflussen oder gar überlagern könnte. Andere nicht-invasive Verfahren, wie z.B. szintigraphische Techniken, die die Magenentleerung und den gastrointestinalen Transit erfassen, sind an die Verfügbarkeit aufwendiger Apparaturen wie einer Gamma-Kamera gebunden. Zusätzlich ist der Einsatz radioaktiver Nuklide erforderlich, der in vielen Ländern aus Gründen des Strahlenschutzes stark reglementiert oder bei Gesunden untersagt ist. So ist in der Bundesrepublik Deutschland eine Anwendung an gesunden Probanden, im Gegensatz zu den USA, praktisch nicht möglich. Die übrigen nicht-invasiven Verfahren zur Messung des gastrointestinalen Transit, wie z.B. der $H_2$-Atemtest, erfassen nur global z.B. den orocolonischen Transit, erlauben es aber nicht, isoliert Magenentleerung oder Dünndarmtransit zu bestimmen.

Für die Erfassung der Gallenblasenmotilität stehen sonographische Verfahren zur Verfügung, die ohne nennenswerte Belastung des Probanden eine sequentielle Bestimmung des Gallenblasenvolumens erlauben. Auch wenn erste Befunde vielversprechend erscheinen (Marzio et al. 1992, Bolondi et al. 1985), kann noch nicht abschließend beurteilt werden, ob sich sonographische Verfahren auch für die Bestimmung der Magenentleerung bewähren. Dabei muß berücksichtigt werden, daß sowohl die Entleerung von Flüssigkeiten als auch von festen Partikeln erfaßt werden sollten.

## Nicht-kardialer Thoraxschmerz

Bei Patienten mit thorakalen Schmerzen, die primär an eine koronare Herzerkrankung denken lassen, kann nach Ausschluß einer kardialen Ursache der Symptome die Diagnose Nicht- kardialer Thoraxschmerz (non-cardiac chest pain) gestellt werden. Bei dieser Patientengruppe, aber auch bei gesunden Kontrollpersonen, führen weißes Rauschen und mentale Leistungstests zu einem Anstieg der Amplituden ösophagealer Kontraktionen. Der Anstieg der Kontraktionsamplituden unter Leistungsstreß (Bearbeitung mentaler Aufgaben) ist aber bei Patienten mit sogenanntem "Nußknacker"-Ösophagus stärker ausgeprägt, als bei Belastung durch einen Lärmreiz (sogenanntes weißes Rauschen, (Richter et al. 1986, Anderson et al. 1989). Eine Arbeitsgruppe (Cook et al. 1987, 1989) beobachtete eine Erhöhung des Ruhedrucks des oberen ösophagealen Sphinkters unter Streß. Die Zunahme des Ruhedrucks wurde sowohl bei gesunden Probanden als auch bei Patienten mit einem Globusgefühl beobachtet. Streßeffekte am Ösophagus sind somit charakterisiert durch einen Anstieg der Amplituden ösophagealer Kontraktionen. Dabei konnten bislang keine Unterschiede zwischen Patienten mit ösophagealen Motilitätsstörungen und gesunden Kontrollen nachgewiesen werden. Streßeffekte sind aber nicht auf die Motilität beschränkt. In einer experimentellen Untersuchung beobachtete die Arbeitsgruppe um Richter (Bradley et al. 1993) bei einem Teil der Probanden eine Zunahme von Refluxsymptomen unter Streß. Allerdings war eine objektivierbare Zunahme des Refluxes von Mageninhalt in den Ösophagus mittels pH-Metrie nicht nachweisbar. Streß kann deshalb zumindest bei einem Teil der Probanden die Wahrnehmung gastrointestinaler Sensationen verändern.

## Funktionelle Dyspepsie

Die funktionelle Dyspepsie ist gekennzeichnet durch auf den Oberbauch bezogene Symptome wie Schmerz, Völlegefühl, vorzeitiges Sättigungsgefühl oder Übelkeit. Die Diagnose einer funktionellen Dyspepsie ist gerechtfertigt, wenn chronische dyspeptische Beschwerden bestehen und gleichzeitig eine organische Läsion des oberen Gastrointestinaltraktes ausgeschlossen ist. Ähnlich wie beim Ulcus duodeni wird schon lange angenommen, daß psychische Faktoren eine Rolle bei der Manifestation der funktionellen Dyspepsie spielen (Alexander 1950, Folks & Kinney 1992). Verschiedentlich wird deshalb spekuliert, daß akute psychische Belastungen Symptome der funktionellen Dyspepsie auslösen können (Richter 1991, Whitehead 1992), die möglicherweise durch Veränderungen der gastrointestinalen Motilität vermittelt werden. Daneben werden Störungen der Perzeption intestinaler Stimuli und/oder eine veränderte Sensitivität der Mukosa für chemische Stimuli als mögliche Pathomechanismen diskutiert (Talley & Phillips, 1988; Holtmann & Goebell, 1992). Akuter Streß verzögert die Magenentleerung (Abb. 1). Gleichzeitig weisen zumindest ein Teil der Patienten mit funktioneller Dyspepsie eine verzögerte Magenentleerung auf. Insofern wäre es denkbar, daß akuter Streß durch eine Verzögerung der Magentleerung dyspeptische Beschwerden auslöst. Die bislang vorliegenden Befunde erlauben diese Schlußfolgerung nicht.

Vor diesem Hintergrund untersuchten Craig und Brown (1984) an einer Stichprobe von 145 Patienten mit neu aufgetretenen dyspeptischen Beschwerden den zeitlichen Zusammenhang zwischen belastenden Lebensereignissen und dem Auftreten von gastro-intestinalen Symptomen. Belastende Lebensereignisse wurden in dieser Untersuchung mittels standardisierter Interviews erfaßt, bevor eine differentialdiagnostische Abklärung der Beschwerden erfolgte. Als Kontrollen dienten 135 gesunde Probanden. Patienten, bei denen aufgrund endoskopischer und sonstiger Untersuchungen keine organische Ursache der Beschwerden nachweisbar war, geben im Vergleich zu den Patienten mit einem organischen Befund und den gesunden Kontrollpersonen signifikant häufiger belastende Lebensereignisse an (45% versus 23% bzw. 15%). Dies könnte für eine pathogenetische Rolle akuter psychischer Belastungen für die Manifestation von Symptomen der funktionellen Dyspepsie sprechen. Im Gegensatz zu diesen Untersuchungen finden aber Talley und Piper (1986, 1987) bei Patienten mit funktioneller Dyspepsie (nach endoskopischem Ausschluß eines Ulcus) keine signifikante Häufung belastender Lebensereignisse. In einer weiteren kontrollierten Studie (Hui et al. 1991) findet sich im Hinblick auf die Häufung belastender Lebensereignisse ebenfalls kein signifikanter Unterschied zwischen Patienten mit funktioneller Dyspepsie und gesunden Kontrollen. Allerdings werden Lebensereignisse von den Patienten stärker als Belastung wahrgenommen. Insofern könnten nicht allein Quantität und Qualität belastender Lebensereignisse mit der Entstehung der Symptomatik im Zusammenhang stehen, sondern auch Persönlichkeitsmerkmale, die für die Bewertung der belastenden Lebensereignisse Bedeutung haben.

Hinsichtlich der Bedeutung von Persönlichkeitsmerkmalen liegen für die funktionelle Dyspepsie die folgenden Befunde vor: Patienten mit funktioneller Dyspepsie zeigen im Vergleich zu gesunden Kontrollen höhere Werte auf Skalen, die Ängstlichkeit, Neurotizismus und Depressivität anzeigen. Demgegenüber unterscheiden sich Patienten mit funktioneller Dyspepsie nicht von Patienten mit Ulcus duodeni oder Gastroduodenitis (Talley et al. 1986). Dies legt nahe, daß die Beschwerden, unter denen die Patienten leiden, Einfluß auf die mittels standardisierter Testverfahren erhobenen Persönlichkeitsmerkmale haben, nicht aber, daß ein bestimmtes Persönlichkeitsprofil das Auftreten der funktionellen Dyspepsie begünstigt. Personen mit stark ausgeprägter emotionaler Affektkontrolle sollen überschießende autonom-vegetative Reaktionen zeigen. Zudem wird angenommen, daß Bedingungen, die eine Affektkontrolle notwendig machen, überschießende vegetative Reaktionen begünstigen. Dies wiederum kann zu Veränderungen der Magensäuresekretion und der Magenschleimhautdurchblutung führen - Veränderungen, die sowohl für die Entstehung peptischer Ulcera, als auch möglicherweise für die Manifestation der funktionellen Dyspepsie wichtig sein können. Deshalb wird angenommen, daß situative Bedingungen, die einen Affektausdruck verhindern, häufiger bei Patienten mit funktioneller Dyspepsie anzutreffen sind (Alexander 1950). Talley et al. (1988) finden jedoch in einer Fall-Kontroll-Studie (bei der jedem Patienten eine nicht erkrankte Kontrollpersonen gleichen Alters und Geschlechts zugeordnet wird) hinsichtlich der Affektkontrolle keinen Unterschied zwischen Patienten mit funktioneller Dyspepsie und gesunden Kontrollpersonen. Wilson und Mitarbeiter (Wilson et al. 1989) finden bei Patienten, die sich wegen abdomineller Beschwerden einer Ösophagogastroduodenoskopie unterzogen und bei denen letztlich die Diagnose einer funktionellen Dyspepsie gestellt wurde, signifikant höhere Neurotizismus-Scores als bei Patienten mit einem Ulcus. Das Merkmal Neurotizismus könnte somit Patienten mit funktioneller Dyspepsie kennzeichnen. In einer weiteren Untersuchung der Arbeitsgruppe um Talley (Talley et al. 1986) werden Neurotizismus und Angstscores von Patienten mit essentieller (=funktioneller) Dyspepsie, Patienten mit Ulcus duodeni und gesunden Kontrollen verglichen. Patienten mit Ulcus und Patienten mit funktioneller Dyspepsie haben signifikant höhere Neurotizismus-Werte als gesunde Kontrollen. Dies wirft erneut die Frage auf, ob dieser Unterschied durch die klinische Symptomatik mitverursacht ist. Für diese Annahme spricht die Beobachtung, daß nach Therapie des Ulcus der Unterschied zwischen den gesunden Kontrollen und den Patienten mit Ulcus duodeni nicht mehr nachweisbar ist.

Denkbar ist jedoch auch, daß sich Personen mit hohen Werten auf dieser Skala eher in ärztliche Behandlung begeben. Daneben dürften Persönlichkeitsfaktoren die Effekte von Stressoren auf die gastrointestinale Motilität modulieren, wie es frühere Untersuchungen bereits für die Magensäuresekretion belegen konnten (Holtmann et al. 1990).

Die Bedeutung psychischer Belastungen für Funktionsstörungen des Gastrointestinaltraktes und damit zusammenhängend für das Auftreten dyspeptischer Beschwerden ist insoweit noch nicht abschließend geklärt.

## Irritabler Darm

Die Dickdarmmotilität ist durch eine ausgeprägte intra- und interindividuelle Variabilität der Motilität gekennzeichnet (Chaudhary & Truelove 1961, Wyman et al. 1978, Frexinos et al. 1985). Bereits 1947 stellten Almy et al. (1947, 1950) in einer Einzelfallbeobachtung fest, daß Affekte die Kolonmotilität beeinflussen. Ärger und Angst führen bei einem Patienten mit Kolonfistel zu einer Zunahme segmentaler Kontraktionen (Grace et al. 1951, Wener & Polonsky 1950). Weiterhin wird bei Patienten mit irritablen Darm eine Zunahme der motorischen Aktivität der longitudinalen Muskulatur beobachtet. Andererseits findet sich in einer gut kontrollierten Studie bei Patienten mit irritablen Darm kein Effekt eines Eiswasserreizes auf die myoelektrische Aktivität des Kolon

(Frexinos et al. 1989). Ärger (verursacht durch Kritik der Leistung der Versuchspersonen in einem Leistungstest) bzw. Furcht oder Angst (Bedrohung durch ein Problem, das während des Versuches aufgetreten ist) führen zu einer Zunahme der motorischen Aktivität des Kolons (Welgan et al.1985, 1988). Interessanterweise ist diese Zunahme ausgeprägter bei Patienten mit irritablen Darm als bei gesunden Probanden. Eine andere Untersuchung (Schang et al. 1988) findet keinen Effekt des Eiswassertestes auf die motorische Aktivität im linksseitigen Kolon, während sich in einer weiteren Untersuchung (Narducci et al. 1985) bei Patienten mit irritablen Darm und gesunden Kontrollen eine Zunahme der Kolonmotilität unter den gleichen experimentellen Bedingungen feststellen läßt. Ein Streßinterview, bei dem Furcht und Ärger induziert wird, hat keine Auswirkungen auf die motorische Aktivität im Rektum (Sarna et al. 1982). Demgegenüber zeigt sich bei Patienten mit irritablen Darm, nicht aber bei gesunden Kontrollpersonen, ein Anstieg der motorischen Aktivität durch akuten psychischen Streß, dem sogenannten Mirror-Drawing-Test. Dieser Anstieg ist korreliert mit dem Anstieg des Plasmamotilins und der Herzfrequenzvariabilität (Fukudo & Suzuki 1987).

## Resümee

Akuter Streß verändert die Motilität des Verdauungstraktes. Dies bedeutet allerdings nicht, daß durch Streß vermittelte Veränderungen der gastrointestinalen Motilität regelmäßig mit Symptomen einhergehen bzw. gastrointestinale Erkrankungen verursachen. Die Mediatoren dieser Streßreaktionen bei Menschen sind nicht bekannt. Allerdings könnte aufgrund tierexperimenteller Untersuchungen dem Peptid CRF eine zentrale Rolle zukommen (Gue et al. 1991, Lenz et al. 1992, Bueno & Gue 1988, Williams et al. 1987). Das a- und ß-adrenerge System hat demgegenüber eine untergeordnete Bedeutung (Stanghellini et al. 1984, Lenz et al. 1992).

Patienten mit funktionellen Magen-Darmerkrankungen geben häufig an, daß eine akute psychische Belastung unmittelbar vor der Manifestation von Symptomen auftritt. Es ist dann denkbar, daß die Belastung über eine Veränderung der gastrointestinalen Motilität die Beschwerden verursacht. Dennoch sind psychische Belastungen bei Patienten mit funktionellen Magen-Darmerkrankungen nicht eindeutig häufiger als bei Gesunden. Es kann spekuliert werden, daß Wahrnehmung und Bewertung einer potentiellen Belastung möglicherweise ebenso wichtig für die Effekte des Stressors sind, wie Qualität und Intensität. Effekte von Streß sind jedoch nicht nur auf Veränderungen der Motilität beschränkt, sondern beeinflussen gleichzeitig auch Sekretion und möglicherweise auch die Wahrnehmung gastrointestinaler Stimuli, wie neuere Untersuchungen zeigen. Dies sind weitere Mechanismen, über die Streß gastrointestinale Symptome verursachen kann.

Bis heute konnte nicht nachgewiesen werden, daß Patienten mit funktionellen Magen-Darmerkrankungen im Vergleich zu gesunden Probanden andere gastrointestinale oder extraintestinale Reaktionen auf Streß aufweisen. Es ist deshalb erforderlich, in zukünftigen Untersuchungen einen Schwerpunkt auf differentielle Effekte von Streß bei Patienten mit funktionellen Magen-Darmerkrankungen und gesunden Kontrollen zu legen. Dabei sollten gleichzeitig extraintestinale Streßindikatoren berücksichtigt werden, die Rückschlüsse auf differentielle Effekte der Stressoren bei Patienten und Gesunden erlauben. Gleichzeitig sollten Variablen wie beispielsweise Persönlichkeitsmerkmale, die potentiell geeignet sind die Verhaltensvarianz zu erklären, mit erfaßt werden.

Hinsichtlich funktioneller gastrointestinaler Störungen legen die Befunde das Konzept einer gastrointestinalen Funktionsstörung nahe, die bei einem Teil der Patienten erst durch die Einwirkung von Streß klinisch apparent wird. Insofern könnten therapeutische Interventionen hilfreich sein, die auf eine Kontrolle und Reduktion von Streß abzielen. Bislang fehlen aber kontrollierte Untersuchungen, die die Effektivität einer solchen Therapie (auch im Vergleich mit einer konventionellen Therapie und unter Berücksichtigung einer Kosten-Nutzen-Analyse) belegen. Deshalb kann gegenwärtig eine allgemeine Empfehlung zur Anwendung therapeutischer Interventionen, die auf eine Reduktion von Streß abzielen, nicht gegeben werden. Im Einzelfall kann eine solche Intervention jedoch gerechtfertigt sein, wenn ein zeitlicher Zusammenhang zwischen gastrointestinalen Symptomen und bestimmten Belastungen evident ist, und eine konventionelle Therapie keine Besserung der Symptome bewirkt.

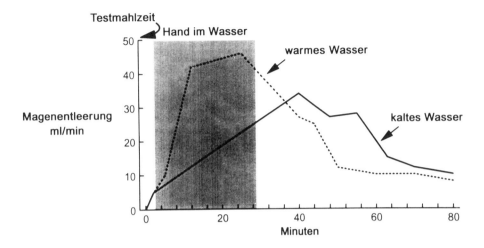

*Abb.1:* Das Eintauchen einer Hand in Eiswasser verzögert die Entleerung einer Testmahlzeit aus dem Magen (modifiziert nach Thompson et al. 1983).

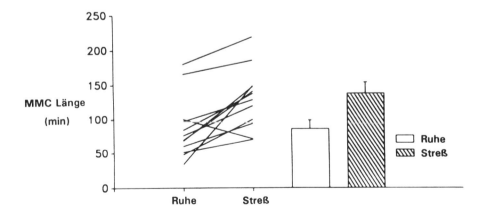

*Abb.2:* Wirkung einer standardisierten Leistungssituation mit Kopfrechenaufgaben und lösen von Anagrammen auf die Dauer des Migrierenden Myoelektischen Cyclus (MMC) (Holtmann et al. 1989b)

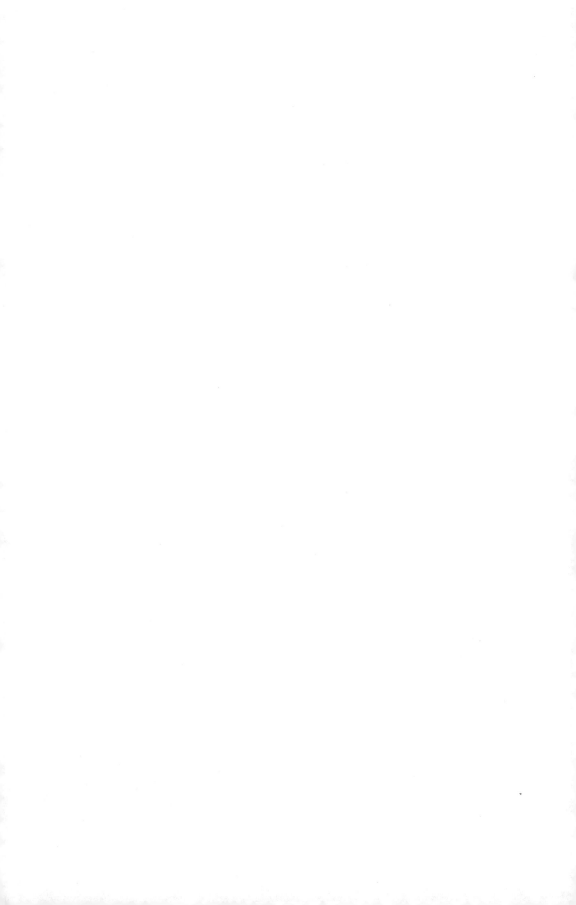

# II.

## Psychologie in der Therapie

## gastrointestinaler Störungen

# Therapie gastrointestinaler Funktionsstörungen (Obstipation)

*Gijs Bleijenberg und Han C. Kuijpers*

### Zusammenfassung

Obstipation wird in einer Vielzahl von Fällen durch eine funktionelle Obstruktion der Beckenbodenmuskulatur hervorgerufen. Dies wird als spastisches Beckenboden-Syndrom bezeichnet. Für diese Form der Obstipation ist Biofeedbackbehandlung möglich, wobei Anal-EMG-Feedback am häufigsten angewandt wird. In verschiedenen unkontrollierten Studien wurden Erfolge gemeldet mit dieser Behandlung. Es sind bislang nur zwei kontrollierte Untersuchungen bekannt. In diesen beiden Untersuchungen zeigte sich das EMG-Feedback wirksamer als die konventionelle Behandlung oder andere Feedback-Methoden. Neben der Obstipation waren bei den meisten Patienten mit einer erfolgreichen Behandlung auch die Bauchschmerzen verschwunden. Dies deutet wahrscheinlich darauf hin, daß auch diese Beschwerden durch die funktionelle Obstruktion verursacht werden.

### Summary

In a majority of the patients with constipation the complaints are caused by a functional disorder of the pelvic floor muscle, the socalled spastic pelvic floor syndrome. For this condition biofeedback is a success-ful treatment. Anal EMG feedback is most frequently used. In several uncontrolled studies a favourable outcome has been reported with this treatment. In two controlled studies EMG-feedback was more effec-tive than conventional medical treatment and than a different type of feedback. In most patients with a successful treatment outcome not only constipation improved but also abdominal pain disappeared, which point to the fact that the pain is probably caused by the outlet obstruction as well.

## Einleitung

Obstipationsbeschwerden (Talley et al. 1991) kommen häufig vor, entweder isoliert oder als Teil eines Symptomkomplexes. Aus epidemiologischen Studien wissen wir, daß 17% der allgemeinen Bevölkerung Obstipationsbeschwerden hat. Obstipation wird definiert als mühsame Defäkation mit der Notwendigkeit starken Pressens und/oder weniger als drei Stuhlgängen pro Woche, dies alles mindestens 25% der Zeit (Talley et al. 1991). Schätzungsweise die Hälfte dieser Patienten zieht einen Arzt zu Rate (Talley et al. 1991).

Die Prognose über den Verlauf einer Obstipation ist schlecht. In einer Gruppe von 209 Patienten mit funktionellen Bauchbeschwerden litten 34 Patienten an Obstipation. Bei der Nachuntersuchung zwei Jahre später zeigte sich, daß nur ein Patient beschwerdefrei war (Bleijenberg & Kuijpers 1987, Bleijenberg & Fennis 1989).

In einer kontrollierten Untersuchung der Wirksamkeit psychologischer Behandlung bei 102 Patienten mit Reizdarm-Syndrom verbesserte sich die Obstipation nicht, im Gegensatz zu den anderen gastrointestinalen Beschwerden (Guthrie et al. 1991).

Man unterscheidet zwei Obstipationsarten. Bei der sog. "Slow-Transit" Obstipation handelt es sich um eine in allen Dickdarmabschnitten verzögerten Passage des Darminhaltes. Bei dieser Art der Verstopfung ist die Behandlung hauptsächlich auf die Änderung der Eßgewohnheiten gerichtet (faserreiche Nahrung).

Die zweite Obstipationsart ist eine funktionellen Störung der Beckenboden-muskulatur, das sog. Syndrom eines "spastischen Beckenbodens". Die Diagnose und Therapie dieser Störung werden im nachfolgenden behandelt.

### Diagnose des spastischen Beckenboden-Syndroms

Während der normalen Stuhlentleerung erschlafft die Beckenbodenmuskelatur. Da-durch nimmt der anorektale Winkel zu, und der Mastdarm streckt sich. Durch die Erschlaffung des äußeren Schließmuskels (der innere Schließmuskel ist schon durch den rektoanalen Inhibitionreflex relaxiert) wird der Analkanal geöffnet, und der Stuhl kann durch Erhöhung des abdominellen Drucks aus dem Rektum ausgetrieben werden. Manche Personen kontrahieren jedoch die Beckenbodenmuskulatur während des Preß-vorganges, so daß der anorektale Winkel spitz bleibt (Kuijpers & Bleijenberg 1985) und der Analkanal sich nicht öffnet. Der Stuhl kann nicht entleert werden, sondern verbleibt im Rektum.

Auf diese Weise entsteht eine funktionelle Obstruktion im letzten Teil des Kolon. Diese Anomalie tritt nur während des Preßvorganges auf und wird als "spastisches Beckenboden-Syndrom" (Kuijpers & Bleijenberg 1985) oder Anismus (Preston & Lennard-Jones 1985) bezeichnet. Weitere Bezeichnungen für dasselbe Phänomen sind *pelvic floor dyssynergia, outlet obstruction defecation, paradoxical puborectalis contraction*. Bei 50 bis 70% der Patienten mit Obstipation werden die Beschwerden wahrscheinlich durch diese funktionelle Störung der Beckenbodenmuskulatur verursacht (Kuijpers et al. 1986).

Patienten mit spastischem Beckenboden-Syndrom klagen über eine erschwerte und oft auch schmerzhafte Defäkation, wodurch sie manchmal täglich viele Stunden auf der Toilette verbringen mit häufigem und langem Pressen. Aus Verzweiflung müssen viele den Enddarm mit dem Finger ausräumen. Das Gefühl von Stuhldrang ist meistens verschwunden. Viele Patienten klagen zusätzlich über Bauchschmerzen. Mißbrauch von Laxanzien kommt häufig vor. Das lange Pressen der Patienten kann außerdem zu vielen sekundären anorektalen Veränderungen führen, z.B. zu einem soli-tären Rektum Ulcus, zu Hämorrhoiden und letztendlich sogar zur Inkontinenz für Stuhl (Kuijpers & Bleijenberg 1990a).

Diätmaßnahmen und Laxanziengebrauch helfen nicht. Es gibt auch keine effektive chirurgische Behandlung für dieses Syndrom.

Auch während der Defäkographie, einer dynamischen radiologischen Untersu-chungstechnik in der Diagnostik der Obstipation, ist Entleerung von Kontrastbrei schwer oder unmöglich. Der anorektale Winkel bleibt spitz, was auf die paradoxe Beckenboden-Kontraktion hinweist. Dies kann auch mittels analer EMG-Untersu-chung während des Preßvorganges bestätigt werden. Während des Entleerungsver-suchs wird elektromyographisch eine Aktivitätszunahme im äußeren Schließmuskel registriert, wie sie sonst nur beim willentlichem Anspannen auftritt (Kuijpers et al. 1986).

**Der Obstipationfragebogen**

Als Screening-Instrument vor einer somatischen Diagnose oder zur Evaluation einer Behandlung kann man einen kurzen Obstipationsfragebogen einsetzen, aufgrund dessen ein Obstipationswert bestimmt werden kann. Der Obstipationswert beruht auf Antworten zu Fragen bezüglich der Defäkationsfrequenz, des Gefühls einer unvollständigen Defäkation, sowie der Schwierigkeiten und Schmerzen während der Stuhlentleerung (Tab. 1). Dieser Fragebogen hat eine hohe interne Zuverlässigkeit (Crohnbach alpha .82). Der durchschnittliche 'Obstipationswert' für Patienten mit spastischem Beckenboden-Syndrom (N=91) beträgt 15 (S=4); Der Mittelwert für Patienten, die mit Defäkationsbeschwerden einen Chirurgen aufsuchen(N=143) beträgt 8 (S=3); Der Durchschnitt für gesunde Kontrollen (N=82) liegt bei 6 (S=1)(Bleijenberg & Kuijpers 1994).

*Tabelle 1: Obstipationswert: Fragen und Punktenergebnis (min. Ergebnis = 4, max. Ergebnis = 18). Ein Obstipationswert > 10 ist indizierend für eine Ausgangsobstruktion.*

Fragen:                                                                              Punkte:

1.    **Wie oft haben Sie Stuhlgang?**
      - mehrmals am Tag                                                              (1)
      - täglich                                                                      (2)
      - jeden zweiten Tag                                                            (3)
      - etwa 2 bis 3 Mal die Woche                                                   (4)
      - etwa einmal die Woche                                                        (5)
      - weniger als einmal die Woche                                                 (6)

2.    **Wie oft haben sie das Gefühl, daß Sie eine unvollständige Entleerung haben?**
      - selten oder nie                                                              (1)
      - manchmal                                                                     (2)
      - oft                                                                          (3)
      - sehr oft                                                                     (4)

3.    **Kostet Sie der Stuhlgang Mühe?**
      - ja, sehr viel Mühe                                                           (4)
      - ja, viel Mühe                                                                (3)
      - manchmal                                                                     (2)
      - nein, überhaupt nicht                                                        (1)

**4.      Empfinden Sie Schmerzen während des Pressens zur Stuhlentleerung?**
- nein, selten oder nie                                                         (1)
- manchmal                                                                      (2)
- oft                                                                           (3)
- fast immer                                                                    (4)


**Biofeedbackbehandlung**

Weil das spastische Beckenboden-Syndrom durch falschen Gebrauch eines normalen Muskels beim Preßvorgang zur Stuhlentleerung verursacht wird, muß es möglich sein, den Patienten wieder den richtigen Einsatz des Beckenbodenmuskels beizubringen, d.h. den Muskel beim Pressen zu entspannen (Bleijenberg & Kuijpers 1987, 1989; Kuijpers & Bleijenberg 1991). Dies kann erreicht werden durch Biofeedback-Training.

Ausgangspunkt dieser Behandlung ist, daß der Patient die EMG-Aktivität seines externen Sphinkters beobachtet kann. Wenn der Muskel sich während des Preßvorganges kontrahiert, nimmt die elektrische Aktivität zu. Mit Hilfe von Feedbackübungen lernt der Patient dann, die EMG-Aktivität beim Pressen zu verringern, was zur Relaxation des Beckenbodens führt (Bleijenberg & Kuijpers 1989; Kuijpers & Bleijenberg 1990b, 1991).

Bei der Behandlung kann man zwei Phasen unterscheiden.

*Phase I:* In dieser Phase wird ein Biofeedbackgerät verwendet ( Myotron 220 (R)), an dem eine Analelektrode angeschlossen ist. Nach Positionierung der Elektrode im Analkanal wird die EMG-Aktivität des äußeren Sphinkters registriert. Im Myotron wird der lineare EMG-Wert in Mikrovolt zu einer logaritmischen exponentiellen Funktion F transformiert, um das Auflösungsvermögen im unteren Meßbereich zu vergrößern. Das EMG wird jetzt digital als eine dreistellige Zahl auf den Myotron wiedergegeben, die einen Durchschnittswert von 3 s repräsentiert. Die EMG-Aktivität kann auch ständig mit Hilfe eines Lichtbälkchens abgelesen werden, dessen Länge sich verändert.Diese EMG-Ativität wird als repräsentativer Meßparameter für die gesamte Beckenbodenmuskulatur betrachtet.

Nachdem dem Patienen erklärt worden ist, wie der Apparat funktioniert, wird er aufgefordert, zu pressen 'wie bei der Stuhlentleerung'. Wenn die Zahlen auf dem Myotron ansteigen, bedeutet dies eine ansteigende EMG-Aktivität. Dies bestätigt die gestellte Diagnose. Um zu erreichen, daß die Zahlen zurückgehen, soll der Patient beim Pressen den externen Sphinkter und somit den Beckenboden entspannen. Durch das EMG-Feedback lernt der Patient, sein Preßverhalten allmählich zu korrigieren und die entsprechende Sensationen bei korrektem Pressen zu erkennen.

Der Patient kann die 5 Zahlen, die nacheinander während des 12 Sekunden langen Preßvorgangs erscheinen, in das Tagebuch eintragen. Werden die Zahlen immer niedriger, so ist von einem richtigen Preßverhalten die Rede. Somit können sowohl der Patient als auch der Therapeut die Fortschritte beobachten. Üblicherweise erhält der

Patient ein Übungsschema, das aus einer Serie von sechs mal zehn Übungen pro Tag besteht.

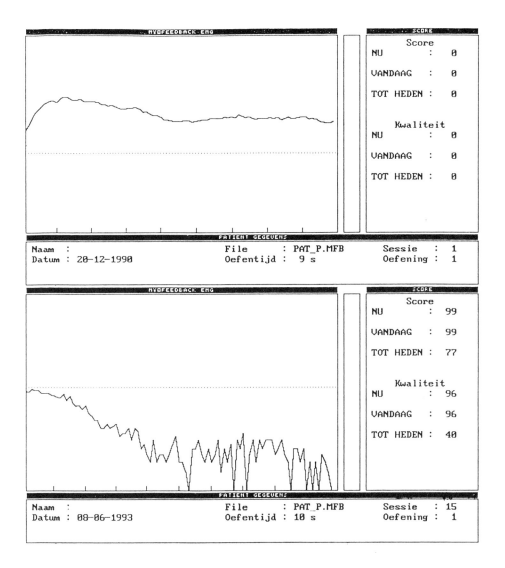

*Abb. 1: Beispiel des PC-Bildschirmes nach einer Standard-Anal-EMG-Übung während des Preßvorganges*
   *a) oben: Standard-EMG während des Preßvorganges vor dem Anfang der Behandlung: Qualitätsergebnis = 0.*
   *b) unten: Standard-EMG während des Preßvorganges bei Follow-up-Untersuchung: Qualitätsergebnis = 96.*

Heute wird das Myotron an einen Personal Computer angeschlossen. Dadurch kann während des Preßvorganges eine ständige Rückmeldung stattfinden, z.B. durch eine kontinuierliche Aufzeichung der EMG-Aktivität auf dem Bildschirm. Ein Unterschreiten der Ruhe-Werte bedeutet Relaxation und richtiges Preßverhalten; eine Aufwärtslinie über der Ruhe-Ebene oder eine gleichbleibende Linie bedeutet unzureichende Relaxation und falsches Preßverhalten (Abb. 1).

In letzter Zeit wird auch mit einem tragbaren Computer experimentiert, den der Patient nach Hause mitnehmen kann. Der Patient braucht damit die ausgeführten Übungen nicht mehr zu notieren, sondern diese werden im Computer automatisch gespeichert.

*Phase II:* Die zweite und letzte Phase im Biofeedbackprogramm besteht aus Übungen zur Veränderung des Stuhlgangsverhaltens. Zur zweiten Phase wird erst übergegangen, wenn mit den EMG-Feedbackübungen befriedigende Fortschritte erzielt worden sind. Der Patient wird gebeten nach jeder Mahlzeit zur Toilette zu gehen und maximal fünfmal nach der gelernten Methode zu pressen. Er soll sich konzentrieren auf das, was er während des Preßvorganges fühlt und soll ohne EMG-Feedback bestimmen, ob er richtig oder falsch preßt.

Mit diesen Übungen wird beabsichtigt, die Generalisierung des bis dahin Gelernten zu fördern und die Wahrscheinlichkeit zu vergrößern, daß eine Entleerung erfolgt. Letzteres kann dem Patienten auch helfen, wieder ein normales Gefühl von Stuhldrang zu entwickeln.

In einem früheren Entwicklungsstadium dieser Feedbackmethode hatte man, zur Förderung der Generalisierung, auch Defäkationssimulationen mittels eines in den Enddarm applizierten Breis durchgeführt (Bleijenberg & Kuijpers 1989). Es hat sich aber herausgestellt, daß diese Übung nicht unbedingt notwendig ist, um dem Patienten ein richtiges Preßverhalten beizubringen.

Die Behandlungsdauer ist unterschiedlich. Tägliches Biofeedback während eines stationären Aufenthalts in der Klinik führt in 7 bis 10 Tagen bei den meisten Patienten zu einem guten Ergebnis (Bleijenberg & Kuijpers 1987). Bei ambulanten Behandlungen mit wöchentlichen Sitzungen braucht man 6 bis 8 Wochen (Bleijenberg & Kuijpers 1994). Der Patient macht in diesem Falle auch Übungen zuhause.


**Unkontrollierte Studien**

Auf die oben erwähnte Weise wurden bei uns 35 Patienten behandelt. Bei 26 dieser Patienten führte dies zu guten Ergebnissen (Bleijenberg & Kuijpers 1987, Bleijenberg & Kuijpers 1989, Kuijpers & Bleijenberg 1991). Zwei Patienten schieden vorzeitig aus. Sieben Patienten waren nicht in der Lage, während des Preßvorganges zur Stuhlentleerung das Gefühl des Entspannens des Beckenbodens zu erlernen oder beizubehalten. Unter der Annahme, dies sei auf psychologische Faktoren (Eheprobleme, Streß am Arbeitsplatz, andere Privatprobleme) zurückzuführen, erhielten sie eine Empfehlung zu einer Psychotherapie- Behandlung. Nach Abschluß der Psychotherapie

und einer weiteren Behandlung mit Biofeedback konnten drei der vier psychotherapeutisch behandelten Patienten ihr Obstipationsproblem lösen. Zwei weitere Patienten
hatten neben den Obstipationsbeschwerden ein sogenanntes "solitäres Rektum-Ulcus".
Nachdem sie gelernt hatten, den Beckenboden während des Preßvorganges normal zu
entspannen, verbesserte sich nicht nur die Obstipation, sondern es verheilten auch die
Ulcera. Dies weist auf einen pathophysiologischen Zusammenhang zwischen der funktionellen Obstruktion, dem falschen Pressen zur Stuhlentleerung und dem Rektum-
Ulcus-Syndrom hin (Kuijpers et al. 1988).

EMG-Biofeedback wurde auch bei anderen, unkontrollierten Untersuchungen verwendet. Kawimbe et al. beschrieben die Resultate bei 15 Patienten (Kawimbe et al.
1991). Es stellte sich heraus, daß die Behandlung eine signifikante positive Wirkung
hinsichtlich der Schmerzen und der Schwierigkeiten während der Defäkation erzielte.
Auch die Häufigkeit verbesserte sich. Wexner et al. erzielten bei 18 behandelten Patienten mit spastischem Beckenboden-Syndrom eine Erfolgsrate von 89% (Wexner et
al. 1992). Fleshman et al. erzielten bei 8 von 9 behandelten Patienten gute Ergebnisse
(Fleshman et al. 1991).

In einigen Studien wurde von manometrischem Feedback Gebrauch gemacht, d.h.
der Rückmeldung von Druck- statt von EMG-Signalen, was ebenfalls zu guten Ergebnissen führte. Manometrisches Biofeedback kombiniert mit Relaxationsübungen führte
bei 4 der 6 behandelten Patienten zu einem guten Erfolg (Turnbull & Ritvo 1992).
Lestar et al. konnten die paradoxe Kontraktion nach einer dreistündigen Behandlung
bei 7 der 16 Patienten korrigieren (Lestar et al. 1991). Das manometrische Feedback
wurde hier kombiniert mit Defäkationssimulation mit hilfe eines Ballons. Auch bei
Kindern kommt das spastische Beckenboden-Syndrom vor. Manometrisches Feedback wurde bei 12 Kindern angewandt, die Erfolgsrate betrug dabei 100% (Keren et al.
1988).


## Kontrollierte Studien


Obwohl Biofeedback bei Obstipation infolge einer funktionellen Obstruktion eine
erfolgreiche Methode zu sein scheint, sollte man bedenken, daß in fast jeder unkontrollierten Untersuchung auch von anderen therapeutischen Methoden Gebrauch gemacht wird, die das Ergebnis der Behandlung beeinflussen. So können das Toilettentraining, die Defäkationssimulation und die Aufmerksamkeit von Seiten des behandelnden Arztes und Psychologen sehr wohl den Erfolg (mit-)bestimmt haben. Auch das
Meßverfahren und die Erfolgskriterien werden in diesen Untersuchungen oft nicht oder
ungenügend erwähnt, oder sie sind nicht vergleichbar. Erst in einer kontrollierten
Untersuchung wird deutlich, inwieweit (EMG)-Feedback von wesentlicher Bedeutung
ist für eine erfolgreiche Behandlung. Bisher sind nur zwei kontrollierte Untersuchungen bekannt.

Loening-Baucke verglich die Standardbehandlung einer Obstipation mit einer Behandlung, in der zusätzlich EMG-Feedback eingesetzt wurde, bei insgesamt 19 beziehungsweise 22 Kindern im Alter zwischen 5 und 16 Jahren (Loening-Baucke 1990b). Die Standardbehandlung umfaßte eine Erhöhung des Fasergehalts der Nahrung, den Einsatz von Laxantien sowie Toilettenübungen. Das Messen des Anal-EMGs wurde kombiniert mit einem rektalen Dehnungsballon, mit dem rektale Füllung durch Stuhl simuliert werden konnte. Neben visuellem und auditivem Feedback wurde bei richtigem Preßverhalten verbale Bekräftigung gegeben. Später machten die Patienten Übungen ohne rektale Dehnungsstimuli. Die EMG-Feedback-Behandlung bestand aus 2 bis 6 Trainingssitzungen innerhalb von 10 Tagen. Die Wirkung der Behandlung wurde mit Hilfe eines Stuhltagebuchs und einer Untersuchung der rektalen Funktionen kontrolliert. Sieben Monate nach Anfang der Behandlung war das klinische Resultat, daß 55% der Patienten, die mit Biofeedback behandelt wurden, ein gutes Ergebnis erzielten. Von den Kindern, die ausschließlich nach der herkömmlichen Methode behandelt wurden, waren dies nur 5%. "Besserung" bezog sich dabei auf das Relaxationsvermögen während des Preßvorganges, wie es in der Untersuchung der anorektalen Funktion gemessen worden war. Obwohl es bei einem Patienten aus der Biofeedbackgruppe bei einer Follow-up-Untersuchung nach zwölf Monaten zu einem Rückfall gekommen war, gab es einen signifikanten Unterschied in der Besserung zwischen der Biofeedbackgruppe (50%) und der Gruppe mit Standardbehandlung der Obstipation (16%).

Eine methodische Kritik an dieser Untersuchung ist, daß den Kindern, die mittels Biofeedback plus Standardtherapie behandelt wurden, insgesamt mehr Aufmerksamkeit geschenkt wurde, als den Kindern, die sich nur der Standardtherapie unterzogen. Diese besondere Aufmerksamkeit wäre dann die Erklärung für das bessere Resultat in dieser Gruppe. Loening-Baucke hält Biofeedback bei dieser Art von Obstipation für komplementär zu einer guten konventionellen therapeutischen Behandlung. Weil eine Biofeedbackbehandlung arbeitsintensiv ist, rät sie, diese nur bei Kindern anzuwenden, die, obwohl sie sich genau an den ärztlichen Verordnungen hielten, nicht auf die konventionelle Behandlung reagierten.

Die zweite kontrollierte Untersuchung bei erwachsenen Patienten wurde von uns selbst durchgeführt. In dieser Untersuchung wurde das obenerwähnte EMG-Biofeedbackverfahren mit Ballonfeedback verglichen, beidn als ambulantes Training (Bleijenberg & Kuijpers 1994). In der Feedbackbehandlung mittels Ballon lernten die Patienten, einen Ballonkatheter ins Rektum einzuführen und aufzublasen. Dann sollten sie den Ballon langsam und ohne Pressen herausziehen. Dazu ist eine adäquate Relaxation des externen Sphinkters notwendig. Bei nachfolgenden Übungen sollten die Patienten zusätzlich pressen. Die Anstrengung, die nötig ist, um den Ballon während des Pressens herauszuziehen, kann der Patient als Rückmeldung benutzen, um sein Preßverhalten zu verbessern.

Beide Behandlungsverfahren dauerten 8 Wochen mit wöchentlichen Sitzungen in der Poliklinik. Zu beiden Behandlungen gehörten Toilettentraining und Defäkationssimulation mit Brei. Die Auswertung erfolgte mit Hilfe von Tagesprotokollen, Fragebogen und einem Standard-EMG während des Preßvorganges. Die 11 Patienten in der EMG-Biofeedbackgruppe zeigten in Bezug auf verschiedene Defäkationsparameter ein signifikant besseres Ergebnis, als die 9 Patienten mit Ballonfeedback, auch bei einer

Follow-up-Untersuchung 12 Monate später. Unter Anwendung eines Kriteriums für ein gutes klinisches Resultat stellte sich heraus, daß die Stuhlentleerung von bedeutend mehr Patienten - nämlich 8 von 11 - aus der EMG-Biofeedbackgruppe einen normalen Verlauf genommen hatte als dies bei Patienten aus der Ballonfeedbackgruppe -2 von 9- der Fall war. Auch stellten wir signifikante Korrelationen zwischen der Besserung des Standard-EMG während des Preßvorganges und verschiedenen klinischen Maßen fest.

Diese Resultate zeigen, daß eine Änderung des EMG-Musters zu einer Besserung der Beschwerden führt. Dies bedeutet, daß inadäquate Kontraktion der Beckenboden-muskulatur während des Preßvorganges tatsächlich die Ursache der Obstipation ist. Ferner scheint diese Untersuchung zu suggerieren, daß EMG-Feedback wirksamer ist als Ballonfeedback bei spastischem Beckenboden-Syndrom.

Da in beiden Behandlungsgruppen den Patienten die gleiche Aufmerksamkeit ge-widmet wurde, kann dies also nicht die Erklärung für die verschiedenen Resultate sein. Es ist jedoch nicht auszuschließen, daß die Therapeuten - obwohl es keine Hinweise hierfür gibt - das EMG-Feedback vielleicht bevorzugt hatten. Eine randomisierte Dop-pelblind-Studie würde diesen Einwänden entgegenkommen, ist aber unter klinischen Bedingungen und bei psychologischen Behandlungen im allgemeinen nur sehr schwer zu realisieren.

## Die Beziehung zwischen Bauchschmerzen und Obstipation

Die meisten Patienten mit spastischem Beckenboden-Syndrom klagen auch über Bauchschmerzen. Aus klinischer Erfahrung wissen wir, daß die meisten Patienten nach einer erfolgreichen Behandlung weniger oder keine solchen Beschwerden mehr haben. Auch in der oben beschriebenen kontrollierten Untersuchung zeigte sich, daß, unab-hängig von der Feedbackmethode, bei 8 von 10 Patienten, bei denen eine Besserung der Obstipationsbeschwerden eintrat, keine Bauchschmerzen mehr auftraten. Bei allen Patienten, bei denen keine Besserung der Obstipation eintrat, hielten diese Beschwer-den an. Dies weist darauf hin, daß die Bauchschmerzen wahrscheinlich durch die An-häufung von Fäzes in Rektum und Kolon infolge der funktionellen Obstruktion hervor-gerufen werden.

Manche Patienten erzählen dem Arzt nur, daß sie Bauchschmerzen haben, weil sie diese eben als unangenehmste ihrer Beschwerden empfinden. Es passiert deshalb des öfteren, daß bei Patienten mit spastischem Beckenboden-Syndrom zunächst die Fehl-diagnose Reizdarm-Syndrom gestellt wird. Umgekeht kann dies bedeuten, daß auch bei Patienten, die dem Arzt nur oder vor allem Bauchschmerzen klagen, eine funktio-nelle Obstruktion die Ursache der Beschwerden sein kann (Bleijenberg et al. 1991).

## Klinischer Gebrauch von Evaluationsmessungen

Um festzustellen, ob eine Biofeedbackbehandlung Erfolg hat, genügt es nicht, sich nur auf die Angaben des Patienten zu verlassen. Wenn der Patient mitteilt, daß es ihm gut geht, heißt das nicht immer, daß die Defäkationskennzeichen (schwere und unvollständige Stuhlentleerung) sich im Vergleich zur Situation vor der Behandlung wirklich verändert haben. Auch sollte man sich nicht nur auf eine Anal-EMG-Messung während des Preßvorganges als Maß der Besserung verlassen. Wir wissen heute, daß das EMG im Vergleich zur Situation vor Behandlung eine Besserung aufweisen kann, ohne daß die Stuhlentleerung - die Generalisierung in die Situation zu Hause - ausreichend in Gang gekommen ist. Deshalb ist das Führen eines Tagebuchs sinnvoll und notwendig.

Wir verwenden hierfür ein Standardtagebuch (s. Abb. 2, S. 72). Während eines Zeitraums von zwei Wochen beantwortet der Patient viermal am Tag (beim Frühstück, beim Mittagessen, beim Abendessen und vor dem Einschlafen) einige Fragen, die sich auf die Stunden nach dem letzten Ausfüllen beziehen.

Gefragt wird nach der Defäkationsfrequenz, dem Volumen und der Art des Stuhls, ob die Stuhlentleerung viel Mühe kostet oder schmerzhaft war, ob der Patient das Gefühl hatte, die Stuhlentleerung sei unvollständig, oder ob er Stuhldrang hatte, ohne daß Stuhl gekommen ist. Neben dem Vorkommen gastrointestinaler Beschwerden wird der Patient auch gebeten, die Intensität der Bauchschmerzen anzugeben (0: keine Bauchschmerzen bis 4: sehr starke Bauchschmerzen/unerträgliche Schmerzen). Der Score für die täglichen Bauchbeschwerden kann also von 0 bis 16 variieren (Fennis et al. 1990). Außerdem wird die Häufigkeit von Stühlen mit der Notwendigkeit starken Pressens und mit dem nachfolgenden Gefühl der unvollständigen Entleerung bestimmt.

## Kontraindikationen für eine Biofeedbackbehandlung

Eine absolute Kontraindikation für die Behandlung der Obstipation mittels Biofeedback ist eine aktuelle psychische Problematik, die nicht mit der Obstipation in unmittelbarem Zusammenhang steht (Bleijenberg & Kuijpers 1989). Diese Patienten sind nicht imstande, das neue Preßverhalten (Relaxation) zu lernen oder in ihrer gewohnten Umgebung beizubehalten, weil psychische Spannungen die Perzeption von Entspannung unmöglich machen.

Den Patienten mit Eßproblemen sollte besondere Aufmerksamkeit gewidmet werden. Diese Problematik ist insbesondere dann schwer zu entdecken, wenn die Patienten diese nicht selbst angeben oder wenn das Gewicht nicht auffallend niedrig ist. Darüber hinaus geben auch manche Patienten mit einem spastischem Becken-Syndrom nämlich an, wenig zu essen, weil dies eine Linderung der Beschwerden zur Folge hat. Bekannt ist außerdem, daß Patienten mit Eßproblemen auch Obstipationsbeschwerden haben können. Wenn in der Vergangenheit die Diagnose Anorexia Nervosa gestellt worden ist, aktuell aber keine Eßproblematik vorliegt, kann ein solcher Patient nach unseren Erfahrungen erfolgreich behandelt werden. Besteht die Eßproblematik jedoch fort, hat Biofeedbackbehandlung nur eine geringe Erfolgschance.

Demgegenüber können Patienten, die nicht nur an Obstipation, sondern auch an anderen organischen Störungen (z.B. Diabetes, Herz-und Gefäßkrankheiten) leiden, problemlos behandelt werden. Im allgemeinen gilt, daß aktuelle psychische Probleme zuerst behandelt werden sollten, bevor Biofeedbackbehandlung begonnen werden kann. Nach einer erfolgreichen Psychotherapie hat Biofeedbackbehandlung dann eine gute Erfolgschance (Bleijenberg & Kuijpers 1989). Aber nur, wenn der Patient ausreichend gut versteht, was sein Problem ausmacht und eine hohe Therapiemotivation mitbringt, kann eine intensive Behandlung wie Biofeedback zum Erfolg führen.

| Datum:............................ | Zeit: | beim Frühstück .... Uhr | beim Mittagessen ..... Uhr | beim Abendessen ..... Uhr | vor dem Einschlafen ..... Uhr |
|---|---|---|---|---|---|
| 1. Hatten Sie die letzten Stunden Bauch-/Magenbeschwerden? | | 0 1 2 3 4 | 0 1 2 3 4 | 0 1 2 3 4 | 0 1 2 3 4 |

| Wenn ja, wie lange? | - 2 Stunden | 0 | 0 | 0 | 0 |
|---|---|---|---|---|---|
| | - zwischen 2 u.4 Stunden | 0 | 0 | 0 | 0 |
| | - >4 Stunden | 0 | 0 | 0 | 0 |

2. Wenn Sie eine oder mehrere der aufgeführten Beschwerden hatten, so kreuzen Sie die diese an.

| | | | | |
|---|---|---|---|---|
| - Blähungen | 0 | 0 | 0 | 0 |
| - Übelkeit | 0 | 0 | 0 | 0 |
| - Rülpsen | 0 | 0 | 0 | 0 |
| - Erbrechen | 0 | 0 | 0 | 0 |
| - Völlegefühl | 0 | 0 | 0 | 0 |
| - Sodbrennen | 0 | 0 | 0 | 0 |
| - Magen-Unruhe | 0 | 0 | 0 | 0 |
| - Andere, z.B. .......... | | | | |

3. Sind Sie auf die Toilette gegangen, ohne daß Stuhlgang kam?

| | | | | |
|---|---|---|---|---|
| - ja | 0 | 0 | 0 | 0 |
| - nein | 0 | 0 | 0 | 0 |

4. Hatten Sie die letzten Stunden Stuhlgang?

| | | | | |
|---|---|---|---|---|
| - ja | 0 | 0 | 0 | 0 |
| - nein | 0 | 0 | 0 | 0 |

Wenn ja:

| | a. Wie oft? | .... Mal | .... Mal | .... Mal | .... Mal |
|---|---|---|---|---|---|

| Mühe/Schmerzen |
|---|
| 1 = keine |
| 2 = wenig |
| 3 = ziemlich |
| 4 = viel |
| 5 = sehr viel |

b. Wieviel jedesmal (0-10)

c. Wieviel Mühe hat es Sie jedesmal gekostet?

d. Hatten Sie Schmerzen? Wenn ja, wieviel jedesmal?

e. Meinen Sie, daß nicht der ganze Stuhlgang gekommen ist? (pro Mal angeben)

| | | | | |
|---|---|---|---|---|
| - ja | 0 | 0 | 0 | 0 |
| - nein | 0 | 0 | 0 | 0 |

f. Wie war der Stuhlgang? (bitte pro Mal angeben)

| | | | | |
|---|---|---|---|---|
| - Hart | 0 | 0 | 0 | 0 |
| - Normal | 0 | 0 | 0 | 0 |
| - Dünn | 0 | 0 | 0 | 0 |

5. Haben Sie die letzten Stunden, bedingt durch Schmerzen, gewisse Lebenmittel nicht gegessen?

| | | | | |
|---|---|---|---|---|
| - ja | 0 | 0 | 0 | 0 |
| - nein | 0 | 0 | 0 | 0 |

6. Haben Sie die letzten Stunden, bedingt durch Schmerzen, auf bestimmte Aktivitäten verzichtet?

| | | | | |
|---|---|---|---|---|
| - ja | 0 | 0 | 0 | 0 |
| - nein | 0 | 0 | 0 | 0 |

7. Haben Sie die letzten Stunden Schmerzmittel eingenommen?

| | | | | |
|---|---|---|---|---|
| - ja | 0 | 0 | 0 | 0 |
| - nein | 0 | 0 | 0 | 0 |
| Wenn ja, welche? | .......... | ......... | .......... | .......... |

*Abb. 2:  Seite aus dem Standardtagebuch*

# Zur Bedeutung der narzißtischen Regulation für die Krankheitsbewältigung bei chronischer Ulkuskrankheit

*Johannes Kruse, Wolfgang Wöller, Hartmut Pollmann und Norbert Schmitz*

### Zusammenfassung

Problematisches Krankheitsverhalten und Symptomwandel stellen zentrale Schwierigkeiten in der Behandlung der chronischen Ulkuskrankheit dar. Das Konzept der narzißtischen Regulation wird als ein psychoanalytisch orientiertes Modell vorgestellt, das Aspekte der Krankheitsverarbeitung aus analytischer Perspektive reflektiert. Beschrieben wird eine Studie an 177 Ulkuspatienten. Diese lassen sich anhand ihrer Angaben in Fragebögen mittels Clusteranalyse hinsichtlich ihrer narzißtischen Regulationsmodi in 5 Subgruppen differenzieren. Zusammenhänge zwischen den Modi der narzißtischen Regulation einerseits, und dem Umgang mit Risikofaktoren sowie der Lebensqualität andererseits, werden beschrieben und diskutiert.

### Summary

Illness behaviour and symptom shift are problems of the treatment of peptic ulcer diseases. The concept of narcissistic regulation will be explained. It reflects aspects of coping from a psychoanalytical point of view. A study of 177 peptic ulcer patients will be reported. The ulcer patients can be devided into 5 subgroups according to the ways of narcissitic regulation. The influence of narcissistic regulation on (a) illness behaviour and (b) quality of life will be reported and discussed.

## Einleitung und theoretischer Hintergrund

In den Anfängen der psychoanalytischen psychosomatischen Forschung zählte das peptische Ulkus zu den zentralen Forschungsgegenständen. Alexander (1934) formulierte in den 30er Jahren in seinem Modell psychosomatischer Erkrankungen spezifische Konflikte aus, die mit der Entwicklung einer psychosomatischen Erkrankung einhergehen. Die Ulkuskranken sah er geprägt durch einen Konflikt zwischen unbewußten heftigen Wünschen nach Abhängigkeit und forciertem Streben nach Autonomie. Dieser Konflikt äußert sich darin, daß die Patienten sich ambitioniert, tüchtig, hilfsbereit zeigen und Hilfe nicht akzeptieren, obwohl sie sich in der Tiefe nach dieser Hilfe wie ein kleines Kind sehnen. Die bekannten Arbeiten von Weiner (1957) und Mirsky (1950) unterstützten empirisch diese Überlegungen.

In den folgenden Jahren wurde eine Vielzahl verschiedener Modelle entwickelt, die neben oder alternativ zu Alexanders Konflikttheorie spezifischen Affekten (Wut, Neid, Ärger) die entscheidende pathogenetische Bedeutung in der Entstehung des Ulkus beimessen (Sasz 1947, Wolf & Wolff 1943, Zander 1977, 1978). Ich-psychologische Modelle betonten die Bedeutung der Ich-Regression für die psychosomatische Symptomentstehung (Schur 1955, Mitscherlich 1966). Diese führt zu einer Resomatisierung ehemals desomatisierter affektiver Zustände. Die Aufmerksamkeit lag nicht mehr auf dem spezifischen Konflikt, sondern auf den Besonderheiten des Ichs, die zu einer Somatisierung, d.h. zu einer somatischen Manifestation unreifer Affekte, führt. Voraussetzung ist eine Ich-Schwäche, die als Resultat frühkindlicher Traumatisierungen mit der mangelnden Symbolisierungsfähigkeit des Ichs und der mangelnden Affektdifferenzierung einhergeht. Die Besonderheiten der Objektbeziehung (Stephanos 1975) und die Häufung von kritischen Lebensereignissen (Mason et al. 1981, Feldman et al. 1986) wurden in ihrer Bedeutung für die Ulkusentstehung ebenfalls beschrieben. Oftmals wurden diese Modelle als allgemeine Theorien der Entstehung psychosomatischer Erkrankungen formuliert und vertraten den Anspruch, ein allgemein gültiges Modell der Genese aller Ulkuskrankheiten darzustellen. Auf die Erkenntnisse der Lerntheorie und des Streßmodells sei an dieser Stelle nicht eingegangen.

Mit Fortschreiten der genetischen und pathophysiologischen Grundlagen differenzierte sich das somatische Bild der Ulkuserkrankung zunehmend. So lassen sich wenigstens 29 Subgruppen der Ulkuskrankheit je nach Pathophysiologie und Genetik unterscheiden (Weiner 1992). Klinisch wurde es immer evidenter, daß die Gruppe der Ulkuspatienten auch hinsichtlich der psychosozialen Besonderheiten keine homogene Gruppe darstellen (Kapp et al. 1947). Engel et al. (1962) klassifizierte die Ulkuspatienten in 3 Subgruppen: die pseudounabhängigen, die passiv abhängigen und die "acting out"-Patienten. Während die pseudounabhängigen Patienten sich forciert unabhängig zeigen und ihre Abhängigkeitswünsche verleugnen, fordern die passiv abhängigen Patienten ihre Hilfe ein. Oftmals suchen sich diese Patienten fürsorgliche Partner oder Institutionen, die für sie sorgen. Die "acting out" Gruppe hingegen erscheint unreif und fordernd. Häufig zeigen sie antisoziale und parasitäre Züge. Alle drei Subgruppen zeichnen sich jedoch durch ihren unterschiedlichen Umgang mit dem gleichen Abhängigkeits-/Unabhängigkeitskonflikt aus.

Küchenhoff (1992) regt ein Modell an, dem zufolge sich die gleiche psychosomatische Erkrankung auf der Basis unterschiedlicher Ich-Funktionsniveaus und somit Stufen der Symbolisierungsfähigkeit entwickeln kann. Entsprechend ihren psychosozialen Besonderheiten, der Persönlichkeitsstruktur, den Objektbeziehungen, den krankheitsauslösenden Situationen und dem zugrunde liegenden psychosomatischen Modellen unterscheiden Overbeck und Biebl (1975) 5 Subgruppen von Ulkus-Patienten: Den psychisch gesunden Ulkuskranken, den charakterneurotischen Ulkuskranken, den soziopathischen Ulkuskranken, den psychosomatischen und den normopathischen Ulkuskranken. Die Autoren gehen nicht von einem einheitlichen Konflikt aus, der auf verschiedenen Wegen abgewehrt wird. Zwar wird der orale Abhängigkeits-/Unabhängigkeitskonflikt von diesen Autoren häufig bei den Ulkuspatienten beobachtet. Er wird jedoch nicht mehr als spezifisch angesehen (Overbeck et al. 1990, Platz et al. 1993). Im Zentrum dieser Differenzierungen stand jedoch weiterhin die Frage des unmittelbaren psychosomatischen Zusammenhanges. Versuche, die genetischen und pathophysiologischen Subformen der Erkrankungen mit unterschiedlichen psychosozialen Profilen zu korrelieren, scheiterten jedoch (Magni et al. 1986, Feldman et al. 1986, Gilligan et al. 1987). Der Zusammenhang zwischen psychosozialen Faktoren und den unterschiedlichen Subformen der Ulkuserkrankung ist weithin ungeklärt. Insbesondere stellt sich die Frage, ob spezifische, psychosoziale Risikofaktoren nur bei bestimmten

Subformen sich auswirken, und ob Patienten mit unterschiedlichen Subformen einen einheitlichen Konflikt oder Persönlichkeit entwickeln (vgl. Weiner 1992).

Seltener wurden die Auswirkungen der Persönlichkeit, der Konflikte oder der Lebenssituation der Patienten auf das Krankheitsverhalten und die Krankheitsbewälti-gung untersucht. Mit der Entwicklung der H2-Rezeptorantagonisten und der Behand-lung des Helicobacter pylori Befalls stehen neue, effektive medikamentöse Therapien in der Behandlung der Ulcuskrankheit zur Verfügung, die zwar oftmals nicht zu einer Heilung, aber zu einer Kontrolle der chronischen Erkrankung führen (Leiss & Bergmann 1993).

Zwei Problemfelder werden jedoch deutlich. Einerseits gefährden Compliance Probleme, problematisches Krankheitsverhalten (Rauchen, Alkohol etc.) und psycho-soziale Erkrankungen den Erfolg dieser Therapien erheblich (Koop 1992).

So werden oftmals nur 60% der verordneten Medikamente der Eradikationstherapie eingenommen (Graham et al. 1992). Das Risko, ein Ulkusrezidiv zu entwickeln, steigt um 12%, wenn der Patient raucht, Streß angibt oder schwer körperlich arbeitet (Koop 1992). Ängstlich abhängige Patienten zeigen eine deutlich höhere Rezidivrate in der Therapie mit H2 Antagonisten. Der Erfolg einer chirurgischen Intervention ließ sich u.a. durch das Ausmaß der Kontrolle der Gefühle seitens der Patienten vor der Operation prädizieren (Brähler et al. 1988).

Andererseits leidet diese Patientengruppe vermehrt unter nikotin- und alkoholab-hängigen Erkrankungen sowie unter Depressionen. Diese Erkrankungen schränken die Langzeitprognose dieser Patienten erheblich ein. So ist die Sterblichkeit der magenre-sezierten Ulkuspatienten infolge Leberzirrhose, Bronchialcarcinom und Suizid deutlich erhöht.

Krankheitsdependente Symptome und das Krankheitsverhalten der Patienten wurden selten in Abhängigkeit von den psychodynamischen Mustern der Patienten untersucht. Vielmehr wird die Krankheitsbewältigung häufig in scharfer Abgrenzung zu den psychoanalytischen Konzepten der Abwehr und des Konfliktes betrachtet. Wir gehen jedoch mit Küchenhoff (1993) davon aus, die Abwehr von unangenehmen Affekten als Basis für die erfolgreiche Kranheitsbewältigung zu betrachten. Das Konzept der narzißtischen Regulation (Deneke & Müller 1985, Deneke & Hilgenstock 1988) dient dabei als Ausgangspunkt der Integration psychodynamischer und verhaltensorientierter Betrachtungen.

## Das narzißtische Regulationssystem

Das narzißtische Regulationssytem ist bestrebt, Gefühle des Wohlbefindens und der Sicherheit bei ausreichendem Selbstwert- und Identitätsgefühl auch in kritischen Situationen aufrecht zu erhalten. Dieses gelingt, so Joffe und Sandler (1967, S.163), "wenn eine weitgehende Übereinstimmung zwischen psychischen Repräsentanzen des aktuellen Zustands des Selbst und der Idealform des Selbst besteht". Eine erhebliche Diskrepanz zwischen diesen Repräsentanzen führt zu einem affektiven Erleben seelischen Schmerzes. Dieser Schmerz löst nun Anpassungs- und Abwehrmechanismen aus mit dem Ziel, das Gefühl von Wohlbefinden und Sicherheit zu erlangen. (Vgl. Schumacher 1970, Henseler 1976, Mentzos 1984, Deneke 1984,1985,1988.).

Der Regulationskreis, so Deneke & Hilgenstock (1988, S.178f), ist optimal ausbalanciert, "wenn ein Mensch sich behaglich und zuversichtlich fühlt, realistische Bedrohungen und unliebsame Selbstgefühle und Phantasien ertragen und zu sich selbst gehörend erleben kann, so daß er sich "ganz" integriert fühlt und sein Leben in der Vergangenheit, Gegenwart und Zukunft als kontinuierlich und in sich kohärenten Prozeß wahrnehmen und bejahen kann".

Als Gegenpol erlebt sich das Selbst als "handlungsunfähig, ohnmächtig oder gelähmt, die eigene Person und die Umgebung werden als fremd und unwirklich erlebt, das Kohärenzgefühl ist verloren gegangen, die zeitliche Kontinuität des Selbst ist zerrissen" (Deneke & Hilgenstock 1988, S.187f). Es ist ein Schmerz verbunden mit depressiven Gefühlen (Joffe & Sandler 1967, Jacobson 1976) und Fragmentierungsängsten (Kohut 1979).

Das narzißtische Regulationssystem ist nun bemüht, jederzeit eine optimale narzißtische Balance zu erreichen, um so diese schmerzhaften Gefühle zu verhindern. Bedrohungen des narzißtischen Gleichgewichtes veranlassen das Selbstsystem sich in neuen Regulations- und Organisationsmodi zu stabilisieren. Somit ist das System ständig in Bewegung und balanciert sich aus. Dabei ist es jedoch sehr regressionsanfällig. Holder und Dare (1982) nennen 5 Quellen u.a die körperliche Unversehrtheit und Gesundheit, die zur Destabilisierung bzw. Stabilisierung des Selbstwertgefühles beitragen. Für Ulkuspatienten gibt es mannigfache Ursachen der Destabilisierung. Die körperliche Erkrankung selbst kann den Patienten ebenso kränken, wie die Abhängigkeit von Medikamenten oder Ärzten, sowie die Einschränkungen in der Lebensführung. Der hohe Anteil depressiver Bewältigungsmodi (Scholz 1989), die Suizidgefährdung und die Alkoholproblematik vieler Ulkuspatienten lassen sich interpretieren als mißglückte Bewältigungsversuche erlittener Kränkungen.

Die vorliegende Arbeit möchte Zusammenhänge aufzeigen zwischen der Form, in der der Patient sein narzißtisches Gleichgewicht wieder stabilisiert und der Fähigkeit des Patienten, das Verhalten an die Notwendigkeiten der Erkrankung anzupassen, bzw. angesichts der chronischen Erkrankung eine ausreichende Lebensqualität zu entwickeln. Unsere Ausgangshypothese besagt, daß Menschen, die in offen abhängiger Form ihr narzißtisches Gleichgewicht ausbalancieren und auf unreife Abwehrformen zurückgreifen, eher dazu neigen, ungünstige Formen des Krankheitsverhaltens (z.B. Nikotin- und Alkoholabusus) zu zeigen, da diese Menschen in der Variablilität der Formen der Streßverarbeitung im Alltag eingeschränkt sind, und sie auf diese Verhaltensweisen zurückgreifen müssen. Ihnen gelingt die Anpassung an die Erkrankung und die Aufrechterhaltung der Lebensqualität in einem geringerem Ausmaß.

**Meßinstrumente**

Es wurden 177 Patienten (19,8% Frauen, 80,2% Männer) mit einer chronischen Ulkuskrankheit zu Beginn einer medizinischen Rehabilitation untersucht. Das Alter betrug im Mittelwert 46,4 Jahre (19-64 Jahre), die durchschnittliche Dauer der Erkrankung lag bei 9.2 Jahre (2-48 Jahre). Alle Patienten waren Arbeiter, so daß schichtspezifische Einflüsse eingeschränkt werden konnten.

Die Patienten beantworteten die folgenden Fragebögen:

a) **Fragebogen zur narzißtischen Regulation chronischer Erkrankungen (DNA-CE)**: Deneke und Hilgenstock (1988) entwickelten in einem Fragebogen zur narzißtischen Regulation 18 überindividuelle Regulationsmodi und Formen der Selbstorganisation, die der Selbstbeschreibung der Patienten zugänglich sind. Auf der Grundlage dieses Fragebogens wurde der Düsseldorfer Fragebogen zur narzißtischen Regulation bei chronischen Erkrankungen (DNA-CE) entwickelt (Kruse et al. 1994). Dieser Fragebogen ist auf die Situation körperlich kranker Patienten abgestimmt, indem er die Regulationsmodi und die Selbstorganisation als Reaktion auf die körperliche Erkrankung erfragt. Das Erleben der Erkrankung wird als für das narzißtische Regulationssystem destabilisierend wirkender Faktor betrachtet, der Ausgleichsbemühungen im Sinne der narzißtischen Regulationsmodi hervorruft. Als Beispiel mögen die Items dienen: "Meine Krankheit lähmt mich" oder " Als kranker Mensch zählt man in dieser Gesellschaft nicht mehr ". Die klinische Erfahrung lehrt, daß vor allem psychosomatische Patienten auch ihre primären Konflikte in der Regel als Folge der Erkrankung beschreiben. Der Fragebogen umfaßt 95 Fragen. Er setzt sich aus 17 konzeptgeleitet konstruierten Skalen zusammen, die nicht als voneinander unabhängige Faktoren zu betrachten sind. Die Skalen des Fragebogens weisen durchgehend gute statistische Kennwerte auf (Cronbachs Alpha zwischen 0.74 und 0.92).

b) **Fragebogen zur Erfassung von Abwehrmechanismen** (Bond et al. 1983, deutsche Übersetzung Reister et al. 1993): Auf der Grundlage der Selbstbeschreibung der Patienten zielt der Fragebogen darauf, Abwehrstile zu erfassen. Ausgehend von den Überlegungen Vaillants et al.(1986), der die Abwehrstile in einer chronologischen Reihenfolge zwischen reifen und unreifen Formen der Abwehr einordnete, versucht dieser von Bond et al. (1983) in englischer Sprache verfaßte Fragebogen neben einer Offenheitsskala, reife, narzißtische, neurotische und unreife Formen der Abwehr in 4 Skalen zu erfassen. Wir verwenden die von Reister et al. (1993) entwickelte deutsche Version dieses Fragebogens.

c) **Fragebogen zur Erfassung der hilfreichen Objektbeziehungen** (Wöller et al. 1993): Dieser 2 x 10 Items umfassende Fragebogen beschreibt Beziehungsmuster zu einer Schlüsselfigur (Teil A) und zu anderen Menschen, einem generalisierten anderen (Teil B). Die Subskalen für Teil A und Teil B lauten: (1) Verständnisvollverläßliches Beziehungmuster, (2) wertschätzendes Beziehungsmuster, (3) pseudo-autonomes Beziehungsmuster. Als Maß der internen Konsistenz konnte für Teil A ein Cronbach's Alpha von .83, für Teil B von .78 errechnet werden.

Anhand des **"IRES"-Fragebogens** (Gerdes & Jäckel 1992) wurde der Umgang mit Risikofaktoren (Nikotin, Alkohol, Streß), die Lebensqualität, Depression, sowie anhand des **gastroenterologischen Lebensqualitätsindex** (Troidel, Wood-Dauphine, Eypasch et al. 1990) die gastroenterologischen Beschwerden erfaßt. Der Fragebogen zur Lebensqualität erfragt die Zufriedenheit der Patienten.

## Ergebnisse

| | Cluster 1 | Cluster 2 | Cluster 3 | Cluster 4 | Cluster 5 |
|---|---|---|---|---|---|
| **Skalen des DNA-CE:** | | | | | |
| Ohnmächtiges | - | hoch | - | - | tief |
| Derealisation | - | hoch | - | - | tief |
| Kleinheitsselbst/Scham | - | hoch | - | - | tief |
| Soziale Isolierung | - | hoch | - | - | tief |
| Archaischer Rückzug | - | hoch | - | - | tief |
| Gier nach Lob | - | hoch | - | tief | tief |
| Narzißtische Wut | tief | hoch | - | - | tief |
| Basales Hoffnungspotential | hoch | tief | hoch | - | tief |
| Meisterung der Erkrankung | hoch | tief | hoch | - | tief |
| Werteideal | hoch | - | hoch | tief | tief |
| Sehnsucht nach dem idealem Selbstobjekt | hoch | tief | - | tief | tief |
| Symbiotischer Selbstschutz | hoch | tief | - | tief | - |
| Idealisierung der Ärzte | hoch | - | - | - | - |
| **Abwehrfragebogen:** | | | | | |
| "unreife Abwehr" | tief | hoch | - | - | tief |
| "reife Abwehr" | - | - | hoch | tief | tief |
| **Beziehungsmuster im Objektbeziehungs-fragebogen** (Teil A) | | | | | |
| verständnisvolles Objekt | hoch | tief | - | hoch | - |
| wertschätzendes Objekt | hoch | tief | - | - | - |
| pseudoautonomes Verhaltensmuster | tief | - | - | hoch | tief |

*Abb. 1: Charakterisierung der Cluster anhand der Höhe der z-transformierten Skalenmittelwerte (hoch: > 0.5; tief: < 0.5) der Skalen der Fragebögen (Auswahl)*

In einem ersten Schritt wurde eine Clusteranalyse durchgeführt mit dem Ziel, Subgruppen von Patienten hinsichtlich der narzißtischen Regulation, Abwehr und Objektbeziehung zu identifizieren. In die Clusteranalyse gingen die Skalen des DNA-CE, des Abwehrfragebogens und des Fragebogens zu den hilfreichen Objektbeziehungen ein. Abb. 1 gibt einen Überblick über die z-transformierten Mittelwerte der Skalen, getrennt für die Patienten pro Cluster. Folgende 5 Gruppen lassen sich beschreiben:

**Cluster 1**: Die Patienten (n=17) weisen hohe Werte in den Skalen "Meistern der Erkrankung", "basales Hoffnungspotential" und niedrige Werte in den Skalen "Ohnmacht", "Derealisation" auf. Sie vertrauen auf nahe, enge und idealisierte Beziehungen (hohe Werte in den Skalen "Sehnsucht nach einem symbiotischen Objekt", "Idealisierung der Ärzte" und "Sehnsucht nach einem idealisierten Selbstobjekt"). Die Objekte im Objektbeziehungsfragebogen beschreiben sie als hilfreich. Im Abwehrfragebogen zeigen sie niedrige Werte in der Skala unreife Abwehr. Es scheint, daß es dieser Gruppe gelingt, ihr Gleichgewicht durch symbiotische und idealisierende Beziehungen aufrecht zu erhalten.

**Cluster 2**: Diese Gruppe (n=27) zeigt im DNA-CE die höchsten Werte in den Skalen "Ohnmacht", "Derealisation", "Soziale Isolierung", "Kleinheitsselbst", "Abhängigkeit von Lob","narzißtische Wut" und niedrige Werte in den Skalen "basales Hoffnungspotential" und "Meistern der Erkrankung". Sie erscheinen in ihrer narzißtischen Regulation dekompensiert. Im Abwehrfragebogen zeigen sie die höchsten Werte in den Skalen "unreife Abwehr". Die Bezugspersonen und die generalisierten anderen beschreiben sie im Objektbeziehungsfragebogen als nicht unterstützend. Diese Gruppe scheint depressiv, offen abhängig, die Patienten können ihr narzißtisches Gleichgewicht nicht kompensieren, beschreiben "unreife Abwehrstile" und unbefriedigende Objektbeziehungen.

**Cluster 3**: Die Patienten (n=84) schildern hohe Werte in den Skalen "Meistern der Erkrankung", "basales Hoffnungspotential" und "Werteideal". Im Gegensatz zum Cluster 1 haben sie deutlich niedrigere Werte in den Skalen "Idealisierung der Ärzte" und "Sehnsucht nach einem symbiotischen Objekt". Im Abwehrfragebogen zeigen sie die höchsten Werte in der Skala "reife Abwehr". Diese Patientengruppe erscheint in ihrem narzißtischen Gleichgewicht kompensiert und verfügt über reife Abwehrmodi.

**Cluster 4** : Patienten dieser Gruppe (n=36) zeigen sehr niedrige Werte in den Skalen "Abhängigkeit vom Lob", und "Sehnsucht nach dem idealisierten Selbstobjekt" des DNA-CE. Sie erscheinen in ihrem narzißtischen Gleichgewicht kompensiert (niedrige Werte in den Skalen "Ohnmacht", "Derealisation"). Während sie im Abwehrfragebogen sich kaum von den anderen Gruppen unterscheiden, zeigen sie im Objektbeziehungsfragebogen die höchsten Werte in der Skala "pseudoautonomes Beziehungsmuster". Diese Patienten scheinen ihr narzißtisches Gleichgewicht durch forcierte Eigenständigkeit zu bewahren.

**Cluster 5:** Diese Patientengruppe (n=17) ist schwer zu interpretieren. Da sie in allen Skalen extrem niedrige Werte angeben (auch in der Offenheitsskala), verstehen wir dieses Ankreuzverhalten als eine zentrale Antworttendenz.

Die 5 Patientengruppen unterscheiden sich nicht hinsichtlich der Geschlechts- und Altersverteilung, der beruflichen Stellung der Patienten sowie hinsichtlich der Dauer der Erkrankung. Auch finden sich keine Unterschiede zwischen den Gruppen hinsichtlich der gastroenterologischen Beschwerden und wesentlicher objektivierbarer Parameter der Ulkuskrankheit (Dauer der Erkrankung, Magenoperationen, Blutungen, Entwicklung einer Magenausgangsstenose, Dumping Syndrom, Spät-Dumping Syndrom, florides Ulkus). Jedoch berichten die Patienten in Cluster 1 anamnestisch signifikant häufiger über Perforationen des Ulkus.

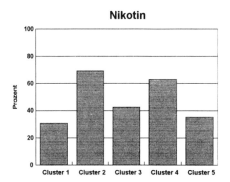
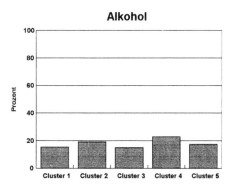

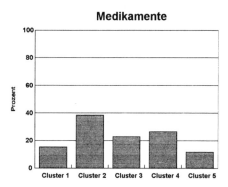

*Abb. 2: Prozentuale Häufigkeit der Patienten pro Cluster, die rauchen, Alkohol konsumieren bzw. zu viele Medikamente einnehmen*

Zusammenhänge zwischen den Patientengruppen und dem Krankheitsverhalten zeigt Abb. 2. Die prozentuale Häufigkeit der Patienten pro Cluster, die angeben zu Rauchen, zu viel Alkohol zu trinken sowie Schmerz- oder Beruhigungsmedikamente einzunehmen, wird dargestellt. Patienten des Clusters 2 und 4 geben signifikant (p< 0.05; Chi-Quadrat Test) häufiger an, zu rauchen. Die Häufigkeiten für vermehrten Alkoholgenuß und die Einnahme von Medikamenten sind in diesen beiden Gruppen leicht gegenüber den anderen Gruppen erhöht, doch ist diese Tendenz nicht signifikant.

Patienten, die infolge ihrer Ulkuserkrankung operiert wurden, stellen eine Gruppe von Patienten dar, die eine sehr einschneidende Therapie ihrer Erkrankung erfahren haben. Daher ist insbesondere in dieser Subgruppe der Patienten zu vermuten, daß eine mangelnde Anpassung an die Notwendigkeiten der Erkrankung (z.B. Rauchen) mit problematischen Formen der narzißtischen Regulation einhergehen. Abb. 3 zeigt für die infolge der Ulkuserkrankung operierten Patienten (SPV, Billroth I oder II) die Häufigkeit der Patienten pro Cluster, die angeben, zu rauchen, bzw. ein OP-Rezidiv erlitten zu haben. Die insgesamt doch sehr hohe Zahl an Rezidiven ist wohl darauf zurückzuführen, daß sich vor allem Patienten mit ungünstigem Krankheitsverlauf in eine Rehabilitation begeben. Patienten der Cluster 2 und 4 rauchen auch nach einer Operation vermehrt und berichten in der Tendenz häufiger über ein Rezidiv nach der Operation. Da einige Zellen in dieser Tabelle nur mit sehr wenigen Fällen besetzt sind, fügen wir für die Berechnung des Chi-Quadrat-Testes die Gruppen 2 und 4, sowie die Cluster 1, 3 und 5 zusammen und überprüften die Häufigkeit von Rauchern nach Operationen in den so zusammengesetzten Gruppen. Der Unterschied zwischen den Gruppen war signifikant (p < 0.001).

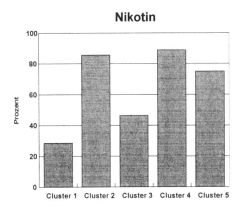
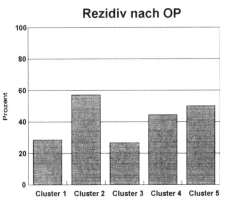

*Abb. 3: Prozentuale Häufigkeit der Patienten pro Cluster, die nach einer Operation (SPV, Billroth I oder II) rauchen bzw. ein Rezitiv entwickeln*

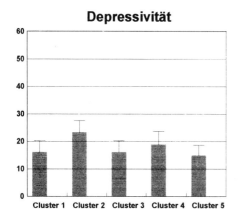
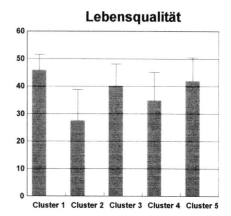

*Abb. 4: Depressions- und Lebensqualitätsskalen pro Cluster Mittelwerte und Stan-dard-abweichungen*

Auch in der Fähigkeit, trotz der Ulkuskrankheit eine ausreichende Lebensqualität aufrechtzuerhalten bzw. in ihrer Depressivität, differieren die Gruppen. Abb. 4 zeigt, daß sich die Cluster 2 und 4 in einer Varianzanalyse signifikant ($p < 0.001$) von den anderen Patientengruppen hinsichtlich ihrer größeren Depressivität und ihrer geringeren Lebenszufriedenheit unterscheiden. Das Ausmaß der gastroenterologischen Beschwerden ist in diesen Gruppen nicht signifikant verschieden.

**Zusammenfassung und Diskussion**

177 Patienten einer Rehabilitationsklinik mit chronischen Magen-/Darmulkera wurde mittels Fragebögen untersucht. Im Rahmen einer Clusteranalyse wurden 5 Subgruppen von Patienten identifiziert, die sich in ihrem Ankreuzverhalten im Fragebogen zur nar-zißtischen Regulation chronischer Erkrankungen, im Abwehrfragebogen und im Objektbeziehungsfragebogen unterscheiden. 5 Subgruppen lassen sich beschreiben:
(1) Patienten mit kompensiertem Selbst und symbiotisch-idealisierenden Regulations-modi,
(2) Patienten mit dekompensiertem Selbst und "unreifen Abwehrstilen",
(3) Patienten mit kompensiertem Selbst und "reifen" Kompensations-und Abwehrstilen,
(4) Patienten mit kompensiertem Selbst und pseudoautonomen Beziehungsmustern,
(5) Patienten mit konstant niedriger Merkmalsausprägung.

Auch wenn die Intention für die Gruppenbildung erheblich differiert, die Patienten-gruppen sich erheblich unterscheiden (in dieser Patientenpopulation wurden nur erwerbsfähige Arbeiter untersucht) und sehr unterschiedliche Untersuchungsinstrumente angewandt wurden, so zeigt ein Vergleich dieser Patientengruppen mit den in der Literatur beschriebenen Gruppen große Ähnlichkeiten auf. In der Einteilung von Kapp et al. (1947) weisen der pseudoautonome Patient Merkmale des Cluster 4, der offen abhängigen Patienten Merkmale von Cluster 1, und die "acting out" Patienten Merkmale von Cluster 3 auf. Neben diesen 3 Gruppen identifizieren auch wir in Übereinstimmung mit Eckensberger et al. (1990) eine weitere Gruppe von Patienten mit überwiegend reifen Abwehrstilen, die der Gruppe der psychisch gesunden Patienten in der Einteilung von Overbeck (1975) entsprechen. Allerdings weisen die Patienten nicht die von Eckensberger et al. (1990) beschriebenen erhöhten Depressionswerte auf. Die Patienten im Cluster 5 zeigen niedrige Merkmalsausprägungen in allen Skalen. Da sie auch in der Offenheitsskala niedrige Werte aufweisen, könnte sich in dieser Gruppe die sog. normo-pathischen Ulkuspatienten (Overbeck 1975) manifestieren.

Hinsichtlich der aktuellen somatischen Parametern der Erkrankung (Stenose, Lage des Ulkus, Dauer der Erkrankung, Häugfigkeit und Art der Operationen) unterscheiden sich die Gruppen nicht. Ebenso zeigen sie keine signifikanten Unterschiede hinsichtlich der Schwere der gastroenterologischen Beschwerden, so daß wir nicht davon ausgehen, daß die Zugehörigkeit zu einer der Gruppen ein Resultat der aktuellen körperlichen Beschwerden ist.

Die Fähigkeit, die chronische Erkrankung zu meistern, äußert sich einerseits darin, in zahlreichen Lebensbereichen eine ausreichende Lebensqualität aufrechtzuerhalten, andererseits in dem Bemühen, sich den Notwendigkeiten der Erkrankung anzupassen und Risikofaktoren zu vermeiden. Patienten des Clusters 2 und 4 sehen sich in ihrer Lebensqualität deutlicher eingeschränkt und rauchen häufiger, auch wenn sie zuvor operiert wurden. Sie erhöhen somit die Wahrscheinlichkeit ein Ulkusrezidiv zu erleiden.

Interpretiert man diese Ergebnisse, so liegt nahe, daß die offen abhängigen Patienten mit dekompensiertem Selbst, unreifen Abwehrstilen und unbefriedigenden Objektbe-ziehungen infolge ihrer zu vermutenden Ich-schwäche nicht in der Lage sind, ihr Ver-halten an die Erkrankung anzupassen und Lebensbereiche trotz der Einschränkungen durch die Erkrankung zu ihrer Zufriedenheit zu gestalten. Sie können ihr Suchtverhalten auch dann nicht modifizieren, wenn dieses einen erheblichen Risikofaktor für den weiteren Verlauf der Erkrankung darstellt. In Übereinstimmung mit der psychoanalyti-schen Literatur ist zu vermuten, daß das Suchtverhalten dieser Patienten im Dienste der Spannungsreduktion und der Erlangung des Wohlbefindens steht, und die Patienten wenig flexibel auf Belastungen reagieren können. Bei der Gruppe der pseudoautonomen Patienten (Cluster 4) dürfte die Anpassung an die Erkrankung mit dem Autonomiestre-ben insbesondere mit dem Autarkieideal kollidieren. Im Gegensatz zu diesen Gruppen weisen die Patienten mit kompensiertem Selbst und symbiotischen, idealisierenden Regulationsmustern (Cluster 1) sowie mit "reifen" Abwehrstilen (Cluster 3) ein günstigeres Krankheitsverhalten auf. Patienten des Clusters 1, so läßt sich vermuten, orientieren sich u.a. an den Anweisungen der Ärzte, zu denen sie ein enges Verhältnis suchen.

Die vorliegende Arbeit gibt einen Anstoß, auch in der somatischen Therapie des Ulkus die narzißtischen Regulationsmodi und Abwehrstile zu berücksichtigen.

Insbesondere für die Gruppe der offen abhängigen, dekompensierten Patienten ist die Integration einer psychosozialen Betreuung in die somatische Behandlung zu fordern, um diesen Patienten aktiv Hilfe in der Bewältigung der Lebensprobleme anzubieten. Bei der Gruppe der pseudoautonomen Patienten ist die Berücksichtigung der Autonomie-Abhängigkeitsproblematik auch in der Planung der somatischen Therapie notwendig.

Abschließend ist einschränkend zu diskutieren, inwieweit die narzißtischen Regulationsmodi und Abwehrstile in der Selbstbeschreibung der Patienten mit Hilfe von Fragebögen erfaßt werden können. Diese Fragestellung durchzieht die Diskussion der objektivierenden Messung des psychoanalytischen Konstruktes der Abwehr aber auch die Bestimmung der Copingstile. Trotz dieser Einschränkungen mag die vorliegende Arbeit Anhaltspunkte für die klinische Relevanz der mittels Selbstbeschreibung erfaßten Abwehrstile und Modi der narzißtischen Regulation geben.

# Lebensqualität bei gastrointestinalen Erkrankungen

*Ernst Eypasch und Hans Troidl*

## Zusammenfassung

Konservativ-medikamentöse und operative Fortschritte in der Gastroenterologie in den letzten drei Jahrzehnten haben die Messung der Lebensqualität zu einem aktuellen Thema gemacht. Die Kontroversen um die Definition von Lebensqualität sowie die Verfügbarkeit geeigneter Meßinstrumente stellten jedoch die Kernprobleme im klinischen Alltag dar. Von der eigenen Arbeitsgruppe wurde unter Leitung von Prof. Troidl seit 1974 eine randomisierte Studie zur Lebensqualität nach Gastrektomie durchgeführt, die eine tendenziell bessere Befindlichkeit bei Patienten zeigte, die einen Ersatzmagen hatten. Um die Lebensqualität auch in anderen Bereichen der Gastroenterologie meßbar zu machen, wurde ein Lebensqualitätsindex in einer interdisziplinären und internationalen Arbeitsgruppe entwickelt. Die Integration von Befindlichkeitsdaten in die klinische Praxis wird eine patientenfreundlichere Gastroenterologie mitgestalten.

## Summary

Quality of life has become an increasingly important topic in the last decades - especially due to the enormous progress of conservative and operative treatment in gastroenterology. The definition of quality of life and the availability of appropriate instruments have been the main contoversies in quality of life assessment. Since 1974 our group conducted a randomized controlled trial on reconstruction after total gastrectomy. Patients with a socalled Hunt-Lawrence-Rodino pouch tended to have a better quality of life than individuals with simple oesophagojejunostomy. In addition, a bilingual quality of life index (GLQI) has been developed for application in gastroenterology. The index intends to contribute to a more patient-friendly gastroenterologic surgery.

" Although collaborative consultants can offer invaluable aid, the basic science that clinicians most need to learn and to apply must be developed by themselves "

Alvan Feinstein [1987]

"Quality of life studies will force us to come out from the comfort of technological medicine into a world that is less concrete and less controllable, but more human. The relevance and validity of some of our most trusted measures will be reassessed. Out of it we will be better physicians, more sensitive to the vigour, complexity and adaptability of the human soul."

Harvey Schipper [Boyle & Boyle 1992, Schipper et al. 1984]

Acht Wochen nach totaler Gastrektomie geht ein Patient zum Arzt:

Patient: "Herr Doktor, ich habe 10 Kilogramm abgenommen und habe überhaupt keinen Appetit mehr !"

Arzt: "Eigenartig, Ihre Blutwerte sind vollkommen in Ordnung !"

Patient: "Außerdem stören mich die Schmerzen beim Schlucken und diese Antriebslosigkeit."

Arzt: "Gut, ich werde Ihnen etwas aufschreiben."

Dieser knappe Dialog schildert die typischen Probleme der Lebensqualität des Patienten in der Gastroenterologie, speziell der gastroenterologischen Chirurgie:
- der Patient hat eine große, belastende Operation hinter sich,
- er hat gravierende Beschwerden: Appetitlosigkeit und Schmerzen,
- er klagt über Beeinträchtigungen seines psychischen Wohlbefindens - eine wichtige Dimension der Lebensqualität,

sein Arzt dagegen spricht über seine Welt - die Laborwerte und "paraklinischen" Daten und tut was er kann: er verschreibt ein Mittel. Ein solcher von Unwissenheit, vielleicht ärztlicher Ignoranz, und Hilflosigkeit - auf beiden Seiten - gekennzeichneter Dialog sollte nicht mehr vorkommen!

## Das brennende Problem in der Klinik - die Lebensqualität des Patienten

Klinische Gastroenterologen müssen täglich bei der Indikationsstellung zur Therapie, bei der Überwachung von Verläufen und bei der Bewertung verschiedener Therapieformen Entscheidungen anhand von Befindlichkeitsinformationen treffen. Dabei handeln sie oft in Unsicherheit, d.h. ohne solides zugrundeliegendes Datenmaterial.

In der Tat ist in zahlreichen klinischen Alltagssituationen den Klinikern das relevante Problem des Patienten durchaus bewußt, wie etwa das Sodbrennen bei der Refluxkrankheit, die Koliken beim Gallensteinleiden oder der quälende Schmerz bei der chronischen Pankreatitis. In der medizinischen Literatur jedoch dominieren die *paraklinischen* Informationen: Laborwerte, endoskopische Klassifikationen, Auflistungen von Nebenwirkungen oder Operationskomplikationen. Es fehlen echte *klinische* Daten über das konkrete Befinden der Patienten: Symptomatik, Emotionslage, physische und soziale Funktionen. Dieses Defizit entsteht durch eine vorwiegend biochemisch und pathophysiologisch ausgerichtete Universitätsausbildung der Mediziner, eine sicher legitime Vorliebe speziell der Chirurgen für technische Aspekte der Operationen und eine Skepsis gegenüber "weichen" Daten der Befindlichkeit.

Die Indikationsstellung zur Operation in der gastroenterologischen Chirurgie wird durch 2 Leitgedanken bestimmt. Diese Gedanken sind die Optimierung der Lebensqualität des Patienten (Nutzen) einerseits sowie das mit der Therapie verbundene Risiko für Gesundheit und Leben andererseits (Kosten). Auf diesem Hintergrund lassen sich nach Troidl und White (Troidl 1989) fünf Standardsituationen diskutieren, die die Bedingungen der Operationsentscheidung beschreiben und in denen dringend Informationen über die Befindlichkeit des Patienten erforderlich sind, um die richtige Entscheidung zu treffen (5D nach White: Disease, Disability, Discomfort, Death, Dissatisfaction) (Abb. 1):

1. Standardsituation A: Die Befindlichkeit des Patienten ist beeinträchtigt, aber es besteht keine akute Lebensbedrohung. Beispiele: Leistenhernie, Gallensteinleiden, Hämorrhoiden. Die chirurgische Therapie verbessert die Lebensqualität.

2. Standardsituation B: Die Befindlichkeit des Patienten ist beeinträchtigt, und es besteht eine Lebensbedrohung. Die Therapie bewirkt eine Lebensverlängerung, bedingt aber eine Morbidität.
Beispiele: Entzündliche Darmerkrankungen, Amputationen, Organtransplantationen.

3. Standardsituation C: Mehrere therapeutische Alternativen mit gleicher Morbidität und Mortalität stehen zur Verfügung. Beispiele: Autonomes Schilddrüsenadenom (Operation oder Bestrahlung), arterielle Verschlußkrankheit (Bypass oder Endarteriektomie), Magenkarzinom (Ersatzmagenbildung oder einfache Rekonstrusion).

4. Standardsituation D: Der erfolgreiche chirurgische Eingriff bietet eine bessere Lebensqualität, bedingt aber ein höheres Risiko (Trade-off Situation). Beispiele: Ileostoma oder Pouch bei der Colitis, Endoprothese oder Analgetika bei der Coxarthrose.

5. Standardsituation E: Die Erkrankung ist inkurabel. Die chirurgische Therapie erreicht keine Lebensverlängerung mehr, sondern ist auf Linderung, Besserung der Lebensqualität, d.h. Palliation ausgerichtet.

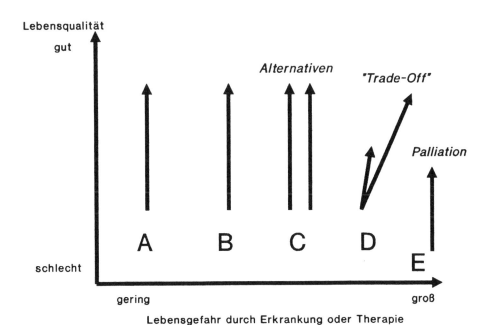

*Abb. 1: Standardsituationen nach Troidl und White: Verbesserung der Lebensqualität durch die chirurgische Therapie.*

Das Ziel chirurgischen Handelns in der Gastroenterologie ist es, die Lebensqualität über einen möglichst langen Zeitraum auf einem hohen Niveau zu halten oder zu verbessern und dies bei minimalem Risiko für den Patienten zu erreichen.

## Das brennende Problem in der Theorie - die Kommunikation der Experten

"Die wissenschaftliche Einbeziehung lebensqualitativer Aspekte macht eine operationale Präzisierung dieses bislang hauptsächlich vorterminologisch und umgangssprachlich verwendeten Begriffs erforderlich." (Schwarz & Ruoff 1989). Sätze wie dieser sind für einen Kliniker, zumal einen Chirurgen "orientalische Blumensprache" (Troidl et al. 1978). Andererseits ist der Satz "Bei einem Mann mußte wegen Einbeziehung des Abgangs der linken A.subclavia in die Anastomose ein prothesio-subclavialer Bypass angelegt werden" (Becker et al. 1993) für einen Psychologen oder Soziologen unverständliches Fachchinesisch. Die verschiedenen Gruppen von Wissenschaftlern, die sich mit der Lebensqualität beschäftigen, seien es Kliniker, Methodologen oder Ökonomen sprechen offenbar verschiedene Sprachen oder leben geradezu in verschiedenen Welten. Die fehlende oder unzureichende Kommunikation zwischen diesen Gruppen hat bisher wesentliche Fortschritte der Lebensqualitätsmessung verzögert. Die Methodologen haben ihre Theorie, sie kennen die testtheoretischen Kriterien moderner Meß- und Testverfahren, sie sprechen ihre eigene Sprache, die dem Kliniker fremd und unverständlich ist. Die Kliniker leben unter dem Druck oft brennender Probleme und Entscheidungen am konkreten Patienten. Sie arbeiten symptomorientiert, biochemisch-organisch vorgeprägt und in Unkenntnis psychologischer Aspekte, und sie wünschen sich oft mehr methodologische Unterstützung. Deutlich wurde dies an einem Beispiel in der eigenen Klinik, wo wir das Privileg genießen, eine Psychotherapeutin in unserem Team zu haben. Eine Patientin nach Brustamputation wegen Brustkrebs wurde mit einem therapieresistenten Rücken- und Kreuzbeinschmerz stationär aufgenommen. Nach dem Anamnesegespräch und den bildgebenden Untersuchungen war klar, daß sich keine organische Ursache für die Schmerzen und erst recht keine chirurgische Interventionsmöglichkeit ergab. Die Psychologin führte ein Explorationsgespräch mit der Patientin und schilderte uns unbedarften Chirurgen in ihrer Terminologie überzeugend die Problematik der Patientin, nämlich den Wunsch durch medizinische Untersuchungen und Behandlungen Aufmerksamkeit und Zuwendung zu bekommen. Somit hatten wir am konkreten Fall eine Brücke zwischen klinischer Medizin und Psychologie gebaut.

Die Kommunikationsprobleme der Experten, d.h. der Kliniker, Methodologen und Ökonomen waren auch das größte Hindernis auf einer Quality-of-Life-Consensus-Konferenz, die das Ziel hatte, eine gemeinsame brauchbare Definition der Lebensqualität zu erarbeiten (Drummond 1987, Feinstein 1987, Lane 1987, Spitzer et al. 1981, Troidl et al. 1987). Konsens bestand jedoch in Bezug auf die einzelnen Dimensionen, die Lebensqualität beschreiben: Symptome, Emotionen, physische und soziale Funktionen des Menschen. (Abb. 2).

Das Ziel der zweiten Lebensqualitätskonferenz war es, Bereiche in der Chirurgie zu definieren, in denen eine Messung der Befindlichkeit möglich, nötig und empfehlenswert ist (Neugebauer et al. 1991, Wood-Dauphinee 1992). Das Ergebnis dieser Konferenz waren konkrete Empfehlungen für das gesamte chirurgische Spektrum von der Bauch- über die Herz- und Thoraxchirurgie bis hin zur plastischen und Kinderchirurgie. In Arbeitsgruppen wurden geeignete Instrumente diskutiert, geprüft und zur Anwendung empfohlen. Die Einzelheiten der Diskussion sprengen den Rahmen dieser Darstellung und sind publiziert (Neugebauer et al. 1991). Weitere enge klinische Kooperationen werden den trennenden Graben zwischen den Disziplinen verkleinern müssen.

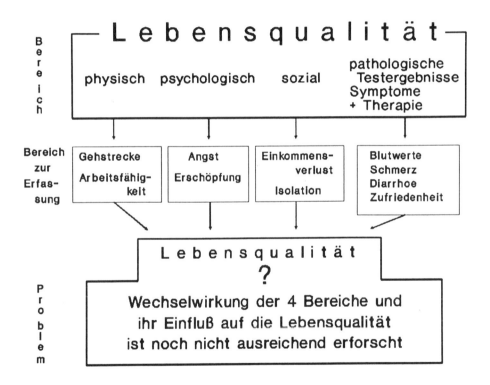

*Abb. 2: Für die erste Lebensqualitätskonferenz (Troidl et al. 1987) gewählte Opera-*
*tionalisierung von Lebensqualität nach Feinstein, Wood-Dauphinee und Troidl*
*(Feinstein 1987, Troidl 1989, Wood-Dauphinee & Troidl 1991)*

**Lebensqualitätsmessung - Warum und Wann ?**

Die Kliniker sind symptomorientiert! Warum soll man Lebensqualität und nicht nur Symptome messen? Wann muß die Lebensqualität gemessen werden?

Die Lebensqualität oder Befindlichkeit muß gemessen werden, weil sie das *eigentliche* Problem des Patienten darstellt. Zentraler Gedanke der modernen Lebensqualitätsmessung ist es, das relevante Zielkriterium zu messen ( Troidl 1989, vgl. Tabelle 1). Dies bedeutet, das *eigentliche* klinische Problem des Patienten zu erfassen, das ihn zum Arzt führt und dessen Linderung oder Beseitigung der Patient wünscht.

*Tabelle 1:  Beispiele: Relevante Zielkriterien bei benignen und malignen Erkrankungen des Gastrointestinaltraktes*

| Erkrankung | Relevantes Zielkriterium Klinisches Problem des Patienten |
|---|---|
| Gallensteinleiden | Schmerzen, Koliken, Diäterfordernis |
| Säurereflux in die Speiseröhre | Sodbrennen, Regurgitation,Schluckstörung |
| Magengeschwüre | Schmerzen, Erbrechen, Gewichtsverlust |
| Bauchspeicheldrüsen-entzündung | Schmerzen, Durchfall, Abmagerung |
| Speiseröhrenkrebs | Schluckstörung, Abmagerung, Leistungsverfall |
| Entzündliche Darmerkrankungen | Schmerzen, Durchfall, Inkontinenz, Gewichtsverlust, Sexualleben |

Die Lebensqualität als multidimensionale Konstruktion wird immer dann zum relevanten Zielkriterium, wenn möglichst viele ihrer Dimensionen betroffen sind oder wenn die Messung der Lebensqualität für das chirurgische Handeln relevante Informationen liefert (Abb. 2).

Das Problem eines Patienten mit chronischer Pankreatitis sind seine Schmerzen, nicht sein Blutzucker. Das Problem eines gastrektomierten (magenlosen) Patienten sind sein Appetit- und Gewichtsverlust , nicht sein Lymphknotenstatus. Das Problem eines Patienten mit Morbus Crohn sind Schmerzen und Durchfälle, nicht sein endoskopischer Befund. Der versierte Kliniker muß natürlich den Blutzucker, den Lymphknotenstatus und die Endoskopiebefunde kennen, um eine professionelle Medizin zu betreiben. Dennoch repräsentieren diese paraklinischen Informationen nicht das eigentliche Problem des Patienten.

Muß bei einer Leistenbruchoperation die Lebensqualität gemessen werden? Die Antwort in diesem konkreten Fall ist offen. Sinnvoll ist es, die Befindlichkeit dann zu messen, wenn viele Dimensionen der Lebensqualität betroffen sind und wenn sich daraus handlungsrelevante Informationen für die chirurgische Therapie ergeben. Ein Magen- oder Brustkrebs macht nicht nur Symptome, sondern er beeinflußt und bewirkt auch Emotionen, etwa Depressionen.

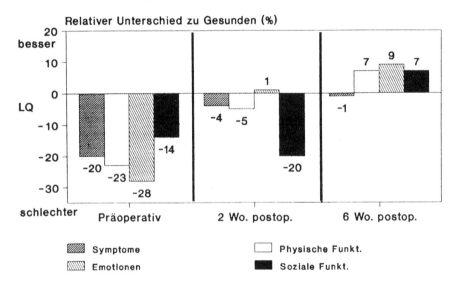

Abb. 3:  Beeintrachtigung der Lebensqualität beim symptomatischen Gallensteinleiden
Relative Beeinträchtigung von Dimensionen der Lebensqualität vor und nach laparoskopischer Cholezystektomie bei 158 Patienten gemessen mit Gastrointestinalen Lebensqualitätsindex (GLQI; Eypasch et al. 1993). (Y-Achse: relativer Unterschied der Lebensqualität im Vergleich zu normalen Probanden (n=168) (0-Linie); X-Achse: Zustand prä- sowie 2 und 6 Wochen postoperativ. Bereits 2 Wochen nach der laparoskopischen Operation kommt es zu einer signifikanten Verbesserung der Befindlichkeit, die sich 6 Wochen postoperativ weiter steigert und nicht mehr von gesunden Probanden zu unterscheiden ist. Die Verbesserung der Lebensqualität wird durch ebenfalls signifikante Verbesserungen der einzelnen Dimensionen der Lebensqualität verursacht.

Weiterhin hat er Auswirkungen auf die physischen und sozialen Funktionen des Patienten. Sogar beim "harmlosen" Gallensteinleiden finden sich Beeinträchtigungen verschiedener Dimensionen der Lebensqualität (vgl. Abb. 3, Eypasch et al. 1992).

Konkrete Beispiele, wie Informationen über die Lebensqualität des Patienten chirurgisches Handeln beeinflussen, mangeln nicht. Bei der Wiederherstellung der Nahrungspassage nach Magenentfernung bringt die Ersatzmagenbildung aus Dünndarm eine bessere Lebensqualität (Troidl et al. 1987). In der Chirurgie des Brustkrebses haben Frauen nach brusterhaltender, sogenannter konservativer Chirurgie weniger Depressionen (de Haes & Welvaart 1985). Beim Extremitätensarkom, wo der Chirurg vor der Alternative der verstümmelnden Beinamputation oder dem Gliedmaßenerhalt in Kombination mit einer aggressiven Strahlen- und Chemotherapie steht, findet sich ein besseres Sexualleben bei den amputierten Patienten (Sugarbaker et al. 1982). Informationen über die Befindlichkeit der Patienten sowohl prä- als auch postoperativ sind also unabdingbare Voraussetzungen, um die Chirurgie in eine sinnvolle Richtung weiterzuentwickeln.

## Geschichte der Lebensqualitätsmessung in der Gastroenterologie

Zwar war seit jeher die Befindlichkeit des Patienten der wesentliche Antrieb ärztlichen Handelns, konkrete Messungen der Befindlichkeit mit dem Ziel der Bewertung von Therapien sind jedoch spärlich. Der weltberühmte Leeds-York-Trial mit der Beurteilung des Operationserfolges beim peptischen Ulkus anhand der nicht-validierten Visick-Scala gilt als Geburtsstunde der Lebensqualitätsforschung in der gastroenterologischen Chirurgie (Goligher et al. 1964). In einer randomisierten Studie verglich Goligher verschiedene Operationstechniken beim peptischen Ulkus. Zwar war die Technik der Befindlichkeitsmessung nach heutigen Kriterien unzureichend, aber die Ergebnisse dieser Studie haben mehr bewegt als unendliche Magensekretionsanalysen. Zur gleichen Zeit wurden in Europa, Asien und Nordamerika die großen onkologischen Resektionen am Ösophagus, Magen, Pankreas und an der Lunge klinische Routine (Troidl et al. 1987). Die legitime chirurgische Begeisterung über den großen technischen Erfolg wurde rasch getrübt durch die schlechten Ergebnisse: damals die hohe Morbidität und Mortalität und bis heute die schlechten Überlebenszeiten der Operation. Erst Ende der 70er und Anfang der 80er Jahre wurden validierte Indices publiziert und angewendet (Grogono 1971, Spitzer et al. 1981), die es ermöglichten, Therapieformen hinsichtlich der Befindlichkeit der Patienten zu untersuchen und zu bewerten.

Die aktuelle Medizin - von der Transplantationschirurgie bis zur neuen endoskopischen Chirurgie - ist durch den unwiderstehlichen Rausch und die Versuchung der technischen Machbarkeit gekennzeichnet. Die nüchterne valide Messung der Lebensqualität und natürlich der Lebenszeit werden die Grundlagen bilden, um zu entscheiden, ob diese neuen Technologien  für den Menschen sinnvoll eingesetzt werden können (Wood-Dauphinee 1992).

## Technik und Probleme der Lebensqualitätsmessung

Die Kernprobleme der Lebensqualitätsforschung waren und sind die Definition, die Meßbarkeit und die Verfügbarkeit geeigneter Meßinstrumente (Spitzer 1987). Die Definition der Lebensqualität muß auf dem Hintergrund der Kontroverse zwischen Objektivisten und Subjektivisten gesehen werden (Zapf 1984). Die Objektivisten favorisieren eine Beurteilung von außen durch "objektive" Beobachter oder Experten, die die Lebensqualität beurteilen. Für diese Art der Beurteilung ist eine vorgegebene Definition von Lebensqualität unerläßlich. Die Subjektivisten bevorzugen eine Beurteilung der Lebensqualität durch den Patienten selbst. Die Beurteilung beruht dann auf den subjektiven Wahrnehmungen dessen, was der Patient als seine Lebensqualität definiert. Dies hat den praktischen Vorteil, daß eine vorgegebene Definition von Lebensqualität entfällt (vgl. Tab. 2).

*Tabelle 2: Methodik der Lebensqualitätsmessung: Subjektive und objektive Erfassung*

|  | Fremdbeurteilung "Experte" | Selbstbewertung Patient |
| --- | --- | --- |
| Konstrukt der Lebensqualität |  |  |
| Mit vorgegebener Definition | Keine Einigung der Experten Beobachtervarianz Großer Aufwand | Fehlende Einigung mit Patient Kommunikation, Verständnis |
| Ohne vorgegebene Definition (Umschreibung) | Fehlende Erfassung oder Meßbarkeit | *Erfassung der Individualität und Subjektivität, Praktikabilität, Weniger Kosten und Personal* |

Wegen des Mangels einer allgemein akzeptierten Definition von Lebensqualität, wegen der besonderen Bedeutung der subjektiven Wahrnehmung sowie aus Gründen der Praktikabilität bevorzugen wir für die klinische Praxis in der Chirurgie die subjektive Methode. An der eigenen Klinik gingen wir nach den genannten Konferenzen mit einer praktikablen Arbeitsdefinition daran, einen eigenen Index zu entwickeln. Diese Definition lautete: *"Lebensqualität ist eine persönliche Wahrnehmung des eigenen körperlichen und psychischen Befindens und der sozialen Integration einer Person, nach*

*Einbeziehung des Einflusses von Krankheit und Behandlung*" (Wood-Dauphinee & Troidl 1991, Wood-Dauphinee 1992)

Als Defizit an Lebensqualität wird akzeptiert, was der Patient subjektiv als Einschränkung seiner Lebensqualität wahrnimmt. Die Frage, ob eine Fremd- oder Selbstbeurteilung von Lebensqualität vorzuziehen ist, ist jedoch nach wie vor offen und wird erst durch die klinische Praxis beantwortet werden können. Die unfruchtbare Vermischung mit dem Begriff "Zufriedenheit" komplizierte zusätzlich die Definitionsproblematik (Wood-Dauphinee & Troidl 1991).

Trotz des lange bestehenden Interesses an der Befindlichkeit des Patienten haben die Kontroversen um die Definition der Lebensqualität und um ihre Meßbarkeit echte Fortschritte lange verzögert. Weitere Verwirrung verursachten die unterschiedlichen Gruppen von Wissenschaftlern, die sich mit dem Thema Lebensqualität befaßten: erst Methodologen (Soziologen, Psychologen, Campbell et al. 1976, McDowell & Newell 1987, v. Zerssen 1971), dann Gesundheitsökonomen (Drummond 1987, Lane 1987), und schließlich in sehr geringem Maße Kliniker (Feinstein 1987, Guyatt et al. 1989, Levine et al. 1988, Padilla et al. 1983, Priestman & Baum 1976, Roder et al. 1990, Schipper et al 1984, Selby et al. 1984). Die Methodologen haben komplizierte Fragenlisten entwickelt und für ihre Zwecke eingesetzt (v. Zerssen 1971). Die Gesundheitsökonomen entwarfen ausgefeilte theoretische Konstruktionen wie die QALYs (Quality Adjusted Life Years; Drummond 1987, Lane 1987). Die Kliniker hingegen fühlten sich von der methodischen Seite verlassen und mußten mit selbst entwickelten Indices - "Milchmädchen-Scores" arbeiten. Bei der Anwendung derartiger Indices oder Mäßstabe traten die typischen Probleme auf, die auch jede andere nicht geprüfte diagnostische Technik hat: Mangel an Gültigkeit, Reproduzierbarkeit und Empfindlichkeit, sowie eingeschränkte Anwendbarkeit und praktische Verfügbarkeit. Dies kann an einem einfachen Beispiel demonstriert werden.

Die so plausibel erscheinende Visick-Skala (Visick 1948) mit ihrer bestechend einfachen symptomorientierten Einteilung in "exzellent", "gut", "mäßig" und "schlecht" ist nicht auf Gültigkeit geprüft, d.h. es ist nicht getestet, ob "exzellent", sei es durch den Arzt oder den Patienten selbst angegeben, tatsächlich einem exzellenten Befindlichkeitszustand des Patienten entspricht. Die Anwendung eines solchen ungültigen Instrumentes kann daher auch nur zu ungültigen Ergebnissen führen. Wie sollte man auch mit einem verbogenen Lineal messen können? Daher sind Ergebnisse der Visick-Einteilung sehr untersucherabhängig und kaum zwischen Kliniken vergleichbar. Ein ähnliches Problem entsteht mit selbstentworfenen, nicht getesteten Skalen, mit denen Symptome im Sinne eines Scores zusammengezählt werden. Sie sind zwar ein Schritt in die richtige Richtung, aber auch sie können keine gültigen Ergebnisse liefern.

Nach der Einführung validierter Instrumente (Drossman et al. 1989, Grogono et al. 1964, Guyatt et al. 1989, Levine et al. 1988, Padilla et al. 1983, Priestman & Baum 1976, Schipper et al. 1984, Selby et al. 1984) war der erste große Schritt überwunden. Es traten jedoch andere Schwierigkeiten auf. Ein typisches Problem ist die fehlende Empfindlichkeit grober Skalen, um subtile Veränderungen der Befindlichkeit des Patienten anzuzeigen. Die Indices nach Spitzer oder Grogono mit ihrer 10er Einteilung sind zu grob, um feine Veränderungen zu messen. Zwar erlauben sie an

Patientenkollektiven Aussagen über Unterschiede der Befindlichkeit (Grundmann et al. 1989, Stützer & Bauer 1992, Troidl et al. 1987). Sie sind jedoch für den individuellen Patienten im klinischen Alltag nicht brauchbar, da sie kleinere Veränderungen der Befindlichkeit nicht anzeigen. Ein weiteres Problem einiger Indices ist ihre eingeschränkte Gültigkeit für bestimmte Erkrankungen, z.B. chronisch - entzündliche oder funktionelle Darmerkrankungen (Drossman et al. 1989, Guyatt et al. 1989) und Krebsleiden (Levine et al. 1988, Padilla et al. 1983, Priestman & Baum 1976, Selby et al. 1984). Ein letztes wenn auch riesiges Problem, ist die Tatsache, daß zahlreiche sehr attraktive Indices nur in englischer Sprache vorliegen und eine unprofessionelle Übersetzung ins Deutsche die Gültigkeit einschränken würde.

Das ärztliche Bedürfnis, die Befindlichkeit der Patienten zu messen und in ihre Entscheidungen einzubeziehen, ist groß. Die Verfügbarkeit geeigneter Instrumente ist dagegen gering. Belegt wird dies durch eine Studie aus New York (Walsh & Emrich 1988), in der 675 Mediziner befragt wurden. Von diesen hielten es 78 % für eindeutig möglich, Lebensqualität zu messen, 89 % gaben an, daß sie, falls vorhanden, ein Instrument zur Messung in ihrer täglichen Praxis einsetzen würden, jedoch nur 37 % berichteten, daß ihnen derzeit ein Instrument zur Messung der Lebensqualität bei Krebspatienten zur Verfügung steht. Im deutschsprachigen Raum würde die Zahl von 37 % vermutlich noch deutlich unterschritten, da wenige Instrumente in einer deutschen Version vorliegen (Rohde et al. 1984).

## Meßinstrumente und Anwendungsbeispiele

Bei diversen gastrointestinalen Erkrankungen sind bereits Messungen der Lebensqualität beschrieben worden. Häufig wurden jedoch nicht validierte oder für die klinische Praxis nicht brauchbare Indices eingesetzt. Ein weiteres Problem ist das Fehlen geeigneter Instrumente in deutscher Sprache.

Einige Beispiele sollen kurz beschrieben und diskutiert werden.

### Beschwerdenliste beim Oesophaguskarzinom
Roder und Siewert (Roder et al. 1990) applizierten drei standardisierte Fragebögen bei einer kleinen Gruppe nachuntersuchter Patienten - nach totaler Entfernung der Speiseröhre wegen eines Krebses.
Sie untersuchten allgemeine körperliche Beschwerden, psychosoziale Belastungen und die Lebenszufriedenheit. Ein überraschendes Ergebnis der Studie war, daß Patienten nach Entfernung der Speiseröhre einen höheren Wert der Zufriedenheit erreichten als gesunde Personen, obwohl sie wesentlich mehr körperliche Beschwerden hatten. Letzteres kann als Indiz gesehen werden, daß Kranke bei der Wahrnehmung ihrer Lebensqualität die einzelnen Dimensionen der Lebensqualität offenbar anders bewerten als gesunde Personen. Die von Roder angewandten Fragenlisten sind zwar nach methodo-

logischen Kriterien brauchbar, scheinen jedoch für die klinische Praxis am Krankenbett eher ungeeignet.

### Spitzer Index beim Magenkarzinom

Sowohl Troidl (Troidl et al. 1987) als auch Stützer (Stützer & Bauer 1992) setzten den Spitzer Index zur Lebensqualitätsmessung beim Magenkarzinom ein. Stützer verwandte den Index im Rahmen einer Validierungstudie zum TNM - Tumorklassifikationssystem (Rohde et al. 1984). Sein wesentliches Ergebnis war, daß es kurz vor dem Versterben der Patienten zu einer deutlichen Veränderung des Spitzer-Index kam, was er als "Wasserfall-Effekt" bezeichnete. Frühere, im klinischen Verlauf wichtige Veränderungen der Befindlichkeit wurden nicht sensibel angezeigt. Parallel dazu fand Troidl, daß der Spitzer-Index klinisch relevante Veränderungen der Lebensqualität im postoperativen Verlauf nicht anzeigen konnte, da sein numerischer Ausschlag zu gering war. Der Spitzer-Index erwies sich daher als ungeeignet für subtilere Veränderungen der Befindlichkeit.

### Grogono-Index beim Rektumkarzinom

Grundmann setzte bei Patienten mit Rektumkarzinomen die Indices nach Spitzer und nach Grogono ein, um die Rektumexstirpation mit Anus praeter mit einer Rektumresektion ohne Anus praeter zu vergleichen (Grundmann et al. 1989). Männer hatten nach Rektumexstirpation häufiger Minderwertigkeitsgefühle, Depressionen und Störungen des Sexuallebens, während Frauen mit dem Anus praeter besser fertig wurden. Der Index nach Grogono zeigte am deutlichsten eine subjektiv bessere Lebensqualität nach kontinenzerhaltender Rektumresektion.

### Symptomliste bei der gastrooesophagealen Refluxkrankheit und beim Ulcusleiden

Ein weiteres Beispiel für Befindlichkeitsmessungen bei Erkrankungen des oberen Gastrointestinaltraktes sind die von Dimenäs (Dimenäs et al. 1993) beschriebenen Messungen der Lebensqualität und der Symptomatik bei Patienten mit peptischem Ulcusleiden. Die Autoren setzten den Psychological Well-Being Index (PGWB), den Gastrointestinal Symptom Rating Scale (GSRS) und den Ulcus Esophagitis Subjective Symptoms Scale (UESS) ein und dokumentierten die psychometrischen Qualitäten dieser Indices, so daß sie für weitere Studien zur Verfügung stehen - leider wieder nur in englischer Sprache.

### Lebensqualität bei chronisch entzündlichen Darmerkrankungen

Guyatt et al. (1989) entwickelten einen "Inflammatory Bowel Disease Questionnaire" zur Messung der subjektiven wahrgenommenen Lebensqualität bei chronisch entzündlichen Darmerkrankungen. Zwar liegt die Fragenliste bisher nur in englischer Sprache vor, erstaunlich ist jedoch die Parallelität zu dem von unserer Arbeitsgruppe in Köln entwickelten Gastrointestinalen Lebensqualitätsindex.

*GLQI - Gastrointestinaler Lebensqualitätsindex bei der Cholelithiasis*
Unter der Leitung von Troidl entwickelte unsere Arbeitsgruppe in Köln (Eypasch et al.
1990, 1992, 1993) eine für den Gastrointestinaltrakt spezifischen Index, der bei
benignen und malignen Erkrankungen des Gastrointestinaltraktes eingesetzt werden
kann. Ein plakatives Ergebnis der Anwendung des Index ist, daß Patienten nach
laparoskopischer Cholezystektomie in Köln bereits 2 Wochen (Montreal Studie: 10
Tage (Barkun et al. 1992, vgl. Abb. 4) nach der Bauchspiegelungsoperation ein
Befindlichkeitsniveau wie gesunden Personen erreicht haben. Patienten nach der konventionellen Gallenblasenoperation erreichten diesen Wert erst deutlich später. Ein
identisches Ergebnis brachte die Studie von Barkun aus Montreal (Eypasch et al. 1992,
Abb. 4). Weiterhin wurde der Index beim Magenkarzinom und beim peptischen Ulcusleiden vor und nach Magensäurenervdurchtrennung eingesetzt.

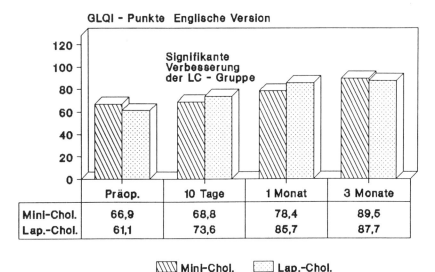

*Abb. 4:   Signifikante Verbesserung der Lebensqualität nach laparoskopischer Cholezy-
stektomie bei kanadischen Patienten gemessen mit dem Gastrointestinalen Lebensqualitätsindex (Englische Version)(Student's t-Test, Wilcoxon Rank Sum
Test, p<0,05) (Barkun et al. 1992). Ergebnisse einer randomisierten Studie:
Mini-Cholezystektomie (Mini-Chol., n = 23) versus laparoskopische Cholezystektomie (Lap.Chol.=LC; n = 35; zum Vergleich siehe Eypasch et al. 1992).*

## Entwicklung des Gastrointestinalen Lebensqualitätsindex (GLQI)

Die Beschäftigung mit der Lebensqualität und die Entwicklung eines Lebensqualitätsindex für gastrointestinale Erkrankungen wurden durch die Beschäftigung des Seniorautors mit der Befindlichkeit bei Patienten mit peptischem Ulcusleiden und Magenkarzinomen initiiert.

Nachdem der Chirurg in seiner Ausbildung die Techniken der Magenentfernung und der Wiederherstellung der Nahrungspassage gelernt hat, fällt ihm auf, daß die Patienten nach der Gastrektomie müde, abgeschlagen, appetitlos, untergewichtig und oft depressiv sind: Operation gelungen- Patient am Ende (Troidl et al. 1987, Vestweber & Troidl 1989).

Die chirurgische Behandlung des Magenkrebses ist ohnehin schon durch zahlreiche Kontroversen gekennzeichnet. Es ist umstritten, ob immer der ganze Magen beim Krebsbefall reseziert werden muß, ob die anhängenden Lymphknoten radikal entfernt werden müssen und wie die Nahrungspassage wiederhergestellt werden soll, sei es durch einen Dünndarmersatzmagen oder durch eine einfache Naht zwischen Speiseröhre und Dünndarm.

Klinisch relevante Daten über die Befindlichkeit-Lebensqualität von magenresezierten Patienten fehlten anfang der 70er Jahre. Ebensowenig boten und bieten die chirurgischen Standardlehrbücher Hinweise, welche der über 60 möglichen Rekonstruktionsformen für den Patienten das beste Ergebnis liefert. Daher wurde 1974 von Troidl eine randomisierte klinische Studie begonnen, die anhand des Kriteriums "Befindlichkeit des Patienten" zwei unterschiedliche Rekonstruktionstechniken der Nahrungspassage vergleicht: den aufwendigen Dünndarmersatzmagen und die technisch-einfachste Rekonstruktion, die Oesophagojejunostomie (Naht zwischen Speiseröhre und Dünndarm, Troidl et al. 1987).

Das größte Problem der Studie war in der Tat die Messung der Lebensqualität mit einem validierten Instrument. Ein solches stand 1974 nicht zur Verfügung. Es mußte daher auf selbst zusammengestellte Symptom-Fragebögen zurückgegriffen werden, die aufgrund klinischer Erfahrung in der Magenchirurgie erstellt wurden. Zwar waren sämtliche Symptome vorher definiert worden, dies garantierte jedoch nicht die Gültigkeit der Fragenliste für das Kriterium "Befindlichkeit". Beispielsweise könnte ein Symptom wie Durchfall oder Völlegefühl für den einen Patienten belästigend, einschränkend oder gar quälend sein, während sich andere Patienten weniger beeinträchtigt fühlen und gut zurechtkommen.

Die Verarbeitung eines Symptoms, d.h. der konkrete Einfluß auf die Lebensqualität des Patienten spielt also eine wichtige, von den Chirurgen unterschätzte Rolle. Durch engen persönlichen Kontakt zu Spitzers Arbeitsgruppe in Kanada wurde dann 1981 der Spitzer-Index zur Beurteilung der Lebensqualität in das Studienprotokoll aufgenommen (Rohde et al. 1984, Spitzer et al. 1981). Zwar war damit ein validiertes Instrument zur Hand, die numerischen Änderungen auf der 10-Punkte Skala waren jedoch bei den meisten Patienten zu gering, um sinnvolle Aussagen zu gestatten. Erst kurz vor dem Versterben der Patienten kam es zu einem deutlichen Abfall des Spitzer-Index ("Wasserfall-Effekt" nach Stützer, Stützer & Bauer 1992), während in der für den Kliniker interessanten Phase der ersten 3 bis 6 postoperativen Monate und der ersten 2 Jahre nach der Operation bei Überlebenden keine verwertbaren Veränderungen des Spitzer-Index zu verzeichnen waren.

Bei einer Zwischenauswertung der Studie konstruierten die Autoren einen gemischten Score aus soziodemographischen und krankheitsspezifischen Variablen, um die Ergebnisse der beiden Rekonstruktionsformen synoptisch darzustellen (Troidl et al. 1987). Die Wiederherstellung der Nahrungspassage mit einem Ersatzmagen hatte nach diesem Score Vorteile für die Lebensqualität der Patienten.

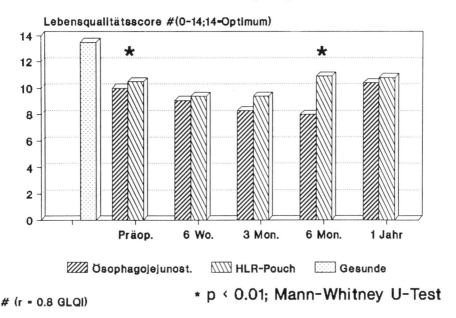

Abb. 5: *Lebensqualität nach totaler Gastrektomie: Präoperativ hatten Patienten mit einem Magenkarzinom bereits eine deutlich schlechtere Befindlichkeit als gesunde Personen. Postoperativ kam es zu einer Talsohle von 3 bis 6 Monaten. Die Patienten mit einem Ersatzmagen (HLR-Pouch: Hunt-Lawrence-Rodino Pouch) hatten zu diesem Zeitpunkt eine bessere Lebensqualität gemessen mit dem Score nach Troidl (Troidl et al. 1987).*

Erst seit dem letzten Jahr steht ein an der eigenen Klinik entwickelter und validierter Index zur Lebensqualitätsmessung zur Verfügung, der jetzt die Anwendung bei Erkran-

kungen des Gastrointestinaltraktes gestattet (Eypasch et al. 1993). Eine Zwischenauswertung der Lebensqualität der gastrektomierten Patienten mit einfacher Rekonstruktion
(Oesophagojejunostomie) oder Ersatzmagen (Hunt-Lawrence-Rodino-Pouch) findet
sich in Abb. 5.

Das Fehlen eines geeigneten deutschsprachigen Instrumentes zur Messung der Lebensqualität in der gastroenterologischen Chirurgie hat uns angeregt, in Kooperation mit
der kanadischen Arbeitsgruppe um Spitzer und Wood-Dauphinee, einen eigenen Index
zur Lebensqualität zu entwickeln. Zusätzlich unterstützt wurde dieses Anliegen durch
die Notwendigkeit, die eindrucksvollen Erfolge der laparoskopischen Chirurgie für die
Lebensqualität der Patienten zu messen (Eypasch et al. 1992).

*Tabelle 3: Ablauf der Studie : Entwicklung, Validierung und Testen des Gastrointesti-
nalen Lebensqualitätsindexes (GLQI)*

| | |
|---|---|
| 1) Stoffsammlung: | - Aufstellen eines Fragebogens durch das Team<br>- Befragung von Patienten, Angehörigen und Behandelnden<br>- Auswertung im Team nach Kriterien: Prävalenz und<br>  Einfluß auf die Lebensqualität |
| 2) Stoffreduktion: | - Modifikation und Verkürzung des Fragebogen<br>- Befragung von Patienten<br>- Auswertung im Team nach Kriterien: Prävalenz und<br>  Korrelation |
| 3) Validierung: | - Korrelation mit Spitzer-Index und Bradburn-Skala |
| 4) Expertenurteil: | - Beurteilung des Fragebogens durch Gastroenterologen<br>- Modifikation des Instrumentes und Erstellung eines Index<br>  (GLQI) |
| 5) Reproduzierbarkeit: | - Wiederholte Befragung von klinisch stabilen Patienten,<br>  Berechnung der Variation und Korrelation der Meßwerte |
| 6) Sensitivität: | - Prä- und postoperative Messungen bei laparoskop. Chole-<br>  zystektomie, Vergleich der Werte |
| 7) Gesunde Probanden: | - Normale Probanden; Verteilung der Werte nach Dimensio-<br>  nen der Lebensqualität |

Bei der Entwicklung des Gastrointestinalen Lebensqualitätsindex (GLQI) mußte das
Problem der Definition von Lebensqualität und eine Fremdbeurteilung umgangen werden. In Anlehnung an gängige Techniken aus der Soziologie (Campbell et al. 1976, Zapf

1984) haben wir daher den Ansatz der Subjektivisten verfolgt und eine Beurteilung der Selbstwahrnehmung von Lebensqualität durch den Patienten oder Probanden angestrebt (Tab. 2). Der Patient selbst gibt an, in welchen Bereichen (Dimensionen) der Befindlichkeit er Einschränkungen wahrnimmt.

In verschiedenen Phasen der Entwicklung des Index wurden Aspekte gesammelt, die die Lebensqualität der Patienten beeinträchtigten (Tab. 3). Zur Validierung der Patientenaussagen wurden Angehörige und behandelnde Ärzte nach der von den Patienten angegebenen Beeinträchtigung der Lebensqualität befragt (Eypasch et al. 1990). Die Antworten der Angehörigen korrelierten eindeutig mit den Angaben der Patienten. Die Ärzte hingegen zeigten eine fehlende Korrelation mit den Angaben der Patienten, was wir als Ausdruck dafür werten, daß behandelnde Ärzte nicht abschätzen können, wie sehr die Lebensqualität ihrer Patienten durch eine Erkrankung tatsächlich beeinträchtigt ist.

In einer weiteren Phase der Entwicklung des Index wurde die Anzahl der Fragen anhand der Kriterien Häufigkeit und Korrelation untereinander auf ein vertretbares Maß reduziert. Weitere Schritte der Entwicklung und Prüfung des Index beinhalteten die Untersuchung der Reproduzierbarkeit an 50 klinisch stabilen Patienten sowie die Anwendung bei 150 gesunden Personen (Eypasch et al. 1990).

*Tabelle 4:   Struktur des Gastrointestinalen Lebensqualitätsindex (GLQI)*
*Dimensionen und Aspekte der Lebensqualität, Berechnung des Indexwertes*

| Dimension / Aspekt | Punkte Aspekt | Punkte Dimension | Anteil in % |
|---|---|---|---|
| **Symptome:** | | | |
| - Schmerzen im Bauch | 4 | | |
| - Epigastrisches Völlegefühl | 4 | | |
| - Blähungen | 4 | | |
| - Windabgang | 4 | | |
| - Aufstoßen, Rülpsen | 4 | | |
| - Darmgeräusche | 4 | | |
| - Häufiger Stuhlgang | 4 | | |
| - Spaß am Essen | 4 | | |
| - Nahrungsrestriktion, Diät | 4 | | |
| - Regurgitation | 4 | | |
| - Langsames Essen | 4 | | |
| - Schluckstörungen | 4 | | |
| - Dringender Stuhlgang | 4 | | |
| | | | |
| **Symptome:** | | | |
| - Durchfall | 4 | | |
| - Verstopfung | 4 | | |
| - Übelkeit | 4 | | |
| - Blut im Stuhl | 4 | | |
| - Sodbrennen | 4 | | |
| - Unkontrollierter Stuhlabgang | 4 | | |
| Summe: | | 76 | 53 |

**Weiterführung Tabelle 4:**

| Dimension / Aspekt | Punkte Aspekt | Punkte Dimension | Anteil in % |
|---|---|---|---|
| **Emotionen:** | | | |
| - Stressverarbeitung | 4 | | |
| - Traurigkeit über Erkrankung | 4 | | |
| - Nervosität, Angst | 4 | | |
| - Befriedigung | 4 | | |
| - Frustration | 4 | | |
| Summe: | | 20 | 14 |
| | | | |
| **Physische Funktionen:** | | | |
| - Müdigkeit | 4 | | |
| - Unwohlsein | 4 | | |
| - Nächtliches Aufwachen | 4 | | |
| - Körperliches Aussehen | 4 | | |
| - Körperliche Kraft | 4 | | |
| - Ausdauer | 4 | | |
| - Fitness | 4 | | |
| Summe: | | 28 | 20 |
| | | | |
| **Soziale Funktionen:** | | | |
| - Alltagsaktivitäten | 4 | | |
| - Freizeitaktivitäten | 4 | | |
| - Verhältnis nahestehende Personen | 4 | | |
| - Sexualleben | 4 | | |
| Summe: | | 16 | 11 |
| | | | |
| **Medizinische Behandlung** | | | |
| - Belästigung durch mediz. Behandlung | 4 | | |
| Summe: | | 4 | 2 |
| | | | |
| Theoretischer Idealwert: * | | 144 | 100 |
| Normale gesunde Personen: | | 120 | (19) |
| (Mittelwert und Standardabweichung) | | | |

\* Beim Idealfall einer unbeeinträchtigten Lebensqualität - Befindlichkeit

Zur Testung der Empfindlichkeit wurde den Patienten nach konventioneller und laparoskopischer Cholezystektomie prä- und postoperativ der Fragebogen des Gastrointestinalen Lebensqualitätsindex vorgelegt. Bereits 2 Wochen nach der laparoskopischen Operation zeigten die Patienten nahezu eine Wiederherstellung ihrer vorher beeinträchtigten Lebensqualität (Abb. 4, Barkun et al. 1992, Eypasch et al. 1992). Ein Beispiel der routinemäßigen Anwendung des Index in unserer Klinik wird in Abb. 6 gezeigt.

Die derzeitige Form des Index, der jedoch durch weiteres Testen und durch Modifikationen verfeinert werden muß, ist eine Liste von 36 Fragen zu den in Tab. 4 dargestellten Aspekten von Lebensqualität. Bei (theoretisch) unbeeinträchtigter Lebensqualität können maximal 144 Punkte gemessen werden (Tab. 4). Gesunde Probanden haben Indexwerte von 120 Punkten (Standardabweichung 19 Punkte). Eine Faktorenanalyse zur Bestätigung der Inhalte und Dimensionen des Index wird zur Zeit durchgeführt. Ständiger Diskussionsgegenstand, auch in der eigenen Klinik, ist die ungewichtete (Abb. 6a und 6b) oder gewichtete Darstellung der Dimensionen des Lebensqualitätsindex.

# Individuelles Lebensqualitaetsprofil des Patienten B.S
## mit Magenkarzinom
## OPERATION: Gastrektomie

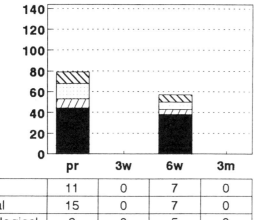

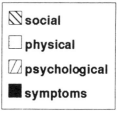

| | pr | 3w | 6w | 3m |
|---|---|---|---|---|
| social | 11 | 0 | 7 | 0 |
| physical | 15 | 0 | 7 | 0 |
| psychological | 9 | 0 | 5 | 0 |
| symptoms | 44 | 0 | 38 | 0 |

lfdnr= 8          - ungewichtete Darstellung

*Abb. 6a: Ausdruck einer Computergraphik - Lebensqualitätsmessung in der klinischen Routine - ungewichtete (a) und gewichtete (b) Darstellung. Ungewichtete Darstellung: y-Achse: GLQI Punkte; x-Achse Zeitpunkte pr = präoperativ sowie 3, 6 Wochen und 3 Monate postoperativ. Gewichtete Darstellung (jede der 4 Dimensionen mit je 25% gewichtet) : y-Achse: maximal 16 Punkte als Summe von 4 Punkten, die pro Dimension der Lebensqualität gegeben werden (Social: soziale Funktionen; physical: physische Funktionen; psychological : Emotionen; symptoms : Symptome).*
*Die dargestellten Patienten hatten präoperative bereits eine erheblich reduzierte Lebensqualität, die sich 6 Wochen nach der Operation nochmals weiter verschlechterte.*

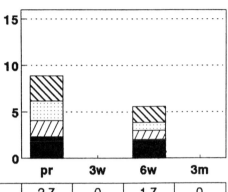

## Individuelles Lebensqualitaetsprofil des Patienten B.S
### mit Magenkarzinom
### OPERATION: Gastrektomie

|               | pr  | 3w | 6w  | 3m |
|---------------|-----|----|-----|----|
| social        | 2,7 | 0  | 1,7 | 0  |
| physical      | 2,1 | 0  | 0,9 | 0  |
| psychological | 1,8 | 0  | 1   | 0  |
| symptoms      | 2,3 | 0  | 2   | 0  |

**lfdnr= 8**          **- gewichtete Darstellung**

☒ social
▦ physical
▨ psychological
■ symptoms

*Abb. 6b:   Erklärung s. Abb.6a*

### Sinn und Ziel der Lebensqualitätsforschung

Was ist Sinn und Ziel der Lebensqualitätsmessung? Welche Konzeption liegt ihrer Messung zugrunde?

Die Konzeption ist, erstens den behandelnden Ärzten und "Health Care Professionals" (eine brauchbare Übersetzung finden wir im Deutschen nicht) bessere Informationen über die Auswirkung der Erkrankung auf das Wohlbefinden des Kranken zu liefern. Hier besteht offenbar ein eklatantes Wissensdefizit auf der Seite der Ärzte, was sowohl der kurze Dialog zu Beginn dieses Artikels als auch die fehlende Korrelation zwischen Patientenaussagen und Angaben der Ärzte bei der Entwicklung des Index zeigen (Eypasch et al. 1990).

Zweitens ist es erforderlich, zahlreiche medizinische Behandlungsstrategien hinsichtlich ihrer Befindlichkeitsaspekte zu beschreiben. Zwar kennen wir genau die Komplikationsraten bestimmter Operationen, die Leukozytenzahlen unter Chemotherapie oder auch die Gewebebelastung bei einer Bestrahlungsbehandlung. Wie aber fühlt sich ein Patient bei einer aggressiven Zytostasebehandlung? Welche emotionalen Folgen hat eine verstümmelnde, wenn auch lebensrettende Operation, sei es künstlicher Darmausgang oder die Amputation eines Beines? Wie wirkt sich die Mitteilung der Diagnose Krebs auf das Befinden und auf die Wechselbeziehungen der Dimensionen der Lebensqualität untereinander aus?

Drittes Ziel und Kern der Konzeption der Lebensqualitätsforschung ist es, in Zukunft dem Patienten relevante Lebensqualitätsdaten für seine Krankheitssituation verständlich zu vermitteln und ihn zum mündigen Partner bei der Behandlung zu machen. Diese Mündigkeit des Patienten ist nicht nur human geboten, sondern sie verbessert auch deutlich das Ergebnis chirurgischer Behandlungen. Eklatantes Beispiel ist die Studie von Klußmann zur Verarbeitung eines künstlichen Darmausgangs (Klußmann 1987). Die Aussage dieser Studie ist, daß Patienten umso besser mit einem Anus praeter fertig wurden, je besser und detaillierter sie über das Verfahren vorher aufgeklärt wurden.

Unserer Philosophie der Lebensqualitätsforschung lautet: *Wissen, eigene Verantwortung, Mündigkeit und Partnerschaft verbessern das Ergebnis ("Outcome") chirurgischer Eingriffe !*

Die bessere Erfassung der Emotionslage des Patienten zwecks besserer Betreuung muß selbstverständlich vor der Intimsphäre und dem freien Willen des Patienten halt machen. Das Ziel darf und kann es nicht sein, eine Durchleuchtung der Psyche des Patienten mittels Fragebögen und Indices zu betreiben. Vielmehr ist es das Ziel, diejenigen emotionalen, sozialen und physischen Aspekte der Befindlichkeit zu erfassen und zu verstehen, die der Patient mitteilen will, für die wir Ärzte bisher jedoch (noch) keine Antenne hatten.

**Konkretes in der klinischen Routine**

Die bis heute offene Frage ist, welche Rolle Indices der Befindlichkeit in der konkreten klinischen Praxis spielen. Klar ist ihre Unverzichtbarkeit in den wissenschaftlichen Studien zur Bewertung verschiedener Therapieverfahren für das relevante Zielkriterium der Lebensqualität. Um diese Frage zu klären, muß zunächst die Information über die Befindlichkeit des Patienten dem behandelnden Arzt verfügbar und verständlich gemacht werden. An unserer Klinik werden daher die Patientendaten aus dem Fragebogen in eine Computerdatenbank eingegeben und dem Arzt in graphischer Form als Ausdruck zur Verfügung gestellt. Sowohl der (umstrittene) Globalwert als auch die Werte für die Dimensionen der Lebensqualität - Symptome, Emotionen, physische und soziale Funktionen - werden auf dem Hintergrund von Daten einer Stichprobe der Normalbevölkerung graphisch dargestellt. Unsere Hypothese ist, daß dies dem Arzt eine bessere Einsicht in die Probleme, Sorgen und Befindlichkeit des Patienten ermöglicht, was wiederum eine bessere Therapie zur Folge hat. Eine entsprechende Studie haben wir konzipiert.

## Grenze Chirurgie - Psychologie

Wo liegt die Grenze zwischen chirurgischer und psychotherapeutischer Patientenbe-
treuung? Die Chirurgen haben natürlich in erster Linie die Aufgabe, chirurgische Behandlungsstrategien, Operationen auszuwählen, durchzuführen und im Ergebnis
(Outcome) zu bewerten. Mit der psychotherapeutischen Betreuung von Patienten sind
Chirurgen nicht nur zeitlich überfordert, sondern sie sind auch nicht ausgebildet und
vielleicht desinteressiert. Dennoch sind psychologische Aspekte , eben die Lebensqualität des Patienten von großer Bedeutung, da chirurgische Behandlung die Lebensqualität
enorm beeinflußt. Chirurgische und psychotherapeutische Betreuung eines Patienten
müssen daher ineinandergreifen wie Zähne eines Zahnrades. Das Wissen beider Seiten
ist erforderlich. Der Chirurg weiß, daß die Müdigkeit, Depression oder Abgeschlagen-
heit eines Patienten durch einen niedrigen Blutfarbstoffwert (Hämoglobin) oder einen zu
hohen Wert des Kalziums bedingt sein kann. Er kennt chirurgische Techniken, um diese
Störungen zu korrigieren. Der Psychologe andererseits weiß, daß durch gezielte
Aufklärung, Information und Führung eines Patienten die Symptomverarbeitung verbessert werden kann und ein Patient sein Leiden oder sein Handikap besser verarbeitet. Er
kennt entsprechende psychologische Behandlungsverfahren. Die Messung der Lebensqualität in der klinischen Praxis wird dazu beitragen, den Punkt aufzuzeigen, an dem ein
chirurgischer Patient nicht nur chirurgisch-ärztliche Betreuung, sondern eventuell
weitere psychotherapeutische Hilfe benötigt.

## Zukunft der Lebensqualitätsmessung

Die Messung der Lebensqualität wird in den nächsten Jahren deutliche Fortschritte machen: mehr und mehr validierte Indices für die gastroenterologische und die gesamte
Chirurgie werden entwickelt und eingesetzt werden. Schon jetzt stehen einige brauchbare Indices in deutscher Sprache und sogar spezifisch für den Magen-Darm-Trakt zur
Verfügung (Drossman et al. 1989, Eypasch et al. 1993, Guyatt et al. 1989). Leider gibt
es diese Indices noch nicht lange genug, um von geeigneten Patienten Daten im Längs-
schnitt zur Verfügung zu haben. Prospektive Beobachtungsstudien etwa nach laparoskopischer Cholezystektomie oder nach Krebsoperationen werden diese Daten liefern
müssen.

Der nächste wichtige Schritt wird sein, Lebensqualitätsdaten, z.B. Scorewerte in
klinische Entscheidungsprozesse einzubauen, so wie es heute schon bei der Prozentein-
teilung der Verbrennungen, bei der TNM-Einteilung in der onkologischen Chirurgie
oder in der Rheumatologie (Nelson et al. 1987) geschieht.
Sind erst einmal genügend Informationen über die Lebensqualität bei bestimmten Erkrankungen vorhanden, geht es darum, diese Informationen dem Patienten zu vermitteln
und mit ihm gemeinsam die weitere Therapie zu planen. Typische Beispiele solcher
therapeutischer Alternativen, die dem Patienten anhand gesicherter Lebensqualitätsdaten
angeboten werden können und müssen, sind die chirurgische Therapie der Colitis

ulcerosa (Pouch versus Ileostoma; Köhler et al. 1991), des Extremitätensarkoms (Amputation versus gliedmaßenerhaltende Therapie; Sugarbaker et al. 1982) und des Mammakarzinoms (Lokale Exzision plus Bestrahlung versus Mastektomie; de Haes & Welvaart 1985).

Aufgrund dieser Informationen werden sich Patient und Arzt gemeinsam und besser für eine bestimmte Therapie entscheiden können, *denn der in die Entscheidung und Verantwortung einbezogene Patient wird ein besseres Ergebnis haben!*
Die Messung der Lebensqualität in der gastroenterologischen Chirurgie ist möglich und muß zum modernen Standard werden. Sie gestattet es, verschiedene Therapieformen zu vergleichen und unzumutbare Therapieformen aufzugeben. Das Ziel muß sein, durch Weitergabe der relevanten Lebensqualitätsdaten an den Patienten, diesen mündiger zu machen und mit ihm eine lebensqualitätsfreundlichere Behandlung zu wählen.

# Verhaltensmedizin in der Gastroenterologie: Biofeedback-Behandlung der Stuhlinkontinenz

*Paul Enck und Renate Schäfer*

### Zusammenfassung

Zwei Anwendungen des Biofeedback-Trainings in der Gastroenterologie haben seit vielen Jahren das Stadium des Versuches verlassen und sind zur Therapie der Wahl in vielen Labors und Kliniken geworden, nämlich in der Behandlung der Stuhlinkomtinenz und bei chronischer Obstipation vom Typ "Entleerungsstörung". In beiden Fällen haben komtrollierte Studien die überlegene Effizienz gegenüber herkömmlichen Therapieverfahren nachgewiesen, wobei die Erfolgsraten -in Abhängigkeit vom Zielkriterium- zwischen 50 und 80% rangieren. Offen ist zur Zeit noch die Frage, ob angesichts des hohen personellen Aufwandes eine Überführung der Biofeedback-Therapie in die klinische Routine möglich ist.


### Summary

Two applications of biofeedback training in gastroenterology have lost their experimantal natur and have become treatment of choice in many laboratories and clinics, namely in fecal incontinence and in chronic constipation of "outlet obstruction" type. In both cases, controlled studies have shown his superior efficacy compared to conventional treatment modalities with success rates ranging between 50 and 80%, depending of the efficacy criteria applied. A yet open question is, wheather in light of the high personnel costs transmission of biofeedback therapy into clinical routine management is possible.

## Verhaltensmedizin in der Gastroenterologie: Biofeedback-Training bei Inkontienz

Wenn Verhaltensmedizin - dem Anspruch nach - die Integration psychologischer und medizinischer Ansätze in Diagnostik, Therapie und Prävention von Erkrankungen bedeutet, dann ist das Biofeedback-Training bei Stuhlinkontinenz ein gutes Beispiel für eine gelungene Integration.

Anwendung des Therapieprinzips des Biofeedback-Lernens durch Rückmeldung von Körpersignalen an den Patienten gibt es in der Gastroenterologie in nur geringem Umfang: zum Erwerb von Kontrolle über den Druck des unteren Ösophagus-Sphinkters (Nikoomanesh et al. 1973), der Magenmotilität (Whitehead & Drescher 1980), der Säuresekretion bei gesunden Probanden (Moore & Schenkenberg 1974) und bei Patienten mit peptischen Ulcera (Welgan 1974). Klinische Anwendungen bei Hypermotilität des Dickdarms - bei Patienten mit Reizdarm-Syndrom - waren ohne symptomatische Besserung geblieben (Whitehead & Schuster 1985, Kröger 1986). Die verbleibenden Studien befassen sich mit Defäkationsstörungen (Obstipation, Inkontinenz), nachdem ein erster Fallbericht (Kohlenberg 1973) zeigen konnte, daß eine Besserung der Stuhlinkontinenz durch Biofeedback-Behandlung möglich ist. Nimmt man die Studien heraus, die vornehmlich oder ausschließlich Kinder behandelt haben, liegen bislang Ergebnisse von 14

Studien zur Behandlung der Inkontinenz und 8 Studien zur Behandlung der Obstipation vor. Die vorliegende Arbeit beschränkt die Analyse auf die Studien zur Inkontinenz-Behandlung.

## Stuhlinkontinenz: Pathophysiologie, Diagnostik und medizinische Therapie

Das Symptom "Stuhlinkontinenz" findet sich bei mehr als 1 % der erwachsenen Bevölkerung, wobei Frauen häufiger als Männer betroffen sind (Enck et al. 1994); bei manchen Krankheitsbildern sind bis zu 50 % der Erkrankten betroffen (Enck et al. 1991). Dem hohen Leidensdruck der Patienten (Enck & Weber 1992) steht eine erhebliche Tabuisierung des Symptoms selbst gegenüber, so daß die Dunkelziffer hoch ist: Viele Patienten verschweigen selbst ihrem behandelnden Arzt gegenüber ihr Leiden (Enck et al. 1991).

Die Ursachen der Inkontinenz Erwachsener sind vielfältig, in aller Regel aber organischer Natur (Bielefeldt et al. 1990). Die der Kontinenz dienenden Funktionen des Enddarmverschlusses sind partiell unter autonomer Kontrolle - wie der Ruhedruck des inneren Schließmuskels - und zum Teil willkürlich innerviert - wie die Leistung des äußeren Schließmuskels. Inkontinenz kann daher durch eine Vielzahl unterschiedlicher Dysfunktionen - nervaler oder muskulärer, entzündlicher, traumatischer oder iatrogener Art - entstehen (Bielefeldt et al. 1990). Auch eine Inkontinenz allein aufgrund alters - und geschlechtsbedingter Änderungen der Schließmuskelfunktionen ist möglich (Enck et al. 1989). Da Stuhlinkontinenz ein Symptom und keine Diagnose ist, kommt es in der Klinik wesentlich darauf an, die der Inkontinenz zugrunde liegenden Ursachen der Funktionsstörungen zu erkennen, bevor eine adäquate Therapie eingeleitet wird. Dazu dienen vor allem Funktionsuntersuchungen (Druckmessungen, radiologische und sonographische Untersuchungen, neurophysiologische Untersuchungen wie die Elektromyographie etc.; Enck et al. 1994).

Eine medikamentöse Behandlung der Stuhlinkontinenz gibt es nicht (Enck et al. 1993). Nicht zuletzt dadurch werden konservative Behandlungsstrategien wie das Beckenbodentraining mit oder ohne Biofeedback-Unterstützung zur Therapie der Wahl (Enck 1993a), die nach eigenen Erfahrungen in etwa 25 % der Fälle indiziert sind. Bei den übrigen Patienten stehen chirurgische Maßnahmen oder - schlußendlich - die Anlage eines künstlichen Darmausganges im Vordergrund der therapeutischen Überlegungen.

## Studien zur Biofeedback-Behandlung bei Stuhlinkontinenz

*Tabelle 1: Biofeedback-Studien bei Stuhlinkontinenz (I)*

| Autor | Jahr | Lit. | N | Alter | Range | Geschlecht F:M | Herkunft med:chir. |
|---|---|---|---|---|---|---|---|
| Engel | 1974 | 18 | 7 | 40.7 | 6-54 | 5 : 2 | 5 : 2 |
| Cerulli | 1979 | 19 | 50 | 46.0 | 5-97 | 36 : 12 | 35 : 14 |
| Goldenberg | 1980 | 20 | 12 | ? | 12-78 | 6 : 6 | 6 : 6 |
| Wald | 1981 | 21 | 17 | 46.9 | 10-79 | 11 : 6 | 4 : 13 |
| Wald | 1984 | 22 | 11 | 52.2 | 25-75 | 8 : 3 | 0 : 11 |
| Latimer | 1984 | 23 | 8 | 30.1 | 8-72 | 4 : 4 | 5 : 3 |
| Whitehead | 1985 | 24 | 18 | 72.7 | 65-92 | 15 : 3 | 3 : 15 |
| Buser | 1986 | 25 | 13 | 53.6 | 13-66 | 7 : 6 | 9 : 4 |
| McLeod | 1987 | 26 | 113 | 56.0 | 25-88 | 67 : 46 | 79 : 34 |
| Riboli | 1988 | 27 | 21 | 61.0 | 14-84 | 15 : 6 | 15 : 6 |
| Enck | 1988 | 28 | 19 | 47.3 | 10-80 | 10 : 9 | 9 : 10 |
| Loening-Baucke | 1990 | 29 | 8 | 63.0 | 35-78 | 8 : 0 | ? |
| Miner | 1990 | 30 | 25 | 54.6 | 17-76 | 17 : 8 | 16 : 9 |
| Chiarioni | 1993 | 31 | 14 | 48.1 | 24-76 | 10 : 4 | 3 : 11 |
| **alle** | | | **336** | **53.2** | **8-97** | **221:115** | **198:138** |

Zwischen 1974 und 1993 wurden insgesamt 14 klinische Studien veröffentlicht, in denen hauptsächlich Erwachsene behandelt wurden (Engel et al. 1974, Cerulli et al. 1979, Goldenberg et al. 1980, Wald 1981, Wald & Tunuguntla 1984, Latimer et al. 1984, Whitehead et al. 1985, Buser & Miner 1986, Berti et al. 1988, McLeod 1987, Enck et al. 1988, Loening-Baucke 1990a, Miner et al. 1990, Chiarioni et al. 1993). Diese Studien stammen aus 10 Behandlungszentren (Tab. 1). Die insgesamt 336 behandelten Patienten aller Altersgruppen - bei einer Spannweite von fast 90 Jahren - sind zu zwei Drittel Frauen.

In nur einer Untersuchung wurden ausschließlich Patienten mit *einer* Erkrankung - Diabetes mellitus - behandelt (Wald & Tunuguntla 1984), alle übrigen Patientengruppen hatten die unterschiedlichsten - medizinisch-internistischen wie chirurgischen - Grunderkrankungen. In die meisten Studien wurden Patienten mit unterschiedlichem Schweregrad der Inkontinenz eingeschlossen, nur eine Studie (Chiarioni et al. 1993) beschränkte sich auf Patienten mit einer speziellen Art der Inkontinenz. Der Anteil der idiopathisch Inkontinenten - bei denen in der Regel ein neurogener Schaden als Ursache der Symptome vorliegt - wird zumeist nicht berichtet.

## Behandlungsmodalitäten und Behandlungserfolg

*Tabelle 2: Biofeedback-Studien bei Stuhlinkontinenz (II)*

| Autor | Jahr | Lit. | Eing [1] | End. [2] | K[3] | S[4] | W[5] | Sitzungen | Zus.[6] |
|-------|------|------|------|------|------|------|------|-----------|------|
| Engel | 1974 | 18 | ja | ja | ja | nein | nein | 1 - 4 | nein |
| Cerulli | 1979 | 19 | ja | ja | ja | ja | nein | 1 | nein |
| Goldenberg | 1980 | 20 | ja | nein | nein | ja | nein | >1 | nein |
| Wald | 1981 | 21 | ja | nein | ja | ja | ja | 1 + 1 | Heim |
| Wald | 1984 | 22 | ja | nein | ja | ja | ja | ? | Heim |
| Latimer | 1984 | 23 | ja | ja | ja | ja | ja | 8 (2/Woche) | Heim |
| Whitehead | 1985 | 24 | ja | ja | nein | nein | ja | 8 (2/Woche) | Heim |
| Buser | 1986 | 25 | ja | ja | nein | ja | ja | 1 - 3 | Heim |
| McLeod | 1987 | 26 | nein | ja | nein | nein | ja | 3.3 | nein |
| Riboli | 1988 | 27 | ja | ja | ja | ja | ja | 12 (2/Woche) | nein |
| Enck | 1988 | 28 | ja | ja | ja | ja | ja | 5 - 10 | Heim |
| Loening-Baucke | 1990 | 29 | ja | ja | ja | ja | ja | 3 | Heim |
| Miner | 1990 | 30 | ja | ja | ja | ja | ja | 3 | nein |
| Chiarioni | 1993 | 31 | ja | ja | nein | nein | ja | 2 + 1 | Heim |

Im Laufe der Zeit haben sich die Behandlungsmodalitäten geändert: Am Anfang stand das Ziel "Koordination von Externus- und Internus-Funktionen" im Vordergrund, d.h. die zeitgerechte, willkürlich initiierte Kontraktion des M.sphincter ani externus nach einem Dehnungsreiz im Rektum, der zu einer unwillkürlichen Relaxation des M.sphincter ani internus führt (Abb. 1).

---

1) Eing.-Evaluation (Manometrie, EMG)
2) End-Evaluation (Manometry, EMG)
3) Behandlungsziele: Koordination, Sensibilität, Willkürkontraktion
4) siehe 3)
5) siehe 3)
6) zus. Behandlung (Heim-Training)

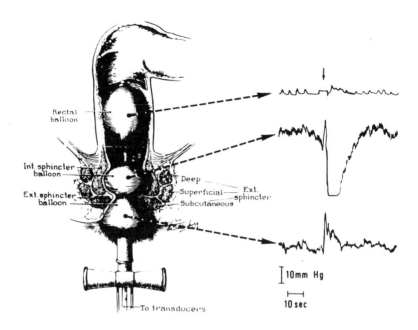

*Abb. 1: "Klassische" 3-Ballon-Biofeedback-Trainingssonde nach Schuster et al. (18) mit proximalem Rektumballon, mittlerem Analballon für den M.sphincter ani int. und distalem Analballon für den M.sphincter ani ext. Bei Dehnung des Rektums kommt es zum reflektorischen Druckabfall im Internus und zur kompensatorischen, überlernten Kontraktion des Externus.*

In den letzten Jahren sind, aufgrund neuerer Erkenntnisse über die Rolle der Perzeption rektaler Dehnungsreize bei der Kontinenzerhaltung (Bielefeldt et al. 1990, Wald 1983, Whitehead et al. 1981) und die bessere und einfachere Registrierung der Willkürfunktion des Externus mittels transkutaner, elektromyographischer Ableitung (Abb. 2) die Verbesserung von Perzeption und Willkürmotorik in den Vordergrund der Therapie gerückt. Gerade die letztere Applikation hat den verbreiteten Eindruck entstehen lassen, daß Biofeedback-Training eine physikalisch-therapeutische Maßnahme sei.

Die heute zumeist benutzten Therapiegeräte leiten vor allem die elektrische Aktivität des äußeren Sphinkter-Muskels ab, im Gegensatz zu den "klassischen" Drucksonden (s. Abb. 1 und 2). Die Anzahl der Therapiesitzungen variierte erheblich zwischen den Studien, ebenso wie die zusätzlich zum Training durchgeführten weiteren Therapiemaßnahmen (Tab. 2), wobei meist keine weiteren Angaben zu den Gründen für diese Modalitäten gemacht werden.

Die Therapieeffizienz wurde über die Anzahl der Inkontinenzereignisse vor und nach Therapie evaluiert, und eine Reduktion um mindestens 75 % war das häufigste Erfolgskriterium.

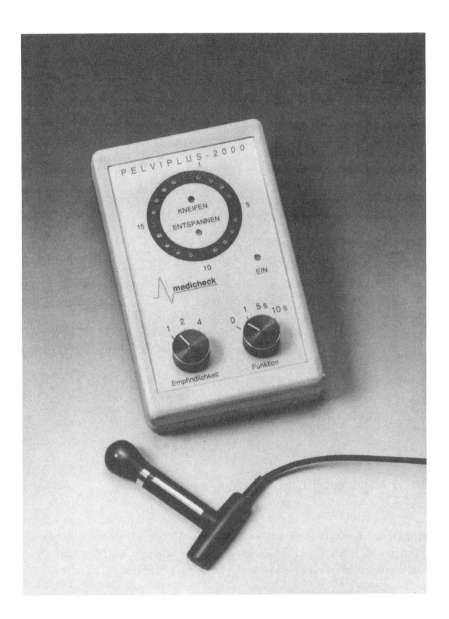

*Abb. 2:  Neueres Sphinkter-Trainingsgerät und EMG-Sensor (28)(Fa. Medicheck, Es-
sen). Der Sensor registriert über Oberflächenelektroden Potentiale des Externus, die auf einer Analoganzeige des Gerätes in Form eines sich schließenden
Kreises von Leuchtdioden wiedergegeben werden.*

In zwei Studien wurde zusätzlich eine globale Einschätzung durch die Patienten erhoben (Tab. 3). Trotz der eher heterogenen Behandlungsbedingungen sind die Behand-
lungsergebnisse sehr homogen und rangieren hinsichtlich der Erfolgsquoten zwischen
50 und 92 %. Unter Berücksichtigung der unterschiedlichen Stichprobengrößen ist der

Gesamterfolg mit 79.8 % (268/336 Patienten) sehr hoch. In nur einer Studie wird gefolgert, daß Biofeedback-Therapie anderen Behandlungsmöglichkeiten nicht überlegen sei, alle anderen kommen zum Ergebnis, daß Biofeedback-Therapie die Therapie der Wahl sei.

*Tabelle 3: Biofeedback-Studien bei Stuhlinkontinenz (III)*

| Autor | Jahr | Lit | Krit.[1] | Typ[2] | Nachunters. | Effiz.[3] | Kontrolle[4] |
|---|---|---|---|---|---|---|---|
| Engel | 1974 | 18 | ? | Interv. | 6-16 Mon. | 57 | nein |
| Cerulli | 1979 | 19 | >90 % | ? | 4-108 Wo. | 72 | nein |
| Goldenberg | 1980 | 20 | ? | ? | 10-96 Wo.. | 83 | nein |
| Wald | 1981 | 21 | >75 % | Interv. | 2-38 Mon. | 71 | nein |
| Wald | 1984 | 22 | > 75 % | ? | 4-30 Mon. | 73 | ja |
| Latimer | 1984 | 23 | ? | Tageb. | 6 Mon. | 88 | ja |
| Whitehead | 1985 | 24 | > 75 % | Tageb. | 6 Mon. | 77 | ja |
| Buser | 1986 | 25 | ? | ? | 16-30 Mon. | 92 | nein |
| McLeod | 1987 | 26 | > 90 % | Rating | 6-60 Mon. | 63 | nein |
| Riboli | 1988 | 27 | > 90 % | ? | 3 Mon. | 86 | nein |
| Enck | 1988 | 28 | subjektv | Tageb. | 3-6 Mon. | 63 | ja |
| Loening- Baucke | 1990 | 29 | > 75 % | Tageb. | 12 Mon. | 50 | ja |
| Miner | 1990 | 30 | subj. | Tageb. | < 2 Jahre | 76 | ja |
| Chiarioni | 1993 | 31 | > 75 % | Interv. | 14.5 Mon | 85 | ja |

## Kritik der Therapiestudien 1: Kontrollgruppen

Bewertet man die Effizienz des Biofeedback-Trainings bei Stuhlinkontinenz nur nach der Anzahl der Studien mit positivem Ergebnis - 13 von 14 Studien - würde man die erheblichen Unterschiede in der Qualität der Untersuchungen unterschätzen. Nur 7 der 14 Studien haben überhaupt Kontrollgruppen in die Untersuchung einbezogen, um den Behandlungseffekt zu überprüfen und diese 7 noch in sehr unterschiedlicher Weise (Tab. 3).

In zwei Studien (Enck et al. 1988, Chiarioni et al. 1993) wurden gesunde Kontrollpersonen ähnlichen Alters und Geschlechtes ausschließlich zur Kontrolle der anorektalen Druckmessungen herangezogen, eine weitere Studie (Loening-Baucke 1990) benutzte 2 Kontrollgruppen - Frauen mit und ohne Inkontinenz - um die Druckmessungen zu vergleichen und zusätzlich die Effizienz einer alleinigen konventionellen medizinischen Behandlung zu erfassen. In einer vierten Studie bei diabetischen Patienten mit Inkontinenz (Wald & Tunuguntla 1984) wurden 3 alters- und geschlechts-gematchte Kontroll-

---

1) Effizienz-Kriterien: % Rückgang der Inkontinenzsymptome;
2) Evaluation durch : Interview, Tagebuch;
3) % Patienten gebessert;
4) Kontrollgruppe ?

gruppen gebildet, kontinente Patienten mit Diabetes mellitus, Patienten mit Inkontinenz, aber ohne Diabetes und gesunde kontinente Probanden, um die Funktionsdiagnostik (Manometrie), insbesondere die viszerale Perzeption zu vergleichen.

Die drei verbleibenden Studien testeten den Effekt der Biofeedback-Behandlung selbst, allerdings mit Hilfe unterschiedlicher Strategien: Auf der Basis einer kleinen Patientenzahl benutze Latimer (Latimer et al. 1984) ein Einzelfall-Design mit unterschiedlichen Behandlungsmodalitäten: A) eine "Warte-Liste" für die Kontrolle der Behandlung; B) ein Beckenboden-Training; C) ein Diskriminationstraining und D) eine Kombination aus B und C. Patienten wurden randomisiert einer der beiden Behandlungsstrategien, ABACADA oder ACABADA, zugewiesen, so daß die verschiedenen Komponenten der Biofeedback-Behandlung (s.oben) und ihre Kombination mit anderen Maßnahmen getrennt werden können. Whitehead et al. (1985) kontrollierten die Spezifität der Biofeedback-Behandlung, indem sie 50 % der Patienten zufällig einer Kontrollgruppe zuwiesen, die zunächst 4 Wochen lang eine alleinige Verhaltensmodifikation ohne Biofeedback-Therapie erhielten, bevor sie, wenn keine Verbesserung der Symptome stattfand, in die Biofeedback-Therapie übernommen wurden. Die sicherlich am besten kontrollierte Studie ist die von Miner et al. (1990), in der in einem zwei-Phasen-Programm insgesamt 4 Kontrollgruppen eingebaut wurden. In Phase 1 erhielten 50 % der Patienten zufällig ausgewählt zunächst ein Schein-Training, während die anderen ein sensorisches Diskriminationstraining erhielten. Danach wurden die Gruppen gekreuzt. In der Phase 2 erhielten, nach erneuter Randomisierung, wiederum 50 % der Patienten ein Biofeedback-Training zur Verbesserung der Koordination der Sphinkter-Muskeln für 4 Wochen, während die anderen Patienten ein Biofeedback-Training zur Verbesserung der Kontraktionsstärke des M.sphincter ani externus erhielten. Danach wurde die Behandlung für weitere 4 Wochen gewechselt.

Sowohl Latimer et al. (1984) wie auch Miner et al. (1990) wollten mit diesen differentiellen Strategien erfahren, welche der unterschiedlichen Komponenten des Biofeedback-Trainings die wirksamste ist in der Behandlung. Sie schlossen aus ihren Ergebnissen, daß das sensorische Diskriminationstraining den Teil der Therapie darstellt, dem der eigentliche Therapieerfolg zukommt. Sie fanden aber ebenfalls, daß die objektiven Meßwerte (der anamnestischen und diagnostischen Erhebungen vor und nach Therapie) oft nicht mit dem subjektiv wie objektiv berichteten symptomatischen Verbesserungen korrelieren. Daraus läßt sich schließen, daß neben den angenommenen und evaluierten Kontinenzfaktoren andere Mechanismen zur Wiederherstellung der Kontinenz beitragen.

## Kritik der Therapiestudien 2: Indikationen, Ausschlußkriterien

Keine der zitierten Studien gibt darüber hinaus an, wieviele Patienten *nicht* für die Untersuchung rekrutiert werden konnten, d.h. welche Indikationskriterien bzw. Ausschlußkriterien für die Biofeedback-Therapie angewandt wurden. Immerhin handelt es sich bei den Kliniken um Zentren der Inkontinenzdiagnostik, so daß davon ausgegangen werden muß, daß ein substantieller Anteil der Patienten der Kliniken für andere, z.B. chirurgische Maßnahmen in Frage kamen, andere konservative, z.B. medikamentöse Therapien erhielten oder einen künstlichen Darmausgang.

In einer retrospektiven Auswertung der inkontinenten Patienten eines Jahrgangs unserer Klinik zeigte sich, daß nur etwa 25 % der Patienten für ein Biofeedback-Training in Frage kamen (Abb. 4), bei etwa gleichvielen Patienten waren primär operative Maßnahmen angesagt und nur einige wenige kamen für medikamentöse Maßnahmen in Betracht.

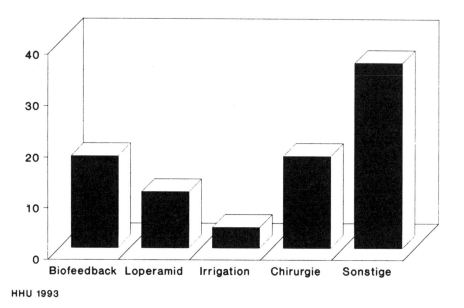

HHU 1993

*Abb. 3:  Verteilung der Therapieindikationen bei konsekutiven Patienten mit Stuhlinkontinenz in einem Jahr (1992) in der Inkontinenz-Ambulanz der Klinik für Gastroenterologie, Heinrich-Heine-Universität Düsseldorf*

Diese ungleiche Verteilung beruht auf dem Umstand, daß nur wenige Medikamente auf den analen Schließmuskel drucksteigernd wirken (Enck & Frieling 1993), vor allem das Loperamid, das ebenfalls die Elastizität des Rektums verbessert (Musial et al. 1992).

**Kritik der Therapiestudien 3: Langzeiteffekte**

Wie oben ausgeführt, beträgt die Nachuntersuchungszeit der Studien zwischen drei Monate und zwei Jahre nach Ende der Therapie, nach aller Erfahrung determiniert durch den Zeitpunkt, an dem der letzte Patient in die Studie eingeschlossen wurde. Langzeiteffekte über diese maximal zwei Jahre hinaus sind bislang nicht berichtet worden, sind aber für die Einschätzung der Therapiewirksamkeit deswegen von Wichtigkeit, weil darüber ein Placebo-Effekt der Therapie abgeschätzt werden kann: dieser nimmt mit der Zeit ab. Wir haben daher bei den von uns in den Jahren 1985 bis 1987 behandelten 18 Patienten (Enck et al. 1988) im Jahre 1991, also 4 bis 6 Jahre nach dem Ende der Therapie eine schriftliche Befragung über die aktuelle Symptomatik durchgeführt und diese mit den klinischen Befunden vor und unmittelbar nach Therapie sowie zum Zeitpunkt der ersten Nachuntersuchung (6 Monate nach Ende der Therapie) verglichen (Enck et al. 1994). Als Kontrollgruppe dienten uns die 40 Patienten, die ebenfalls in den Jahren 1985 bis 1987 zur Diagnostik in unserer Klinik waren, die aber aus unterschiedlichsten Gründen (fehlende Motivation, zur große Entfernung des Wohnortes etc.) damals nicht an dem Therapieprogramm teilnehmen konnten. Diese hatten inzwischen teilweise an anderen Therapiemaßnahmen teilgenommen.

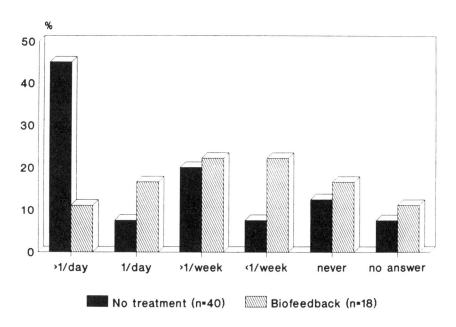

*Abb.4: Häufigkeit (Prävalenz) der Inkontinenz bei Patienten 5 Jahre nach Erstuntersuchung und Indikation zur Biofeedback-Therapie (nach: Enck et al. (36))*

Dabei ergab sich, daß zwischen den Patientengruppen mit und ohne Biofeedback-Therapie kein Unterschied bestand hinsichtlich der Anzahl derjenigen, die immer noch unter Inkontinenz litten wohl aber hinsichtlich der Häufigkeit, mit der solche Inkontinenzereignisse auftraten (Abb. 4): Patienten, die eine Biofeedback-Therapie erhalten hatten, hatten im Durchschnitt weniger als ein Inkontinenz-Ereignis pro Woche, während die Patienten ohne Biofeedback-Therapie im Mittel ein solches Ereignis pro Tag hatten. Die therapierten Patienten hatten dabei, im Vergleich zur ersten Nachuntersuchung, ihre symptomatische Besserung über die 4 bis 6 Jahre gehalten. Es fand sich hingegen kein Unterschied zwischen den Subgruppen bezüglich klinischen Daten zum Zeitpunkt der Diagnostik in der Klinik, also *vor* der Therapie.

## 8. Kritik der Therapiestudien 4: Übernahme in die Regelversorgung

Die in den zitierten Studien angewandten ambulanten Behandlungsstrategien unterschieden sich, wie ausgeführt, hinsichtlich der Anzahl der Therapiesitzungen und der zusätzlich verordneten Maßnahmen, ohne daß sich bislang in der Diskussion ein "golden standard" herausgebildet hat. Leider enthalten die meisten Studienberichte keine Angaben darüber, ob die Dauer der Therapie mit dem Schweregrad oder dem Pathomechanismus variiert. Nach eigenen Erfahrungen waren in einigen Fällen nur wenige Sitzungen vonnöten, damit die Patienten anschließend ohne Feedback-Unterstützung weiterüben konnten, während andere Patienten auch nach 20 Therapiesitzungen keine Lerneffekte zeigten oder diese nach kurzer Zeit wieder verloren hatten.

Gegen das Biofeedback-Training bei Defäkationsstörungen ist eingewandt worden, daß es bezüglich Personal- und Sachkosten zu aufwendig und teuer ist. Keine der Studien geht jedoch auf die Frage ein, ob und wie eine Übernahme dieser Therapie in die Regelversorgung möglich ist. Dies aber wäre nötig, um nur einen Bruchteil der Patienten zu versorgen: Unter der konservativen Annahme, daß nur ein Prozent der Bevölkerung unter einer therapiebedürftigen Inkontinenz leidet und daß nur in einem Viertel der Fälle das Biofeedback-Training indiziert ist (s. o.), wären allein in Deutschland gegenwärtig etwa 200.000 Patienten zu behandeln. Dies ist mit solchen Behandlungsformen, wie sie in diesen klinischen Studien angewandt worden sind, nicht zu bewältigen.

Aus diesem Grunde hatten wir uns in den vergangenen Jahren zu einer anderen Therapiestrategie entschlossen. Danach werden die Patienten, für die eine solche Therapie nach ausführlicher Diagnostik indiziert ist, mit einem Biofeedback-Heimtrainingsgerät (s. o., Abb. 2) versorgt, dessen Kosten die Krankenkassen auf medizinische Verordnung hin in der Regel übernehmen. Nach einem 6-monatigen täglichen Training werden die Patienten zur erneuten klinischen Evaluation einbestellt. Bei dieser Verfahrensweise besteht jedoch das Risiko, daß die Compliance der Patienten mit der Maßnahme über diesen langen Zeitraum hinweg abnimmt. Bei der gegenwärtig laufenden Überprüfung der Effizienz dieser Strategie im Vergleich zur alleinigen ambulanten Behandlung zeigt sich weiterhin, daß eine initiale Serie von etwa 10 überwachten Therapiesitzungen notwendig ist, damit eine regelrechte Handhabung des Gerätes gewährleistet ist. Aus Personal- und Kostengründen übernimmt dies in unserer Klinik wie an anderen Institutionen (Barnert et al. 1991, Geile et al. 1987) die Abteilung für physikalische Therapie/Krankengymnastik. Als weitere Behandlungsalternativen kommen stationäre Behandlungen in Rehabilitationskliniken der Rentenversicherungsträger in Frage, die kostengünstiger sind als Kliniken der Akutversorgung, oder eine ambulante Therapie im Rahmen spezialisierter, gemeindenaher Inkontinenz-Ambulanzen, die beispielsweise von Krankengymnastik-Praxen getragen werden. Die Überprüfung dieser Modelle hinsichtlich Kosten und Wirksamkeit steht noch aus (Enck 1993b).

## Zusammenfassung

Zusammenfassend kann man sagen, daß die in den vergangenen Jahren publizierten Studien über den Einsatz des Biofeedback-Trainings in der Behandlung von Defäkationsstörungen - vor allem bei Inkontinenz - überzeugende Belege dafür geliefert haben, daß diese Methode hier ihren klinischen Stellenwert gefunden hat. Inkontinenzbehandlung ist damit zu einem Musterfall der Integration von Psychologie und Medizin bei *einem* Krankheitsbild geworden. Die weitere Überprüfung der Wirkmechanismen, der Langzeiteffekte und der Möglichkeiten der Übernahme in die Regelversorgung sind Aufgaben für die Zukunft.

## Diagnostik und Behandlung der Stuhlinkontinenz in Deutschland

Folgende Adressen sind hilfreich für Patienten mit Stuhlinkontinenz:
a) Gesellschaft für Inkontinenzhilfe e.V. (GIH), Geschäftsstelle, Friedrich-Ebert-Str. 124, 34119 Kassel
b) Selbsthilfegruppe "Blaue Eule" (der GIH), Frau R. Weiss, Essen
Folgende Rehabilitationskliniken mit Schwerpunkt Verdauungs- und Stoffwechselkrankheiten führen Behandlung der Stuhlinkontinenz mittels Biofeedback-Training durch:
a) Klinik Rosenberg (LVA), Bad Driburg
b) Marbachtalklinik (LVA), Bad Kissingen
c) LVA-Klinik Bad Neuenahr
Außerdem sind neben der Klinik der Autoren folgende Institutionen ausgewiesen in der Diagnostik und Therapie von Inkontinenz:
d) Medizinische Klinik III, Klinikum Augsburg (Prof.Wienbeck)
e) Abt. für Gastroenterologie, Universitätsklinik "Bergmannsheil", Bochum (Prof. May)
f) Proktologie-Zentrum München-Ost (Frau Dr. D. Geile)
g) Abt. Physikalische Therapie des Evangelischen Krankenhauses Düsseldorf (Herr Bossert)

Diese Liste ist keineswegs vollständig. Weitere Informationen können über den Autor erfragt werden.

Biofeedbackgeräte (s. o., Abb. 2) und Informationen über Verschreibungs- und Abrechnungsmöglichkeiten sind erhältlich über die Fa. Medicheck (H. N. Friedrichs), Vossbusch, 45133 Essen

# Subjektive, psychophysiologische und endokrinologische Belastungsindikatoren im Verlauf ambulanter gastroenterologischer Untersuchungen[1]

*Peter Schwenkmezger, Heinz Asshoff und Susanne Schütz*

## Zusammenfassung

In diesem Beitrag wird über subjektive, psychophysiologische und endokrinologische Belastungsindikatoren im Verlauf ambulanter gastroenterologischer Untersuchungen berichtet. Als theoretische Grundlage wurde ein allgemeines Rahmenmodell zur Auseinandersetzung mit medizinischen Maßnahmen sowie ein spezifisches Modell der Wirksamkeit unterschiedlicher Streßbewältigungsmodi in Belastungssituationen herangezogen. Die Ergebnisse zeigen einen deutlichen Einfluß des Meßzeitpunktes sowie der Streßbewältigungsvariablen Vigilanz und Kognitive Vermeidung insbesondere auf subjektive Belastungsindikatoren, in geringerem Maße auch auf kardiovaskuläre und endokrinologische Parameter. Darüber hinaus wird eine Vielzahl möglicher belastungsbeeinflussender Bedingungen und moderierender Variablen identifiziert. Die Ergebnisse werden auf der Basis theoretischer Überlegungen und unter anwendungsbezogenen Aspekten diskutiert. Hervorzuheben ist, daß für viele Patienten die ambulante endoskopische Untersuchung unter bestimmten Bedingungen nicht so aversiv ist, wie dies häufig berichtet wird.

## Summary

This study analyzes subjective, cardiovascular and endocrine indicators of stress in the course of an ambulant gastroenterological investigation. It was based on a structural framework for stressful medical procedures and furthermore on a specific model which describes the influence of different coping dispositions on stressful events. The results demonstrate significant time effects as well as influences of the coping dispositions vigilance and cognitive avoidance especially on subjective stress parameters and, to a minor degree, on cardiovascular and endocrine parameters. Furthermore, the influence of a great variety of potential variables and moderators is reported. The results are discussed within the framework of dispositional coping strategies as well as on the basis of applied consequences. It should be noted that for many patients and under described circumstances the ambulant endoscopic procedure is not as stressful as often reported in the literature.

Durch eine psychologisch fundierte Vorbereitung auf medizinische Maßnahmen, die bei Bewußtsein erfolgen, sollen im wesentlichen zwei Ziele erreicht werden: eine aktuelle, auf die diagnostische oder therapeutische Maßnahme bezogene *Streßreduktion* sowie eine präventive, auf künftige Interventionen bezogene *Vorbeugung* gegen Angst, Vermeidungsverhalten und psychische Abwehrhaltungen (Schmidt 1984).

Obwohl es sich bei endoskopischen Untersuchungen wie Gastroskopie und Coloskopie um erprobte Verfahren handelt, sehen viele Patientinnen und Patienten (im folgendem Patienten) solchen Untersuchungen mit Unbehagen und Angst entgegen. Das Ziel der vorliegenden Untersuchung ist es, auf multimodaler Ebene Angst- und Streßre-

[1]  Die Untersuchung wurde durch eine Sachbeihilfe der SmithKline Beecham Pharma GmbH (München) unterstützt.

aktionen vor, während und nach dieser Untersuchung zu beschreiben, ihre Bedingungen zu analysieren und daraus Maßnahmen zur Angst- und Streßreduktion abzuleiten.

## Allgemeiner Forschungsstand

In der Literatur dominieren zumeist Arbeiten zu der Frage der *Angstreduktion* durch diverse Vorbereitungsmaßnahmen. Johnston et al. (1973) und Johnston und Leventhal (1974) verglichen einzeln oder in Kombination Maßnahmen wie eine sensorische Deskription der Untersuchungsprozedur, Verhaltensinstruktionen sowie detaillierte Beschreibungen des Untersuchungsablaufes mit der krankenhausüblichen, routinemäßigen Vorbereitung. Es ergaben sich durchgängig positive Effekte dieser Vorbereitungsprozeduren, die jedoch in Abhängigkeit von Alter und Geschlecht variierten.

Mit der Wirkung von Filmmodellen bei der psychologischen Vorbereitung auf die Gastroskopie beschäftigt sich Shipley et al. (1978) sowie Shipley et al. (1979). Zur Untersuchungsvorbereitung wurde neben der Routineinformation ein Film mit Darstellung einer Gastroskopie durch ein angespanntes, ängstliches Modell verwendet. Hypothetisch wurde angenommen, daß die Angstreduktion als Resultat wiederholter Gewöhnungs- und Löschungsprozesse auftreten soll. Deshalb wurde das Video-Band bei den Experimentalgruppen ein- bzw. dreimal vorgeführt. Eine Gruppe diente als Kontrollgruppe und sah ein neutrales Video-Band. Hypothesenkonform zeigte sich für die Experimentalgruppen eine geringere Angstreaktion, insbesondere für die Gruppe mit dreimaliger Filmexposition. Interessanterweise ergaben sich in Abhängigkeit des bevorzugten Bewältigungsstils der Patienten differentielle Effekte. Sensitizer profitierten, gemessen am Absinken der Herzfrequenz, wesentlich mehr von der Modelldarbietung, während bei Repressern die Herzfrequenz teilweise sogar beträchtlich anstieg. Die Autoren schließen daraus, daß das experimentelle Vorgehen bei Repressern kontraindiziert scheint. In anderen Untersuchungen wird hingegen dieser differentielle Effekt nicht bestätigt (Wilson et al. 1982).

Levy et al. (1989) überprüften vier verschiedene Arten zusätzlicher Informationen zur Untersuchungsvorbereitung (standardisierte Kurzbeschreibung der Untersuchung, detaillierte Beschreibung zum Ablauf der Gastroskopie durch den Arzt einschließlich Hinweisen auf die diagnostische Relevanz, verständliche Beschreibung der Untersuchungsprozedur einschließlich einer photographischen Dokumentation der Untersuchungsphasen, Vorbereitungsfilm). Die Angstmaße ergaben keine Unterschiede zwischen den vier Gruppen.

Zu ähnlichen Ergebnissen kommen auch Lanius et al. (1990), die sich mit der Frage beschäftigen, ob die von der Pharmaindustrie zur Verfügung gestellten Aufklärungs- und Informationshefte dazu beitragen, die Angst der Patienten vor einer Gastroskopie oder einer Coloskopie zu vermindern. Untersucht wurden $N = 379$ Patienten, bei denen die Untersuchung ambulant in der Klinik durchgeführt wurde. Aufgenommen wurden nur solche Patienten, die eine mittlere bis große Angst vor der Untersuchung angaben. Die eine Hälfte erhielt vor der Untersuchung ein Aufklärungsheft, die andere Hälfte nicht. Weder in der Gastroskopie- noch in der Coloskopiegruppe war ein signifikanter Unterschied bezüglich der Angsteinschätzung vor und nach dem Lesen des Informationsheftes nachzuweisen. Die Autoren schließen daraus, daß es sinnvoller ist, sich individuell auf den einzelnen Patienten einzustellen, anstatt routinemäßig ein Informationsheft vorzugeben.

Mit Ausnahme der letzten Untersuchung wurde in den bisher vorgestellten Studien unbesehen davon ausgegangen, daß die meisten Patienten Angst vor einer endoskopischen Untersuchung haben und man dieser Angst durch diverse Maßnahmen entgegenwirken kann. Dabei bleibt unberücksichtigt, daß sich durch die Entwicklung der Medizintechnik die Durchführung der Maßnahmen sowie ihre Risiken verändern. In den früheren Untersuchungen war die Belastung u.a. auch auf das unförmige und unflexible endoskopische Instrumentarium zurückzuführen. Für die Patienten war es schwierig, das Gastroskop zu schlucken, und auch die Handhabung des Instrumentes durch den Arzt war beschwerlich. Die dadurch bedingte Dauer der früheren Untersuchungen erscheint mit 15 - 30 Minuten heute relativ lange. Diese Belastungsfaktoren sind in den letzten Jahren deutlich geringer geworden. Die Instrumentarien sind dünner und flexibler, und die routinemäßige Anwendung dieser Untersuchungsverfahren hat dazu geführt, daß die Ärzte in der Durchführung dieser Maßnahme geübter sind.

Auf der anderen Seite ist zu vermuten, daß die verbreitete Anwendung endoskopischer Untersuchungen zu neuen Belastungsfaktoren geführt hat, die in den erwähnten Untersuchungen keine Rolle gespielt haben. So haben sich die Basisinformationen, die in der Bevölkerung zu gastrointestinalen Erkrankungen und der mit ihnen verbundenen Maßnahmen vorhanden sind, verändert. Viele Patienten, die sich heute einer Gastroskopie oder Coloskopie unterziehen, haben in ihrem Verwandten- oder Bekanntenkreis Personen, die selbst schon einmal eine Untersuchung erlebt haben. Die mehr oder weniger positiven Erfahrungen dieser Personen können die Einstellung der Betroffenen in entscheidendem Ausmaße beeinflussen. Wenn man weiterhin bedenkt, daß sich auch die juristischen Anforderungen an die Patientenaufklärung im Laufe der Jahre geändert haben und daß zudem deutliche Unterschiede in den Gesundheitssystemen verschiedener Länder bestehen, wird deutlich, daß eine vergleichende Betrachtung der bisherigen Forschungsergebnisse auf große Schwierigkeiten stößt.

Auf dem Hintergrund dieser Überlegungen erscheint es wichtig herauszufinden, wieviele Patienten tatsächlich Angst vor solchen Untersuchungen empfinden, welche Ursachen diese Ängste haben und welche Möglichkeiten von den Patienten selbst gesehen werden, diese Ängste zu vermindern. So befragten Gebbensleben und Rohde (1990) 98 Patienten nach ihrer Angst vor der Untersuchung, deren Ursache und Bewältigungsmöglichkeiten. 67% gaben an, Angst vor der Untersuchung zu haben, davon 46% sogar sehr große oder furchtbare Angst. Die Ursachen sind sehr vielfältig (24% schlechte Erfahrungen bei früheren Endoskopien, 22% durch Gerüchte über Untersuchungen; 24% hatten weniger Angst vor der Untersuchung als vielmehr vor dem Untersuchungsergebnis). 63% wünschten sich eine Beruhigungsspritze. In ähnlicher Weise befragten Hasselkus und Freitag (1992) 79 Patienten in der Praxis des Erstautors. Hier gaben 42% an, Angst vor der Untersuchung selbst zu haben. 25% fürchteten sich vor dem Untersuchungsergebnis. Rückblickend empfanden jedoch nur ca. 4% die Gastroskopie als unangenehm. Als wichtige Maßnahmen zur Angstreduktion wurden die Durchführung der Gastroskopie durch den Hausarzt selbst (80%), eine "Schlafspritze" (63%), eine vertraute Umgebung (48%) und bekanntes Personal (47%) angegeben.

Betrachtet man die bisherigen Untersuchungsergebnisse kritisch, so sind sie weder so abgesichert noch so eindeutig, daß sie generalisiert und in der täglichen Praxis Verwendung finden könnten. Vier Fehlerquellen sind im wesentlichen zu konstatieren: der mangelnde Theoriebezug, das weitgehende Fehlen einer multimodalen Erfassung von Belastungsindikatoren, die Heterogenität der Stichprobenzusammensetzung sowie das weitgehende Fehlen differentieller Ansätze.

In der bisherigen Forschung findet man typischerweise vor allem Untersuchungen zur Effektüberprüfung von Interventionen unter pragmatischen Gesichtspunkten, während sorgfältige theoriegeleitete Bedingungsanalysen vernachlässigt werden. Beide Untersuchungsansätze, der interventions- und bedingungsanalytische, sollten sich jedoch in sinnvoller Weise ergänzen.

Ein gravierendes Problem liegt auch in der Tatsache, daß Angst- und Belastungsindikatoren meist nur auf der Ebene von Selbstberichten, Fremdbeobachtungen oder singulären physiologischen Indikatoren vorgenommen wurden, während eine *multimodale* Erfassung fast immer fehlt. Diese ist allerdings für eine exakte Bedingungsanalyse unabdingbar.

Fehler und Schwächen liegen darüber hinaus vor allem auch in der *heterogenen* Stichprobenzusammensetzung. Demographische Variablen wie Alter und Geschlecht bleiben oft ebensowenig berücksichtigt wie Fragen der Vorerfahrung mit medizinischen Maßnahmen, der Untersuchungsindikation, die vom Patienten antizipierten diagnostischen Ergebnisse, aber auch Settingvariablen wie Vertrautheit mit dem behandelnden Arzt, dem Personal und den Räumlichkeiten. Solche Erfahrungen können sich höchst unterschiedlich auswirken. Wenn man z.B. nach oben berichteten Ergebnissen davon ausgeht, daß Vorerfahrungen sich sowohl positiv als auch negativ auswirken können, wird sich die Heterogenität der Teilstichproben weiter vergrößern.

Schließlich ist auf *differentielle* Effekte hinzuweisen, die bisher unzureichend untersucht sind. Wenn sich nach den Untersuchungen von Shipley et al. (s.o.) verschiedene Vorbereitungsmaßnahmen in Abhängigkeit von Bewältigungsstilen höchst unterschiedlich auswirken, dann zeigt sich möglicherweise bei deren Nichtberücksichtigung überhaupt kein Effekt psychologischer Interventionsmaßnahmen, weil unterschiedliche Effektrichtungen im Gruppenmittelwert ausgeglichen werden.

### Theoretische Grundlagen und Zielsetzung

Als theoretische Grundlage wurde ein Rahmenmodell zur Auseinandersetzung mit medizinischen Maßnahmen nach Schmidt (1992b) sowie das Modell der Streßbewältigungsmodi von Krohne (1986, 1989) gewählt.

Das Modell von Schmidt (1992b) hat den Anspruch, einen Rahmen vorzugeben, durch den bisherige Forschungsergebnisse vergleichend eingeordnet werden können und der als Hilfe bei der Entwicklung von Fragestellungen dienen kann. Dabei werden antezedente und kontextuelle Bedingungen sowie die aktuelle und längerfristige Auseinandersetzung mit medizinischen Maßnahmen unterschieden. Als *antezedente Bedingungen* gelten Vorerfahrungen von Patienten mit medizinischen Maßnahmen, Merkmale des Patienten (u.a. auch Personmerkmale wie unterschiedliche Bewältigungsmodi) sowie die Unterstützung der Patienten durch ihr soziales Umfeld. *Kontextuelle Bedingungen* betreffen makrosystemische Aspekte des Krankenhauses oder der Praxis (räumliche Ausstattung, organisatorische Regelungen usw.), Indikationsfragen für medizinische Maßnahmen sowie Art der Maßnahmen (stationär versus ambulant, Eingriffe bei Bewußtsein bzw. in Vollnarkose, Schwere und Risiken der medizinischen Maßnahmen).

Die *aktuelle* und *längerfristige Auseinandersetzung* mit einer medizinischen Maßnahme bezieht sich auf Reaktionen während und nach einem Krankenhausaufenthalt oder einem Praxisbesuch. Dabei lassen sich erwünschte Reaktionen in der Regel nicht eindeutig festlegen, da sie je nach Zeitpunkt sehr verschieden sein können. Ein möglichst geringes Angstausmaß kann beispielsweise während eines operativen Eingriffs von Vorteil sein, sich jedoch in der postoperativen Phase negativ auswirken, etwa dann, wenn das Compliance-Verhalten beeinträchtigt wird.

Das Modell der Streßbewältigungsmodi bei Belastungssituationen, das bei Krohne (1986, 1989, 1993) u.a. auch graphisch dargestellt ist, unterscheidet eine *vigilante* und eine *kognitiv-vermeidende* Strategie (im folgenden mit VIG und KOV abgekürzt), die als separate, unabhängige Dimensionen aufgefaßt werden. Kombiniert man beide in einem Vierfelderschema, so lassen sich vier Bewältigungsmodi unterscheiden.

Personen mit *rigider Vigilanz* (VIG hoch, KOV niedrig; "Sensitizer") konzentrieren ihre Aufmerksamkeit konsistent auf die bedrohungsbezogene Information einer Situation. Ihr Ziel ist es, ihr Wissen über eine Situation zu verbessern, um negative Überraschungen zu vermeiden. Dafür nehmen sie eine hohe emotionale Erregung in Kauf.

Personen mit *rigider kognitiver Vermeidung* (VIG niedrig, KOV hoch; "Represser") versuchen, sich vom Bedrohungsgehalt einer Situation mental und instrumentell abzuwenden und sich auch gegen die emotionale Erregung abzuschirmen.

Personen mit *flexibler Bewältigung* (VIG niedrig, KOV niedrig) orientieren sich an den Erfordernissen der Situation. Sie fühlen sich weder durch Unsicherheit noch durch die emotionale Erregung sonderlich belastet. Ihre Bewältigungsbemühungen sind, sofern sie überhaupt notwendig scheinen, eher instrumentell orientiert.

Schließlich sind Personen der Gruppe *instabile Bewältigung* (VIG hoch, KOV hoch), von Krohne auch mit ängstlichen Personen gleichgesetzt, dadurch gekennzeichnet, daß bei ihnen ein hohes Ausmaß emotionaler Erregung und Unsicherheit dominiert, das sie durch zusätzliche Informationen nicht abbauen können. Ein planvoller Einsatz von instrumentellen Verhaltensweisen ist ihnen kaum möglich, so daß eine intrapsychische Bewältigung dominiert.

Diese Studie hat sich das Ziel gesetzt, Belastungsindikatoren im Verlauf von endoskopischen Untersuchungen zu analysieren. Die Belastung der Patienten wird dabei über Daten aus drei verschiedenen Modi erhoben. Im Bereich der *subjektiven* Daten wird die selbstberichtete Zustandsangst erfaßt. Die *Fremdeinschätzung* erfolgt durch den behandelnden Arzt und die bei der Untersuchung assistierende Arzthelferin. Als physiologische Belastungsindikatoren werden *kardiovaskuläre* Meßwerte (Herzfrequenz, systolischer und diastolischer Blutdruck) und *endokrinologische* Parameter (Cortisol, Prolactin, Wachstumshormom) herangezogen. Die im Modell von Schmidt (1992b) genannten Rahmeninformationen zu antezedenten und kontextuellen Bedingungen sowie zur aktuellen bzw. längerfristigen Auseinandersetzung werden zu Interpretationsgesichtspunkten zusätzlich einbezogen. Schließlich dient das Modell von Krohne (1989) als Grundlage für die Prüfung differentialpsychologischer Effekte. Dabei wird hypothetisch angenommen, daß insbesondere Personen mit instabilem Coping eine hohe Streßbelastung durch endoskopische Untersuchungen aufweisen.

## Methode

*Personenstichprobe*
An der Untersuchung nahmen $N = 70$ Patienten (33 männlich, 37 weiblich) aus einer gastroenterologischen Fachpraxis teil. Personen, bei denen die Durchführung einer Gastroskopie bzw. Coloskopie geplant war, wurden in einer kurzen Unterredung mit dem behandelnden Arzt über Ziel und Ablauf der Untersuchung informiert und um ihre Teilnahme gebeten. Zusätzlich erhielten alle ein Aufklärungsblatt. Die Teilnahme war freiwillig. Das Durchschnittsalter betrug 45 Jahre (*s* = 17). 51 Personen unterzogen sich einer Gastroskopie, 19 einer Coloskopie. 50% der Patienten verfügten bereits über Vorerfahrung mit der anstehenden Untersuchungsprozedur (49% der Gastroskopie- und 53% der Coloskopie-Patienten).

*Untersuchungsablauf*
Die Patienten wurden zu zwei Zeitpunkten in einer gastroenterologischen Fachpraxis untersucht. Der erste Termin lag ca. eine Woche vor der geplanten endoskopischen Untersuchung. Nach der Blutentnahme im Praxislabor hatten die Patienten/innen das *Eingangsinterview* mit der Versuchsleiterin (VL). Danach wurden sie gebeten, das *Angstbewältigungsinventar* (ABI-ER-P; Krohne et al. 1993), das *Angstinventar* (AI ; Slangen et al. 1993)[2] sowie den Trait-Teil des *State-Trait-Anxiety Inventory* (STAI; Laux et al. 1981) auszufüllen.

Am Tag der endoskopischen Untersuchung füllten die Patienten nach der Blutentnahme erneut das AI sowie die Zustandsform des ABI (Beschreibungen siehe unten) aus und begaben sich dann in Begleitung der VL in den Untersuchungsraum. Dort wurden die EKG-Elektroden und die Blutdruckmanschette angelegt und die automatische Registrierung von Herzfrequenz und Blutdruck gestartet.

Die Durchführung der endoskopischen Untersuchung erfolgte in der in dieser Praxis üblichen Weise. Die assistierende Arzthelferin informierte die Patienten über den Ablauf der Untersuchungsprozedur und gab ihnen auch Instruktionen bezüglich adäquater Verhaltensweisen in den einzelnen Untersuchungsphasen. Danach erhielten die Gastro-

---

[2] Herrn Prof. Dr. H.W. Krohne (Universität Mainz) danken wir für die Überlassung des ABI und des AI.

skopie-Patienten einen Saft zum Entschäumen des Magensekretes, und der Rachen wurde mit einem Lokalanästhetikum eingesprüht. Ein Einfluß des Lokalanästhetikums auf kardiovaskuläre oder endokrinologische Parameter kann ausgeschlossen werden, da es nur sehr schwach wirksam ist und zudem die Diffusionszeit zu lang ist, um noch während der Untersuchung eine Auswirkung zu haben.

Auch der Arzt informierte nach seinem Eintreffen noch einmal kurz über den Untersuchungsablauf und gab entsprechende Verhaltensinstruktionen. Wenn die Patienten dies wünschten, konnten sie bei den Gastroskopien die Untersuchung über ein zusätzliches Okular ("Teaching") mitverfolgen. Während der Untersuchungsdurchführung gab die Arzthelferin immer wieder Anweisungen bezüglich erwünschter Verhaltensweisen, und der Arzt informierte über den jeweiligen Stand der Untersuchung. Nach Entfernung des Endoskops beschrieb der Arzt den vorläufigen Untersuchungsbefund und bat um eine Terminvereinbarung, um die genaue Diagnose und eventuell erforderliche Therapie nach Eintreffen der histologischen Ergebnisse zu besprechen.

Ca. 5 min nach Beendigung der Untersuchung wurde die Blutdruckmanschette entfernt. Erneut wurde das AI sowie ein Beurteilungsbogen zur Einschätzung der Untersuchungsprozedur zur Beantwortung vorgelegt. Danach wurde im Labor die dritte Blutentnahme durchgeführt.

Ebenso wie die Patienten füllten auch der Arzt und die assistierende Helferin unabhängig voneinander jeweils einen Beurteilungsbogen nach jeder Untersuchung aus.

*Beschreibung der Variablenstichprobe*

Das AI ist ein neu konstruierter Fragebogen zur Erfassung spezifischer Dimensionen von Zustandsangst bei operativen Eingriffen. Jeweils acht Items erlauben die getrennte Messung der *affektiven, somatischen* und *kognitiven* Komponente der Angst. Die Beantwortung erfolgt in vier Stufen einer Intensitätsdimension (verbale Kennzeichnung: gar nicht, ein wenig, ziemlich, sehr). Das ABI-ER-P besteht aus der Beschreibung von vier potentiell angstauslösenden Situationen, die unterschiedliche Grade der Vorhersagbarkeit und Kontrollierbarkeit realisieren sollen. Jeder dieser Situationen sind 18 Beschreibungen verschiedener Bewältigungsakte zugeordnet, in denen neun vigilante und neun kognitiv vermeidende Copingstrategien realisiert werden. Die Beantwortung erfolgt auf einer zweistufigen Skala (Zustimmung oder Ablehnung). Die Antworten für die Vigilanz- und die Vermeidungsitems werden getrennt über die vier Situationen hinaus aufsummiert, so daß man je einen Meßwert für die habituell vigilante bzw. kognitiv vermeidende Angstbewältigungsform erhält. Zusätzlich wurde zur Erfassung des aktuellen Bewältigungsverhaltens die von Krohne vorgeschlagene Zustandsform des Fragebogens vorgelegt, die mit dem Satz "Wenn sie an die bevorstehende Untersuchung denken ..." eingeleitet wurde.

Das standardisierte Eingangsinterview umfaßte Fragen zur Informationsbasis, zur erlebten Belastung sowie zu Kenntnissen über Untersuchungsprozedur und -umfeld. Die Beurteilung von Arzt und Arzthelferin bestand aus fünfstufigen Ratings zum fremdbeobachteten Angstniveau, zur Kooperation und zur Toleranz der Untersuchungsprozedur. Die Nachbefragung der Patienten zu den Bereichen Angst, Belastung und zum Verhalten des Arztes bzw. der Arzthelferin erfolgte ebenfalls anhand fünfstufiger Ratings.

Aus einer Vielzahl möglicher endokrinologischer Streßindikatoren wurden *Cortisol*, *Prolactin* und *Wachstumshormon* (GH) ausgewählt, die aus dem Serum der zu den drei Meßzeitpunkten gewonnenen Blutproben ausgewertet wurden[3]. Dabei gingen wir von der Überlegung aus, daß nur relativ robuste endokrinologische Streßindikatoren in Frage kommen. So schied die Analyse von Adrenalin/Noradrenalin deshalb aus, weil bereits Erhöhungen durch die Venenpunktion bei der Blutentnahme zu beobachten sind und auch Lageveränderungen während einer Untersuchung zu einer Veränderung der Werte führen. Aus ähnlichen Gründen wurde auch von den in den Untersuchungen von Krohne et al. (1993; zsf. Krohne, 1992) gewählten Fettsäuren abgesehen.

Nach der zusammenfassenden Darstellung von Rose (1984, 1985) reagiert der Blutcortisolspiegel auf sehr unterschiedliche Arten von Stressoren. Da es bei wiederholter Streßexposition Adaptationen gibt, liegt der Schluß nahe, daß Cortisol insbesondere bei Neuheit und Unvorhersehbarkeit der Situation reagiert. Problematisch für unsere Untersuchung ist, daß der Blutcortisolspiegel einer ausgeprägten Tageszeitrhythmik unterliegt. Maxima liegen morgens zwischen 6 und 9 Uhr, Minima gegen Mitternacht. Zudem ist er vom Ausmaß körperlicher Aktivität abhängig.

Auch Prolactin und GH, die zu den nicht glandotropen Hormonen des Hypophysenvorderlappens gehören, reagieren auf viele Stressoren. Rose (1984, 1985) nennt Situationen wie chirurgische Eingriffe, Endoskopien, gynäkologische Untersuchungen, Fallschirmspringen, Prüfungen. Besonders wichtig erscheint, daß nach einer Studie von Ferriani und Silva de Sa (1985) zumindest bei Prolactin keine Reaktion infolge der Venenpunktion festzustellen war. Prolactin unterliegt keiner ausgeprägten Tageszeitrhythmik, vor allem nicht innerhalb des von uns untersuchten Zeitraumes am Vormittag und ist zudem unabhängig von der körperlichen Aktivität. GH ist ebenfalls von der Tageszeitrhythmik unabhängig, wohl aber von der körperlichen Aktivität.

Als kardiovaskuläre Parameter wurden mittels des Physioport-Langzeitblutdruck-Systems die Herzfrequenz kontinuierlich sowie systolischer und diastolischer Blutdruck intermittierend in Abständen von zwei Minuten während der Untersuchung erfaßt.

## Ergebnisse

Die Ergebnisdarstellung erfolgt in fünf Abschnitten. Zunächst werden die Ergebnisse des Eingangsinterviews sowie die Beurteilung der Untersuchung durch die Patienten bzw. den Arzt und die Arzthelferin kurz dargestellt. Anschließend folgt eine Beschreibung des Verlaufs der kardiovaskulären Parameter während der Untersuchung. Dann werden die Veränderungen der subjektiven und endokrinologischen Belastungsindikatoren zu den drei Meßzeitpunkten dargestellt und in einem vierten Teil folgt die Analyse differentieller Effekte von dispositionellen Bewältigungsstilen auf die verschiedenen Belastungsindikatoren. Schließlich werden abschließend die Interkorrelationen der Belastungsindikatoren dargestellt.

---

[3] Die Analysen wurden anhand der auf -25′ C tiefgefrorenen Blutseren im Zentrallabor der Caritas Träger Gesellschaft Trier (Leitung Prof. Dr. med. K.M. Pirke) durchgeführt. Herrn Prof. Dr. Pirke danken wir für seine Beratung hinsichtlich der auszuwählenden endokrinologischen Parameter, deren Analyse sowie seine Hinweise zur Interpretation der Ergebnisse.

Die Ergebnisse werden jeweils für die Gesamtstichprobe beschrieben. Sofern Einflüsse von Kovariablen wie Alter, Geschlecht, dispositioneller Angst oder der Vorerfahrung nachzuweisen sind, wird dies gesondert dargestellt. Auf den Einfluß der Untersuchungsart (Gastroskopie bzw. Coloskopie) wird nur marginal eingegangen, da die Stichprobe der Coloskopiepatienten noch zu gering ist, um verläßliche Aussagen machen zu können.

Eingangsinterview und Untersuchungsbeurteilung durch die Patienten, den Arzt bzw. die Arzthelferin:

Die Patienten fühlten sich zu über 90% genau über die Untersuchung*sindikation*, jedoch nur zu 50% über den Untersuchung*sablauf* gut informiert. In bezug auf Risiken glaubten nur 16%, gut Bescheid zu wissen. Zusätzliche Informationen zum Untersuchungsablauf wünschten allerdings nur 31%, während 20% dies ausdrücklich ablehnten. Wichtigste Informationsquelle war der behandelnde Arzt (99%) und ein Informationsblatt, das in der Praxis routinemäßig ausgeteilt wurde (90%). Information durch Bekannte oder eigenes Erleben spielte bei 50% der Patienten eine Rolle. 11% hatten keine Angst vor der Untersuchung, 51% gaben eine geringe Angst an und 38% hohe Angst. Der stärkste Angstfaktor war die Untersuchungsprozedur selbst (76%). 41% der Gastroskopie- und 79% der Coloskopie-Patienten führten ihre Angst auf die Erwartung eines negativen Untersuchungsergebnisses zurück. Eine Prämedikation wünschten nur 9% der Patienten, die in diesen Fällen auch gegeben wurde.

Rückblickend war für 60% der Patienten die Untersuchung wenig belastend. 40% beschrieben sie als unangenehm. Alle wollten sich jedoch - falls erforderlich - wieder einer Untersuchung unterziehen. Das Verhalten von Arzt und Helferinnen wurde durchweg sehr positiv bewertet. Als unangenehm wurde die Wartezeit vor der Untersuchung empfunden. Das Angebot zum Mitverfolgen der Untersuchung per Teaching wurde nur von neun Gastroskopie-Patienten angenommen. Viele befürchteten durch das Teaching eine Verlängerung der Untersuchungsprozedur und lehnten es deshalb ab.

Man könnte argumentieren, daß mit den neun Patienten, die das Teaching wünschten, eine kleine Untergruppe quasi psychologisch begleiteter Patienten in der Gesamtstichprobe vorhanden ist, die sich von den anderen Patienten unterscheiden und damit die Intragruppenvarianz erhöhen. Obwohl diese Gruppe sehr klein war, wurden statistische Vergleiche zu allen anderen Patienten berechnet, die jedoch allesamt insignifikant waren. Auch die Überlegung, daß möglicherweise Sensitizer in dieser Gruppe überrepräsentiert waren, traf nicht zu.

Arzt und Helferinnen gaben für 80% der Patienten eine gute Compliance an. Stärkere Angstreaktionen vor und während der Untersuchung beobachteten sie bei 35%. Eine Coloskopie mußte wegen mangelnder Kooperation abgebrochen werden. Der betreffende Patienten wurde für die Gesamtstichprobe *(N* = 70) nicht berücksichtigt.

*Verlauf der kardiovaskulären Parameter*

Für jeden Patienten wurde aus der Gesamtzahl der Messungen jeweils der Mittelwert der kardiovaskulären Parameter vor Untersuchungsbeginn, während der Untersuchung und nach Beendigung der Untersuchung berechnet. Die Mittelwerte zeigt Abb. 1.

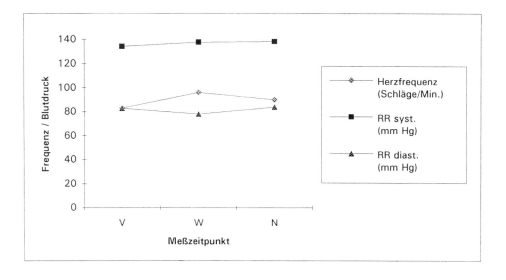

*Abb.1: Durchschnittliche Werte von Herzfrequenz, systolischem und diastolischem Blutdruck vor (V), während (W) und nach (N) der endoskopischen Untersuchung (Gesamtstichprobe)*

Während der systolische Blutdruck sich nicht veränderte, zeigte sich für den diastolischen Blutdruck und die Herzfrequenz in einer einfachen Varianzanalyse mit Meßwiederholung ein signifikanter Effekt, $F(2,112) = 10.4$, $p < .01$ bzw. $F(2,122) = 36.7$, $p < .01$. Der durchschnittliche diastolische Druck sinkt während der Untersuchung gegenüber dem Zeitraum vor der Untersuchung signifikant ab, um dann nach Beendigung der Untersuchung wieder auf das Ausgangsniveau anzusteigen. Die Herzfrequenz steigt zunächst an und fällt dann wieder ab.

Ein signifikanter Geschlechtseffekt zeigte eine höhere Herzfrequenz bei Patient*innen* für alle Meßzeitpunkte. Zudem weisen erwarteterweise ältere Patienten einen höheren systolischen und diastolischen Blutdruck auf. Bei Medianisierung der Trait-Angst ließ sich zudem eine höhere Herzfrequenz bei Hochängstlichen nachweisen.

Veränderung der Belastungsindikatoren über die drei Meßzeitpunkte (MZP):

*Zustandsangst*

In Abb. 2 sind die Mittelwerte der drei Zustandsangstkomponenten einige Tage vor der Untersuchung, unmittelbar vor der Untersuchung und nach der Untersuchung dargestellt.

Für die *affektive*, *somatische* und *kognitive* Angstkomponente zeigten sich in einfaktoriellen Varianzanalysen mit Meßwiederholung signifikante Haupteffekte, $F(2,138) = 31.9$, $p < .01$; $F(2,138) = 12.2$, $p < .01$ bzw. $F(2,138) = 19.1$, $p < .01$. Im Einzelkontrast erwies sich allerdings der Anstieg der kognitiven Angstkomponente vom ersten zum zweiten MZP als nicht signifikant.

Für die *affektive*, *somatische* und *kognitive* Angstkomponente zeigten sich in einfaktoriellen Varianzanalysen mit Meßwiederholung signifikante Haupteffekte, $F(2,138) = 31.9$, $p < .01$; $F(2,138) = 12.2$, $p < .01$ bzw. $F(2,138) = 19.1$, $p < .01$. Im Einzelkontrast erwies sich allerdings der Anstieg der kognitiven Angstkomponente vom ersten zum zweiten MZP als nicht signifikant.

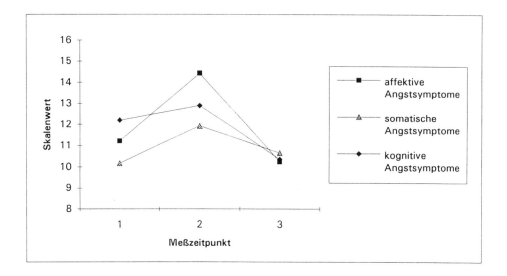

*Abb. 2: Veränderung der Zustandsangstdimensionen in Abhängigkeit vom Meßzeitpunkt (Gesamtstichprobe). 1: ca. eine Woche vor der Untersuchung; 2: unmittelbar vor der Untersuchung; 3: unmittelbar nach der Untersuchung*

Geschlecht und Alter haben keinen bedeutsamen Einfluß auf die Zustandsangstkomponenten, wohl aber die Trait-Angst. Neben Haupteffekten in Richtung höherer Zustandsangstwerte für Hochängstliche ergaben sich für alle drei Zustandsmaße signifikante Wechselwirkungseffekte, die einen höheren Anstieg vom ersten zum zweiten MZP und einen steileren Abfall vom zweiten zum dritten MZP für Hochängstliche indizieren.

Tendenziell sind für alle drei Angstkomponenten höhere Werte für die Coloskopie-Patienten festzustellen. Allerdings ist diese Gruppe noch zu klein, um statistisch verläßliche Aussagen abzuleiten.

*Endokrinologische Parameter*

Wie die Abb. 3 zeigt, ergab sich für Cortisol kein Einfluß des MZP auf die Serumskonzentration. Dagegen war der Effekt für GH (siehe Abb. 4) signifikant, $F(2,134) = 3.3$, $p < .05$, während der Anstieg von Prolactin vom ersten zum zweiten MZP (siehe Abb. 5) nur ein marginales Signifikanzniveau erreichte ($p < .09$, zweiseitige Testung).

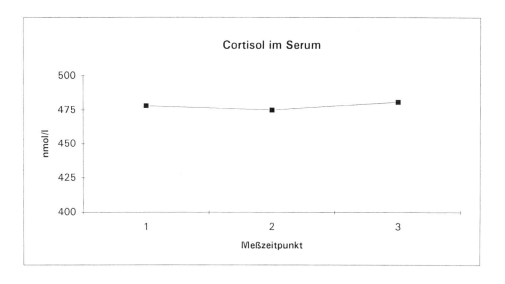

Abb. 3: *Veränderung der Cortisolwerte in Abhängigkeit vom Meßzeitpunkt. 1: ca. eine Woche vor der Untersuchung; 2: unmittelbar vor der Untersuchung; 3: unmittelbar nach der Untersuchung*

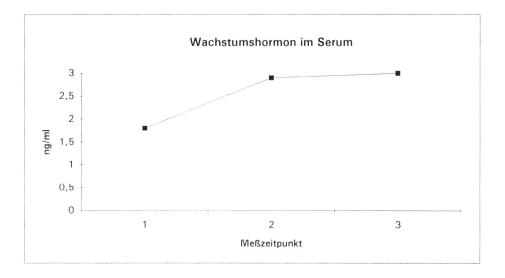

Abb. 4: *Veränderung der Wachstumshormonwerte in Abhängigkeit vom Meßzeitpunkt. 1: ca. eine Woche vor der Untersuchung; 2: unmittelbar vor der Untersuchung; 3: unmittelbar nach der Untersuchung*

Erwarteterweise ergaben sich für Frauen zu allen MZP höhere Werte für GH und Prolactin, nicht aber für Cortisol. Für die GH-Konzentration zeigte sich auch ein signifikanter Effekt des Alters in Richtung niedrigerer Werte bei älteren Patienten.

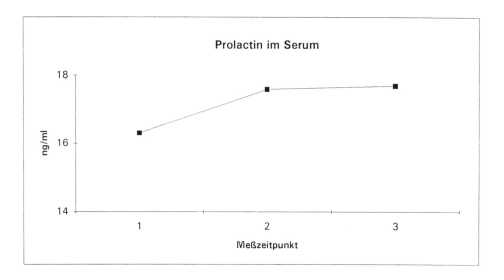

*Abb. 5:  Veränderung der Prolactinwerte in Abhängigkeit vom Meßzeitpunkt. 1: ca. eine Woche vor der Untersuchung; 2: unmittelbar vor der Untersuchung; 3: unmittelbar nach der Untersuchung*

Von Interesse ist auch der Einfluß der Vorerfahrung auf die Cortisol-Konzentration. Hier findet sich ein signifikanter Interaktionseffekt, $F(2,132) = 3.6, p < .05$. Vom ersten zum zweiten MZP verändern sich die Cortisol-Werte in den beiden Gruppen kaum, wobei die Werte der Gruppe mit Vorerfahrung etwas höher liegen. Vom zweiten zum dritten MZP steigen die Cortisol-Konzentrationen in der Gruppe ohne Vorerfahrung an, während sie in der Gruppe mit Vorerfahrung abfallen.

**Differentielle Effekte der Bewältigungsstile**

Um den Einfluß der Bewältigungsstile auf die Zustandsangstmaße abzuschätzen, wurden dreifaktorielle Varianzanalysen durchgeführt. Dazu wurden die dispositionellen Bewältigungsvariablen Kognitive Vermeidung (KOV) und Vigilanz (VIG) medianisiert und als zweistufige unabhängige Faktoren in die Berechnungen einbezogen. Als dritter unabhängiger Faktor diente wiederum die dreistufige Meßwiederholung. Es ergaben sich folgende Zellenbesetzungen: KOV niedrig/VIG niedrig = 17, KOV niedrig/VIG hoch = 18, KOV hoch/VIG niedrig = 18, KOV hoch/VIG hoch = 17.

Die Vorgehensweise der Medianisierung von KOV und VIG und ihre Behandlung als unabhängige Faktoren in der Varianzanalyse verlangt streng genommen ihre statistische Unabhängigkeit, wie sie im Konzept von Krohne (1989) postuliert wird. Dies ist jedoch in unserer Stichprobe nicht der Fall, da beide Variablen signifikant miteinander negativ korrelieren ($r$ = -.40; $p$ < .01), ein Ergebnis, das übrigens auch Krohne et al. (1989) und Kohlmann (1990) tendenziell berichten. Die Entscheidung, die Medianisierung trotzdem durchzuführen, fiel im wesentlichen wegen zwei Überlegungen: Zum einen kann nur bei einer vergleichbaren Vorgehensweise ein Vergleich mit theoretisch ähnlichen Forschungsansätzen vorgenommen werden (z.B. Krohne 1989, 1993) und zum anderen ist der eigenständige Varianzanteil beider Gruppierungsvariablen mit über 80% relativ hoch.

Für alle drei Komponenten zeigte sich neben den bereits beschriebenen Verlaufseffekten auch ein bedeutsamer Einfluß des Bewältigungsstils. Für die affektive Zustandsangst ergab sich ein signifikanter Effekt der kognitiven Vermeidung, $F(1,66)$ = 8.7, $p$ < .01. Patienten, die vermehrt kognitiv vermeidende Strategien einsetzen, berichten weniger affektive Angstsymptome als Personen mit geringer Vermeidung. Weiterhin zeigt sich ein signifikanter Effekt der Interaktion aus Vigilanz und Kognitiver Vermeidung, $F(1,66)$ = 9.2, $p$ < .01, ein Interaktionseffekt zwischen Kognitiver Vermeidung und MZP, $F(1,132)$ = 4.0, $p$ < .05, sowie eine Dreifachinteraktion aus Kognitiver Vermeidung, Vigilanz und MZP, $F(2,132)$ = 6.5, $p$ < .01.

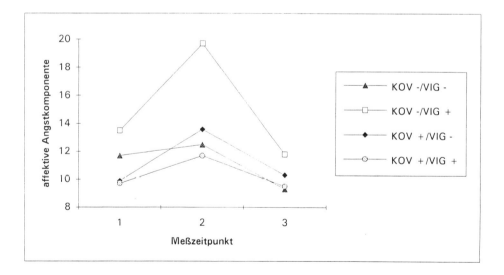

*Abb. 6: Affektive Zustandsangst als Funktion der Interaktion aus dispositioneller Vigilanz (VIG), kognitiver Vermeidung (KOV) und Meßzeitpunkt (+/-: hohe bzw. niedrige Ausprägung)*

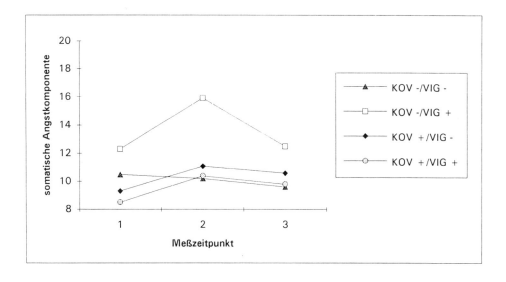

*Abb. 7: Somatische Zustandsangst als Funktion der Interaktion aus dispositioneller Vigilanz (VIG), kognitiver Vermeidung (KOV) und Meßzeitpunkt (+/-: hohe bzw. niedrige Ausprägung)*

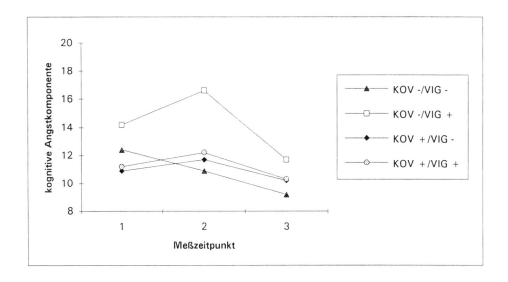

*Abb. 8: Kognitive Zustandsangst als Funktion der Interaktion aus dispositioneller Vigilanz (VIG), kognitiver Vermeidung (KOV) und Meßzeitpunkt (+/-: hohe bzw. niedrige Ausprägung)*

Patienten, die dispositionell durch hohe Vigilanz und niedrige Vermeidung gekennzeichnet sind (Sensitizer), geben zu jedem MZP mehr affektive Angstsymptome an als
alle anderen Gruppen. Ähnliche Ergebnisse finden sich auch für die somatischen und
kognitiven Angstkomponenten. Die Zusammenhänge verdeutlichen die Abb. 6, 7 und 8.

Im Gegensatz zu den drei Angstkomponenten läßt sich nur ein vergleichsweise geringer Einfluß der Bewältigungsstile auf die hormonellen Belastungsindikatoren feststellen. Vermeidung und Vigilanz haben offensichtlich keinen statistisch signifikanten Effekt auf die Cortisol- und Prolactin-Spiegel. Lediglich für GH findet sich ein bedeutsamer Haupteffekt der Vigilanz, $F(1,66) = 5.4$, $p < .05$. Hochvigilante haben höhere GH-
Konzentrationen im Serum als Niedrigvigilante. Effekte der Bewältigungsstile auf die
kardiovaskulären Parameter konnten nicht festgestellt werden.

Wählt man statt den Traitskalen des ABI die Zustandsversion, so verändern sich die
Ergebnisse kaum. Deshalb erfolgt keine gesonderte Darstellung.

## Interkorrelationen der Belastungsindikatoren

Je nach Skalenniveau der Daten wurden Produkt-Moment- oder Spearman-
Rangkorrelationen zur Abschätzung des Zusammenhanges zwischen den Belastungsindikatoren berechnet. Die Ergebnisse zeigt Tab. 1.

Sehr enge Beziehungen zeigen sich im Bereich der fremdbeobachteten und selbstberichteten Angst. Die Korrelationen zwischen den von den Patienten berichteten State-
Angst-Komponenten zu den drei MZP sind durchgehend hochsignifikant ($r = .37$ bis
.88). Es bestehen auch enge Zusammenhänge der State-Angst-Komponenten zur
Fremdeinschätzung der Patientenangst während der Untersuchungsprozedur durch Arzt
und Helferin ($r = .26$ bis .56). Die Beurteilungen von Arzt und Helferin korrelieren
ebenfalls signifikant ($r = .75$).

Die zu verschiedenen Zeitpunkten erhobenen Konzentrationen des Cortisol korrelieren signifikant miteinander ($r = .54$ bis .67). Das gleiche gilt auch für das Prolactin ($r =
.72$ bis .76). Dagegen findet sich bei GH lediglich eine signifikante Assoziation zwi-
schen erster und zweiter Messung ($r = .51$). Zwischen den Konzentrationen der drei
Hormone zu den drei MZP bestehen nur unsystematische und durchweg insignifikante
Korrelationen.

Selbst- bzw. fremdeingeschätzte Angst und endokrinologische Parameter korrelieren
nur bei den zum dritten MZP erhobenen Werten von GH ($r = .25$ bis .49) und Prolactin
($r = .22$ bis .40).

*Tabelle 1: Interkorrelationen der verschiedenen Belastungsindikatoren*

| | AA1 | AA2 | AA3 | AS1 | AS2 | AS3 | AK1 | AK2 | AK3 | CO1 | CO2 | CO3 | GH1 | GH2 | GH3 | PR1 | PR2 | PR3 | AP1 | AP3 | AR3 | AH3 |
|---|---|---|---|---|---|---|---|---|---|---|---|---|---|---|---|---|---|---|---|---|---|---|
| AA1 | - | | | | | | | | | | | | | | | | | | | | | |
| AA2 | .58** | - | | | | | | | | | | | | | | | | | | | | |
| AA3 | .39** | .55** | - | | | | | | | | | | | | | | | | | | | |
| AS1 | .87** | .59** | .52** | - | | | | | | | | | | | | | | | | | | |
| AS2 | .62** | .88** | .54** | .70** | - | | | | | | | | | | | | | | | | | |
| AS3 | .46** | .55** | .82** | .60** | .65** | - | | | | | | | | | | | | | | | | |
| AK1 | .73** | .53** | .37** | .62** | .53** | .44** | - | | | | | | | | | | | | | | | |
| AK2 | .62** | .80** | .57** | .60** | .70** | .55** | .70** | - | | | | | | | | | | | | | | |
| AK3 | .37** | .45** | .73** | .44** | .44** | .70** | .47** | .67** | - | | | | | | | | | | | | | |
| CO1 | .11 | .17 | .05 | .15 | .19 | .06 | -.01 | .09 | .02 | - | | | | | | | | | | | | |
| CO2 | .17 | .22 | .13 | .18 | .23 | .19 | .11 | .13 | .06 | .67** | - | | | | | | | | | | | |
| CO3 | .08 | .11 | .06 | .05 | .13 | .11 | .12 | .12 | .11 | .54** | .64** | - | | | | | | | | | | |
| GH1 | .02 | .10 | .05 | -.02 | .11 | .13 | -.06 | .09 | -.02 | .20 | .14 | -.02 | - | | | | | | | | | |
| GH2 | -.06 | .09 | .00 | .00 | .11 | .09 | .05 | .15 | .00 | .09 | .16 | .07 | .51** | - | | | | | | | | |
| GH3 | .13 | .28* | .20 | .21 | .29* | .20 | .15 | .38** | .26* | .09 | -.11 | -.09 | .02 | .22 | - | | | | | | | |
| PR1 | -.04 | -.03 | -.02 | -.09 | .00 | .14 | .07 | .02 | .23 | -.10 | -.11 | -.14 | .00 | -.01 | -.03 | - | | | | | | |
| PR2 | .21 | .21 | .09 | .09 | .27* | .31** | .41** | .28* | .36** | -.06 | .08 | .14 | -.07 | -.01 | .03 | .72** | - | | | | | |
| PR3 | .09 | .16 | .18 | .02 | .14 | .27* | .29* | .27* | .42** | -.05 | -.07 | .07 | -.13 | -.09 | .07 | .76** | .73** | - | | | | |
| AP1 | .48** | .60** | .29** | .46** | .52** | .35** | .43** | .57** | .22* | .05 | -.06 | .07 | .07 | .14 | .37** | .17 | .20 | .30** | - | | | |
| AP3 | .43** | .76** | .52** | .46** | .67** | .51** | .46** | .62** | .35** | .11 | .04 | .10 | .04 | .02 | .49** | .13 | .21* | .40** | .58** | - | | |
| AR3 | .35** | .56** | .41** | .34** | .50** | .46** | .35** | .36** | .31** | .07 | .00 | .02 | .10 | -.01 | .25* | .05 | .14 | .22* | .47** | .67** | - | |
| AH3 | .32** | .55** | .50** | .30** | .49** | .49** | .33** | .42** | .26** | -.08 | -.12 | -.14 | .04 | -.04 | .28** | .08 | .15 | .25* | .32** | .68** | .75** | - |

Anmerkungen. AA = affektive Angstkomponente. AS = somatische Angstkomponente. AK = kognitive Angstkomponente. CO = Cortisol. GH = Wachstumshormon. PR = Prolactin. AP = Rating der Zustandsangst durch den Patienten. AR = Rating der Zustandsangst durch den Arzt. AH = Rating der Zustandsangst durch die Arzthelferin. 1, 2, 3 = Meßzeitpunkt. *p < .05. **p < .01 (zweiseitige Prüfung). (N = 70). Die Korrelationen der unteren vier Zeilen entsprechen Spearman-Rang-Koeffizienten.

Die Assoziationen der per Fragebogen erhobenen State-Angst-Komponenten mit den Hormonkonzentrationen ist unsystematisch und überwiegend insignifikant. Die geringsten Beziehungen bestehen offensichtlich zwischen affektiver Angst und endokrinen Parametern. Bei der somatischen Angst bestehen signifikante, aber niedrige Beziehungen zwischen den zum zweiten MZP erhobenen Angstwerten sowie dem zum gleichen Zeitpunkt bestimmten Prolactin sowie zum dritten GH-Wert. Die somatische Angst bei der dritten Messung korreliert mit Prolactin zum zweiten und dritten MZP. Die höchsten Assoziationen, die aber ebenfalls nur ein niedriges Niveau erreichen, finden sich zwischen kognitiver Angst und den endokrinologischen Parametern. Auffällig ist, daß signifikante Korrelationen nur zum GH und den Prolactin-Werten festzustellen sind. Demgegenüber weisen Cortisol-Werte keinerlei signifikante Beziehungen zu den State-Angst-Komponenten auf.

In die Interkorrelationstabelle nicht aufgenommen wurden die Beziehungen zwischen den dispositionellen Variablen KOV, VIG und Trait-Angst. Die entgegen den theoretischen Überlegungen signifikante Beziehung zwischen KOV und VIG wurde bereits beschrieben und kommentiert. Da Operationalisierungen des Represser-Sensitizer-Konstruktes mit Trait-Angst korrelieren, interessiert auch der Zusammenhang zur Trait-Angst, die mit VIG und mit KOG korreliert ($r = .48$, $p < .01$ bzw. $r = -.40$, $p < .01$).

Auf dieses Ergebnis werden wir in der Diskussion zurückkommen.

## Diskussion

Auch in unserer Studie bestätigte sich in Übereinstimmung mit anderen Untersuchungsergebnissen (Gebbersleben & Rohde 1990; Hasselkus & Freitag 1992), daß die meisten Patienten vor der endoskopischen Untersuchung Angst empfanden. Als angstauslösende Faktoren werden dabei die Untersuchungsprozedur selbst, aber auch die Unsicherheit über das Untersuchungsergebnis genannt.

Eine große Diskrepanz fand sich allerdings bei der Anzahl der Patienten, die als Mittel zur Angstreduktion eine Prämedikation wünschte. In den aufgeführten Untersuchungen waren dies immerhin 60%, bei uns lediglich 9% der Patienten. Offensichtlich hängt es sehr vom Untersuchungs*setting* ab, ob eine Prämedikation gewünscht wird oder nicht. In der von uns für die Untersuchung ausgewählten Praxis gilt, daß Aufwand und Risiken einer Prämedikation sowie die anschließend eingeschränkte Verkehrstüchtigkeit in keinem Verhältnis zur Belastung steht, die mit der Untersuchung in der Regel verbunden ist. Routinemäßig wird deshalb auf eine Prämedikation verzichtet, es sei denn, der Patient wünscht ausdrücklich eine Beruhigungsspritze. Auf die Frage, ob der Verzicht auf eine Prämedikation zu einer Erhöhung der Angstreaktion führt, werden wir weiter unten zurückkommen.

Während 31% der Patienten angaben, mehr Information über den Untersuchungsablauf zu wünschen, lehnten dies 20% ausdrücklich ab. Offensichtlich weist dies auf unterschiedliche Strategien der Angstreduktion hin. Während die eine Gruppe durch zusätzliche Information eine Verminderung der subjektiven Belastung erwartet, versucht die andere Gruppe, bedrohlich erscheinende Informationen aktiv zu vermeiden. Zusätzliche Information wirkt also keineswegs generell angstreduzierend.

Eine wichtige Rolle, vielleicht die wichtigste überhaupt, scheint das Arzt-Patient-Verhältnis sowie das Verhalten des Arztes bzw. des Praxispersonals zu spielen. 60% der Patienten gaben an, schon früher in dieser Praxis behandelt worden zu sein und den Arzt sowie die Helferinnen als freundlich und kompetent erlebt zu haben. Diese Patienten haben ein Gefühl der Sicherheit, im Vergleich zur Situation im Krankenhaus von einem erfahrenen, geschickten Arzt mit jahrelanger Endoskopieerfahrung behandelt zu werden. Diese Resultate entsprechen ebenfalls den Befunden von Hasselkus und Freitag (1992), aber auch Ergebnissen von Untersuchungen bei chirurgischen Eingriffen (Böhm & Dony 1984).

Interessanterweise ergab die Nachbefragung, daß zwei Drittel aller Patienten die Untersuchung wenig oder gar nicht belastend erlebten. In diesem Kontext wurde insbesondere von den Gastroskopie-Patienten betont, wie wichtig es für sie gewesen sei, von Arzt und Helferin über die in einzelnen Untersuchungsphasen günstigen Verhaltensweisen informiert worden zu sein. Auch die Tatsache, daß der Arzt sie während und unmittelbar nach der Untersuchung über den vorläufigen Befund informierte, wurde sehr positiv erlebt. Die Unsicherheit und Besorgnis wegen eines möglichen "negativen" Befundes waren so rasch beseitigt. Selbst wenn eine krankhafte Veränderung diagnostiziert wurde, überwog bei vielen Patienten die Erleichterung darüber, daß die Ursache der oft schon lang andauernden Beschwerden festgestellt worden war und eine Therapie möglicherweise Abhilfe versprach.

Das Teaching wurde nur selten gewählt, da die Patienten eine Verlängerung der Untersuchungsprozedur befürchteten. Trotzdem beurteilten die Patienten, die das Teaching wählten, das Mitverfolgen der Untersuchung im Sinne einer Ablenkung positiv. Entgegen der Befürchtung der Patienten erfordert es keinen längeren Zeitaufwand, und auch der Aufwand für das Praxispersonal ist gering.

Herzfrequenz und Blutdruck zeigten insgesamt einen sehr unauffälligen Verlauf. *In keinem Fall konnten untersuchungsbedingt klinisch auffällige Extremwerte beobachtet werden.* Obwohl absolut gesehen die Veränderungen minimal waren, ergaben sich statistisch signifikante Anstiege der Herzfrequenz während der Untersuchung gegenüber der Voruntersuchung und ein Absinken des diastolischen Blutdruckes während der Untersuchung. Dieser zunächst etwas unerwartete Effekt läßt sich möglicherweise durch eine streßinduzierte Freisetzung der Katecholamine, Adrenalin und Noradrenalin erklären. So führt ein geringer, vermutlich durch die Untersuchungsprozedur ausgelöster Anstieg von Adrenalin zu einem Anstieg der Herzfrequenz und des systolischem Blutdruckes sowie zu einem Abfall des diastolischen Druckes (Thews et al. 1989). Diese Argumentation wird unterstützt durch die Überlegung, daß Adrenalin vermehrt in Situationen ausgeschüttet wird, die durch das Fehlen adäquater Reaktionen im Verhaltensrepertoire gekennzeichnet sind, während Noradrenalin u.a. dann freigesetzt wird, wenn anforderungsgemäße Reaktionen verfügbar sind (WHO 1971). Die Situation der von uns untersuchten Patienten war nun gerade dadurch gekennzeichnet, daß ihnen zur Bewältigung der endoskopischen Untersuchung kaum angemessene Reaktionsweisen zur

Verfügung standen. Allerdings ist aus den nur geringfügigen Änderungen von Herzfrequenz und diastolischem Blutdruck und durch das Konstantbleiben des systolischen Blutdruckes darauf zu schließen, daß die Adrenalinausschüttung relativ gering war.

Prinzipiell könnte eine solche Hypothese durch die Analyse von Adrenalin und Noradrenalin abgeklärt werden, die in der Untersuchungsplanung auch in Betracht gezogen wurde. Aus zwei Gründen wurde jedoch davon abgesehen. Zum einen reagieren diese Parameter sehr empfindlich auf die Venenpunktion, so daß die Blutabnahme nur über einen vorher gelegten Dauerkatheter durchzuführen war, eine Prozedur, die wir den Patienten nicht zumuten wollten. Zum anderen werden die Adrenalin- und Noradrenalinwerte auch durch Änderungen der Körperlage beeinflußt, die im Verlauf der unter Praxisbedingungen durchgeführten Untersuchung nicht konstant gehalten werden konnte.

Die drei Zustandsangstkomponenten (affektive, somatische und kognitive Angstsymptome) als Indikatoren der subjektiv erlebten Belastung haben einen sehr gleichförmigen Verlauf. Sie steigen unmittelbar vor der Untersuchung gegenüber dem ersten MZP an, um dann unmittelbar danach wieder rasch abzufallen. Am ausgeprägtesten ist der Verlauf für die affektiven Angstsymptome, während die kognitiven Angstsymptome schon beim ersten MZP relativ hoch sind. Offensichtlich haben hier Erwartungseffekte eine gewisse Bedeutung. Der rasche und erhebliche Abfall nach der Untersuchung in allen drei Indikatoren ist plausibel, da nun die aversive Situation überstanden, Bedenken und Unsicherheit bezüglich der Diagnose bei den meisten Patienten beseitigt sind. Die Ergebnisse entsprechen Befunden aus Studien zur perioperativen Belastung (Slangen et al. 1993), aber auch zur Prüfungsangstforschung (z.B. Spiegler et al. 1968), nach denen Emotionalitätskognitionen, d.h. in unserem Fall affektive und somatische Symptome, unmittelbar vor der Konfrontation stark ansteigen, um danach ebenso schnell wieder abzunehmen. Demgegenüber ist bei Besorgniskognitionen häufig bereits vor der aversiven Konfrontation ein relativ hohes Niveau feststellbar.

Erwarteterweise fand sich bei der Aufteilung der Patienten in Hoch- und Niedrigängstliche ein Haupteffekt auf die Ausprägung der drei Zustandsangstkomponenten. Hochängstliche hatten zu allen MZP höhere Zustandsangstwerte als Niedrigängstliche. Für alle drei subjektiven Indikatoren ergab sich zudem ein signifikanter Wechselwirkungseffekt, der für Hochängstliche einen steileren Anstieg vom ersten zum zweiten MZP und auch einen stärkeren Abfall vom zweiten zum dritten MZP aufweist. Dieser in der Theorie von Spielberger (1972; zsf. Schwenkmezger 1985) nur für selbstwertrelevante Situationen postulierte Effekt ist hier also auch für eine aversive Situation von Bedeutung, bei der die physische Bedrohung vermutlich überwiegt, obwohl vor allem bei Coloskopie-Patienten auch Bedrohungen des Selbstwertes in Form von Schamgefühlen eine erhebliche Bedeutung zukommt.

Die hormonellen Belastungsindikatoren Prolactin und GH steigen vom ersten zum zweiten MZP ebenfalls an. Offensichtlich ist die Antizipation der endoskopischen Untersuchung ein Stressor, der zu einer deutlichen Erhöhung des Plasma-Spiegels dieser Hormone beiträgt. Dieses Ergebnis stimmt mit den Befunden vieler Studien überein, die Anstiege von Prolactin und GH in der Antizipationsphase vor einer Belastung nachweisen konnten (zsf. Rose 1984). Nach Beendigung der endoskopischen Untersuchung bleiben die Prolactin- und GH-Spiegel auf einem erhöhten Niveau. Dieser im Vergleich zu den subjektiven Indikatoren diskrepante Verlauf läßt sich jedoch erklären. Während der subjektive Zustand der Patienten innerhalb kürzester Zeit von Anspannung und Angst zu Erleichterung wechselt, hinkt das hormonelle System diesem Wechsel des emotionalen Zustandes hinterher. Solche erheblichen Phasenverschiebungen zwischen physiologischen und subjektiven Angstindikatoren sind wiederholt beobachtet worden (z.B. Epstein 1973).

Überraschenderweise zeigt sich beim Cortisol keine Veränderung der Plasmaspiegel über die MZP hinweg. Dieses Ergebnis ist eher ungewöhnlich, da sich Cortisol in einer Vielzahl von Studien als sensitiver Streßparameter dargestellt hat, insbesondere auch deshalb, weil Prolactin und GH im Gegensatz zum Cortisol nur bei Stressoren stärkerer Intensität freigesetzt werden (Rose 1984, 1985). Für diesen unerwarteten Effekt lassen sich mehrere Erklärungen denken. *Erstens* ist es möglich, daß der Cortisolwert zum ersten MZP keinen richtigen Vergleichswert darstellt. Für viele Patienten bedeutet der Besuch einer Arztpraxis, die Venenpunktion und die Erwartung eines Interviews mit einer Psychologin schon ein erhebliches Ausmaß an Streß. Durch die Antizipation der Belastung könnten sich bei Patienten bei dieser ersten Messung, die als Vergleichsmessung gedacht war, erhöhte Cortisolspiegel finden. *Zweitens* konnten aus Gründen der Praxisorganisation die Blutentnahmen zur Cortisolbestimmung nicht immer exakt zur gleichen Uhrzeit erfolgen. Die zweite Blutentnahme unmittelbar vor der endoskopischen Untersuchung fand im Durchschnitt etwa eine Stunde später statt als die erste. Die dritte Blutentnahme erfolgte wiederum eine halbe Stunde später. Da der Cortisolspiegel eine ausgeprägte circadiane Rhythmik mit einem Abfall im Laufe des Vormittages aufweist, könnte es sein, daß ein streßbedingtes Ansteigen des Cortisols durch diesen rhythmikbedingten Abfall zum Teil "neutralisiert" wird. *Drittens* hat auch die körperliche Aktivität einen Einfluß auf den Cortisolspiegel. Wir konnten nicht kontrollieren, wie lange vor der Blutentnahme die Patienten aufgestanden waren und welche Aktivitäten sie bis zum Eintreffen in der Praxis ausgeübt haben. Schließlich kann *viertens* spekuliert werden, daß nicht alle Patienten in gleicher Weise auf eine Belastung reagieren. Wie schon Rose in seinen Übersichtsarbeiten feststellte, fanden sich immer wieder Probanden, die mit einer geringen oder gar keiner Erhöhung der Cortisolwerte reagieren. Es ist also durchaus möglich, daß es in bezug auf das Cortisol Responder und Nonresponder gibt.

Sowohl die dispositionellen als auch die aktuellen Bewältigungsstrategien haben wenig Auswirkung auf die kardiovaskulären und endokrinologischen Parameter. Dagegen haben sie einen erheblichen Einfluß auf das Angsterleben der Patienten. Kognitiv vermeidende Strategien führen zu weniger Zustandsangst. Patienten, die vigilante Bewältigungsmechanismen bevorzugen, zeigen stärkere Angstsymptome als solche, die sich wenig vigilant darstellen. Patienten, die dispositionell oder aktuell durch die Konfiguration "hohe Vigilanz" und "niedrige Vermeidung" als Sensitizer gekennzeichnet sind, haben zu allen drei MZP die höchsten Angstwerte auf allen Dimensionen der Zustandsangst. Dabei ist der Anstieg vom ersten zum zweiten MZP sowie der Abfall vom zweiten zum dritten MZP stärker ausgeprägt als in den übrigen Gruppen. Diese Personen werden also offensichtlich durch die endoskopische Untersuchung am stärksten belastet. Hingegen zeigten die übrigen Patientengruppen signifikant weniger Angstsymptome.

Die Ergebnisse entsprechen weitgehend den Befunden, die Krohne et al. (1989) in ihrer Studie zu den Beziehungen zwischen Bewältigungsstrategien und präoperativen Streßreaktionen berichten. Die Beobachtung einer relativ niedrigen Streßbelastung bei Personen, die bevorzugt eine kognitiv vermeidende Bewältigung praktizieren, entspricht auch theoretischen Ableitungen und empirischen Befunden anderer Autoren zur Wirkung vermeidender Angstbewältigung bei chirurgischen oder unangenehmen diagnostischen Eingriffen (vgl. Lazarus 1983, Miller & Mangan 1983, Suls & Fletcher 1985). Die niedrigen Angstwerte der Gruppe "niedrige Vigilanz" und "niedrige kognitive Vermeidung" (Nichtdefensive) entsprechen ebenfalls den Annahmen aus Krohnes Modell der Streßbewältigungsmodi. Das flexible Bewältigen in dieser Gruppe soll durch eine deutliche Orientierung an den jeweiligen situativen Erfordernissen gekennzeichnet sein. Der Einsatz kognitiver Strategien ist eher gering. Diese Personen versuchen, bevorzugt instrumentell auf aversive Situationen zu reagieren. Sie setzen Strategien der kognitiven Vermeidung nur dann ein, wenn sie eine Situation durch offenes Verhalten nicht beeinflussen können. Vigilant verhalten sie sich dagegen in solchen Situationen, deren Steuerbarkeit durch die Überwachung bedrohungsrelevanter Aspekte erhöht werden kann. Da die endoskopische Untersuchung eine instrumentelle Kontrolle durch die Patienten weitgehend ausschließt, sollten diese Personen mit kognitiver Vermeidung reagieren. Die relativ niedrige Angstausprägung in dieser Gruppe spricht jedenfalls dafür, daß es diesen Patienten größtenteils gelungen ist, situationsadäquate Copingstrategien einzusetzen.

Überraschend sind die Befunde in bezug auf die Personengruppe, die durch das Muster "hohe Vigilanz und hohe Vermeidung" und damit durch ein instabiles, fluktuierendes Bewältigungsverhalten gekennzeichnet ist, das als typisch für ängstliche Personen angesehen wird (vgl. Krohne 1993). Deshalb würde man für diese Gruppe relativ hohe Angstausprägungen erwarten. Dies ist jedoch nicht der Fall, da die Angstintensität immer noch deutlich unterhalb der Werte der Gruppe der Sensitizer liegt. Unsere Befunde entsprechen damit weitgehend Ergebnissen, wie sie Kohlmann (1990) berichtet. Die positive Korrelation zwischen Trait-Angst und VIG bei gleichzeitig negativen Korrelationen zwischen Trait-Angst und KOV zeigt, daß eine Bezeichnung von Patienten mit gleichzeitig hohen Werten auf VIG und KOV als hochängstlich ungerechtfertigt ist. Möglicherweise werden in dieser Gruppe verschiedene Typen von Personen zusammengefaßt, so z.B. auch solche, die beide kognitiven Strategien, Vigilanz und Vermeidung, beherrschen, diese aber flexibel nach den situativen Erfordernissen einsetzen können. Demgegenüber erscheint es eher gerechtfertigt, die Gruppe der Sensitizer (VIG hoch, KOV niedrig) als hochängstlich zu bezeichnen.

Ansonsten entspricht der Einfluß der Bewältigungsstile auf die Belastungsindikatoren weitgehend den Annahmen von Krohne (1986, 1989) in seinem Modell der Streßbewältigungsmodi. Die grundlegende Annahme dieses Modells, die Unabhängigkeit der beiden Bewältigungsdimensionen Vigilanz und kognitive Vermeidung, konnte allerdings nicht vollständig bestätigt werden.

Bei den Interkorrelationen der Streßindikatoren zeigen sich erwarteterweise enge Assoziationen innerhalb der Zustandsangstkomponenten. Die Fremdeinschätzung der Patientenangst durch Arzt und Arzthelferinnen steht in enger Beziehung zum selbstberichteten Angsterleben der Patienten. Es gelingt dem Arzt und dem Praxispersonal also recht gut, das Angstniveau der Patienten richtig einzuschätzen. Offensichtlich zeigt sich das Angsterleben der Patienten auch im expressiven und offenen Verhalten.

Während für Cortisol und Prolactin, nicht aber für GH, signifikante Zusammenhänge innerhalb der MZP bestehen, läßt sich eine Beziehung der drei Hormone untereinander nicht nachweisen. Dieses Ergebnis kann man als Hinweis dafür ansehen, daß die Reaktionen der drei hormonellen Subsysteme unabhängig voneinander erfolgen. Möglicherweise reagieren Personen in einer Belastungssituation bevorzugt mit der Aktivierung eines spezifischen endokrinologischen Subsystems und können in bezug auf andere Hormonsysteme als Nonresponder angesehen werden. Eine andere Interpretation der geringen Interkorrelationen der endokrinen Parameter untereinander und auch zu den kardiovaskulären Parametern liegt in der Überlegung, daß das neurale und humorale System wie auch ihre jeweiligen Teilsysteme nicht simultan, sondern mehr oder weniger zeitversetzt im Sinne einer "gestaffelten" physiologischen Reaktion aktiviert werden.

Deshalb sind auch die Korrelationen der Zustandsangstsymptome zu den endokrinen und kardiovaskulären Parametern unsystematisch und zu einem großen Teil insignifikant.

## Schlußfolgerungen

Obwohl Angst vor endoskopischen Untersuchungen weit verbreitet ist, sollte man nicht davon ausgehen, daß Gastroskopie und Coloskopie nur als Bedrohungssituation wahrgenommen werden. Die Beendigung der Ungewißheit über die Ursachen ihrer Beschwerden relativiert für viele Patienten die Aversivität der Untersuchungsprozedur.

Subjektive, kardiovaskuläre und endokrinologische Parameter zeigen, daß für viele Patienten keine hohen Belastungsintensitäten auftreten. Für die meisten war rückblickend die endoskopische Untersuchung nicht allzu unangenehm. Vertrauen zum Arzt, die freundliche Betreuung durch das Praxispersonal, ein eingespieltes Untersuchungsteam sowie genaue Verhaltensinstruktion vor und während der Untersuchung sind Maßnahmen, die den Patienten helfen, die Untersuchungsprozedur gut zu überstehen. Dagegen war Prämedikation als Mittel zur Angstbekämpfung kaum gefragt, ein Befund, der zunächst nur für die von uns ausgewählte Praxis typisch zu sein scheint. Da in anderen Untersuchungen der Wunsch nach Prämedikation weit häufiger war, wären Vergleichsuntersuchungen von Interesse. Trotz zurückhaltender Interpretation scheint uns jedoch offensichtlich, daß ein Verzicht auf eine Prämedikation möglich ist und nicht generell zu höheren Angstreaktionen führen muß. Dies belegen u.E. die in unserer Untersuchung doch eher moderaten Belastungsreaktionen.

Deutlich ist der Einfluß von Bewältigungsstilen auf die subjektiven Angstindikatoren. Offensichtlich stellt kognitive Vermeidung bei endoskopischen Untersuchungen eine sehr effiziente Bewältigungsstrategie dar. Präventivmaßnahmen sollten daher eine Stabilisierung solcher dispositionell bereits vorhandener Präferenzen anstreben. Rigide Vigilanz ist demgegenüber keine geeignete Strategie, um Angstreaktionen zu minimieren. Eine psychologische Intervention bei dieser Patientengruppe scheint angezeigt und sollte sich darauf konzentrieren, noch gezielter Information über die bevorstehende Untersuchung zu vermitteln, um die Mehrdeutigkeit der Bedrohungssituation zu reduzieren und ein kognitives Schema aufzubauen, das vor negativen Überraschungen schützt. Erst wenn diese Maßnahmen nicht erfolgreich sind, ist bei dieser Patientengruppe auch an eine Prämedikation zu denken.

Ein Problem besteht allerdings darin, diese Patientengruppe schnell und ohne größeren Aufwand zu identifizieren. Im täglichen Routinebetrieb einer Arztpraxis ist es nicht möglich, jedem Patienten das Angstbewältigungsinventar vorzulegen und ihn dann entsprechend seiner bevorzugten Bewältigungsstrategie auf die Untersuchung vorzubereiten. Deshalb ist es Ziel weiterer Untersuchungen, herauszufinden, ob es Kriterien gibt, anhand derer sich "Sensitizer" sicher und schnell identifizieren lassen. So hätte der Arzt die Möglichkeit, diese Patientengruppe genauer und ausführlicher über den Untersuchungsablauf zu informieren, als dies routinemäßig geschieht.

# III.


# Rezensionen

# Gesundheitspsychologie versus Verhaltensmedizin -Unterschiede und Gemeinsamkeiten-

*Joachim Kugler*

## Einführung

Verhaltensmedizin und Gesundheitspsychologie sind relativ junge Wissenschaftszweige. Obwohl der Begriff Verhaltensmedizin (behavioral medicine) schon vorher sporadisch verwendet wurde, geht die heute gängige Definition der Verhaltensmedizin auf die Yale Conference on Behavioral Medicine zurück (Schwartz & Weiss 1978). Im Gegensatz zu einer psychoanalytisch orientierten Psychosomatik versteht sich Verhaltensmedizin als interdisziplinäres Feld auf empirisch-wissenschaftlicher Grundlage. Verhaltensmedizin thematisiert sowohl Faktoren für körperliche Gesundheit wie für Krankheit.

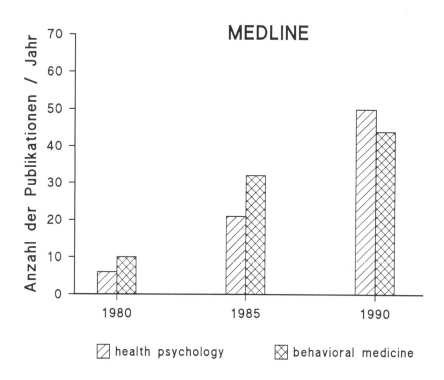

*Abb. 1: Anzahl der Publikationen für das Suchwort 'behavioral medicine' und 'health psychology' im Datenbanksystem MEDLINE in den Jahren 1980, 1985 und 1990*

Gesundheitspsychologie (health psychology) sieht sich als primär psychologisches Gebiet (Weiss 1982, Stone 1982). Können wesentliche Teile der Klinischen Psychologie als 'Krankheitspsychologie' beschrieben werden, thematisiert Gesundheitspsychologie Faktoren der Aufrechterhaltung oder Wiedererlangung von Gesundheit.

Das zunehmende Interesse an Verhaltensmedizin und Gesundheitspsychologie spiegeln die steigenden Veröffentlichungszahlen sowohl in medizinischen Fachzeitschriften (siehe MEDLINE-Datenbank; Abb. 1) als auch im psychologischen Schrifttum wider (siehe PSYNDEX; Abb. 2). Verhaltensmedizinische Fachgesellschaften haben sich in vielen Ländern gebildet, z.B. besteht seit 1984 die Deutsche Gesellschaft für Verhaltensmedizin und Verhaltensmodifikation. Zur Gesundheitspsychologie haben sich nationale Sektionen in den psychologischen Standesorganisationen gebildet, z.B. seit 1992 die Sektion Gesundheitspsychologie in der Deutschen Gesellschaft für Psychologie. Zahlreiche neugegründete bzw. umbenannte Zeitschriften haben sich auf verhaltensmedizinische oder gesundheitspsychologische Themen spezialisiert, z.B. das seit 1978 erscheinende `Journal of Behavioral Medicine`, die seit 1982 erscheinende `Health Psychology` oder die seit 1993 erscheinende 'Zeitschrift für Gesundheitspsychologie'.

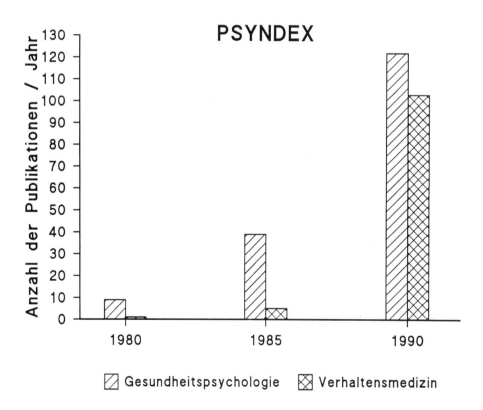

Abb. 2:   Anzahl der Publikationen für das Suchwort 'Verhaltensmedizin' und 'Ge sundheitspsychologie' im Datenbanksystem PSYNDEX in den Jahren 1980, 1985 und 1990

Verhaltensmedizinische bzw. gesundheitspsychologische Themen haben zunehmend Eingang in universitäre Ausbildungen gefunden, sei es in Psychologie, Medizin oder Gesundheitswissenschaften (Public Health). Auch stellen gesundheitspsychologische bzw. verhaltensmedizinische Fragen die praktisch tätige Ärzteschaft vor neue Aufgaben der Gesundheitsförderung (Bundesärztekammer 1993). Es ist aus diesen Gründen ein wachsender Bedarf an Einführungen, Lehrbüchern und Kompendien sowohl für Studierende wie praktisch Tätige im Gesundheitswesen zu konstatieren. In dieser Sammelrezension sollen deutschsprachige Buchprojekte zur Verhaltensmedizin bzw. Gesundheitspsychologie besprochen werden. Schwerpunkt soll der Veröffentlichungszeitraum von 1988 bis 1993 sein. Ausgewählt wurden in erster Linie Bücher, die Gesundheitspsychologie bzw. Verhaltensmedizin im Titel aufweisen und gebietsumgreifend ausgelegt sind. Publikationen zu Aspekten einzelner Erkrankungen, zu altersspezifischen Problemen oder zur Prävention und Gesundheitsförderung im allgemeinen wurden ausgeklammert, wiewohl gerade diese Publikationen für die praktische Umsetzung gesundheitspsychologischer bzw. verhaltensmedizinischer Theorien relevant sind. Ziel dieser Sammelrezension ist es, Gemeinsamkeiten und Unterschiede beider Disziplinen zu beleuchten.

**Gesundheitspsychologie**

> Rüdiger, D., Nöldner, W., Haug, D. & Kopp, E. (Hrsg.).(1989). Gesundheitspsychologie - Konzepte und empirische Beiträge. Regensburg: S. Roderer Verlag. (Umfang 274 S.)

Ausgangspunkt für dieses Buch bildete ein Symposium zur Gesundheitspsychologie 1989 in Regensburg, das unter dem Leitthema 'Förderung von Gesundheit und Unterstützung bei der Verarbeitung von Krankheit' stand. Ziel war eine Bestandsaufnahme für die Gesundheitspsychologie. Die 30 Beiträge gliederten sich in fünf Sektionen:

- *Grundlagen zur Gesundheitspsychologie*
  *u.a. mit Beiträgen zur Theorie des Gesundheitsverhaltens (Schwarzer), zur Intentions- und Vorsatzbildung (Allmer), zur Belastungsverarbeitung und Gesundheit (Perrez);*
- *Psychoonkologie*
  *u.a. mit Beiträgen zur Belastungsverarbeitung bei Frauen mit Mamma-Karzinom (Wittig), zu Auswirkungen der enteralen Heimernährung bei Karzinompatienten (Ehlert);*
- *HIV-Infektion und AIDS*
  *u.a. mit Beiträgen zu AIDS-relevanten Verhaltensweisen (Lukesch), zu psychoimmunologischen Aspekten bei HIV (Plancherel, Merz);*
- *Krankheitsverarbeitung*

*u.a. mit Beiträgen zur Kranheitsbewältigung bei chronischer Polyarthritis (Jungnitsch), bei Dialysepatienten (Schön) sowie bei Typ-II-Diabetikern (Kulzer);*
- *Ausgewählte Themen der Gesundheitspychologie*
*u.a. mit Beiträgen zur sozialen Unterstützung (Laireiter & Baumann), zur Bereitschaft zur Organspende (Kischkel & Stiebler) sowie zu Ernährungsverhalten (Littich).*

Das Buch zeigt, wie die wissenschaftliche Herangehensweise an gesundheitspsychologische Probleme in den verschiedenen Arbeitsgruppen ist. Bei allen Nachteilen eines Kongreßbandes, z.B. unterschiedliches Niveau der Beiträge, Überschneidungen, unterschiedliche Stringenz im methodischen Vorgehen, ist die Informationsfülle beeindruckend. Den Herausgebern ist es zudem gelungen, die Beiträge in eine nachvollziehbare Systematik zu bringen, was die Lesbarkeit vereinfacht.

Schwarzer, R. (Hrsg.).(1990). Gesundheitspsychologie - Ein Lehrbuch. Göttingen: Hogrefe Verlag für Psychologie. (Umfang 509 S.)

Es ist die erste deutschsprachige Publikation mit dem Anspruch eines Lehrbuches. Es vereinigt namhafte Experten für die einzelnen Kapitel.
Das Buch gliedert sich in vier thematische Einheiten:

I.  Grundlagen und Gegenstandsbestimmung
II. Gesundheitsverhalten und Gesundheitskognition
III. Krankheit, Streß und Krankheitsbewältigung
IV. Gesundheitspsychologische Prävention

Der Teil Grundlagen und Gegenstandsbestimmung erstreckt sich u.a. von den psychologischen Aspekten (Walschburger), über die Psychoneuroimmunologie (Arbeitsgruppe Hellhammer) bis zur Sozialepidemiologie (Badura) und Sozialisationsaspekten von Gesundheit (Hurrelmann).
  Im Teil Gesundheitsverhalten und Gesundheitskognition werden neben subjektiven Gesundheitskonzepten (Arbeitsgruppe Bengel) u.a. auch die klassischen Risikoverhaltensweisen, wie Rauchen (Lopez & Fuchs), Ernährung (Arbeitsgruppe Pudel), Mangel an sportlicher Aktivität (Arbeitsgruppe Weber) und Substanzabusus (Silbereisen) besprochen.
  Der Teil Krankheit, Streß und Krankheitsbewältigung versucht wichtige gesundheitspsychologische Konzepte zur Entstehung und Veränderung von Gesundheitsbeeinträchtigungen vorzustellen und anhand einiger ausgewählter Krankheitsbilder zu exemplifizieren: Streß und Streßbewältigung (Krohne), Emotionsbewältigung (Weber), Schmerz und Schmerzbehandlung (Basler & Rehfisch), sozialer Rückhalt (Schwarzer & Leppin) u.a.
  Im Teil gesundheitspsychologische Prävention werden u.a. neben allgemeinen Überlegungen zur Prävention (Becker), Entwicklung von Gesundheitsprogrammen in Organisationen (Liepmann) auch Evaluationsgesichtspunkte (Nöldner) angesprochen.

Hervorzuheben ist die integrative Perspektive des Buches, das Grundlagendisziplinen der Psychologie, wie  Sozialpsychologie, Differentielle Psychologie/ Persönlichkeitspsychologie, Entwicklungspsychologie, Biologische Psychologie, Allgemeine Psychologie, Methodenlehre mit Themenbereichen der Gesundheitsökonomie, Epidemiologie und Public Health vereinigt. Desweiteren wird dem Aspekt der Gesundheit am Arbeitsplatz ein vergleichsweise großer Platz eingeräumt. Vielleicht gelingt es über die Gesundheitspsychologie diesen sowohl von der Klinischen, wie auch von der Arbeits- und Organisationspsychologie eher vernachlässigten Bereich, zu gestalten.

Neben den Problemen eines Mehr-Autorenbuches, wie unterschiedlicher didaktischer Aufbau der einzelnen Beiträge, partielle Wiederholungen, fehlen jedoch wichtige gesundheitspsychologische Themen, wie Sexualverhalten, Compliance bei Vorsorgemaßnahmen und Therapie, sowie Selbsthilfegruppenproblematik.

Trotzdem kann zusammenfassend gesagt werden, daß das Buch einen guten Einblick in den derzeitigen Forschungs- und Diskussionsstand der deutschsprachigen Gesundheitspsychologie gibt.

Haisch, J. & Zeitler, H.P. (Hrsg.).(1991). Gesundheitspsychologie - Zur Sozialpsychologie der Prävention und Krankheitsbewältigung. Heidelberg: Asanger Verlag. (Umfang 395 S.)

Hierbei handelt es sich um den Versuch, Gesundheitspsychologie aus sozialpsychologischer Perspektive darzustellen. Das Buch gliedert sich in drei Teile: Gesundheit, Behinderung und chronische Krankheit sowie einen Ausblick.

Der erste Teil 'Gesundheit' untergliedert sich in:
- *Aspekte gesundheitsbewußten Verhaltens, u.a. mit Beiträgen zur Gesundheitsdiagnostik (Haisch) sowie Jugend und Gesundheit (Lösel u. Bender),*
- *Aspekte der Stärkung von Gesundheitsbewußtsein und Gesundheitsverhalten, u.a. mit Beiträgen zu AIDS-protektiven Verhaltens (Bliemeister), Gesundheitsförderung in der Arbeitswelt (Gundlach), zur sozialen Unterstützung durch den (Haus-)Arzt (Haisch), und*
- *Aspekte der Wiederherstellung von Gesundheit, u.a. mit Beiträgen zu psychosozialen Faktoren bei der Entstehung und bei der Behandlung des Herzinfarktes (Arbeitsgruppe Frey), zu gesundheitsbezogenen Kontrollüberzeugungen und Gesundheitsverhalten (Greve u. Krampen) sowie zu Raucherentwöhnung und Streßbewältigung (Haisch).*

Der Teil 'Behinderung und chronische Krankheit' ist unterteilt in
- *Aspekte der Selbstdefinition 'behindert' und 'krank', u.a. mit einem Beitrag über Arzt-Patient-Interaktion und Compliance (Haisch), sowie in*
- *Aspekte der Bewältigung von Behinderung, chronischer Beeinträchtigung und Krankheit, u.a. mit Beiträgen zur Behandlung von Patienten mit Epilepsien (Düchting-Röth & Petermann) sowie zur gehemmten Expressivität, Arousal und soziale Unterstützung (Traue).*

Die 19 Beiträge des Buches belegen die Relevanz sozialpsychologischer Forschung für die Gesundheitspsychologie. Die enorme Daten- und Literaturfülle ist eine Fundgrube für gesundheitspsychologisch Interessierte. Ein wenig Skepsis sei gegenüber der angestrebten Praxisnähe geäußert, da Interventions- und Informationsprogramme nur stichwortartig beschrieben werden.

> Schmidt, L.R. &. Schwenkmezger, P.(Hrsg.).(1992): Themenheft: Gesundheitspsychologie. Zeitschrift für Klinische Psychologie, 21. (Umfang 121 S.).

Zu einer Zeit, in der deutschsprachige gesundheitspsychologische Beiträge nur verstreut in unterschiedlichen Zeitschriften publizierbar waren, entstand das Themenheft der Zeitschrift für Klinische Pychologie (das auch als Einzelpublikation beziehbar ist). Ziel der Publikation ist eine systematische Verankerung der Gesundheitspsychologie in die Gesamtpsychologie. Die 10 Beiträge, außer dem Editorial, gliedern sich in:

- *Allgemeinpsychologische Ansätze,*
  *mit Beiträgen zu Emotionen und Gesundheit (Schwenkmezger), Belastungsverarbeitung (Weber) sowie Risikowahrnehmung und Gesundheit (Versteegen);*
- *Entwicklungspsychologische Ansätze,*
  *mit Beiträgen zu entwicklungspsychologischen Aspekten der Gesundheitspsychologie (Schmidt & Dlugosch) sowie zur Streß-Resistenz bei Jugendlichen (Arbeitsgruppe Lösel);*
- *Differentialpsychologische Ansätze,*
  *mit Beiträgen zur seelischen Gesundheit (Becker) und Kontrollüberzeugungen (Lohaus);*
- *Sozialpsychologische und ökopsychologische Ansätze,*
  *mit Beiträgen zu Umwelt und Gesundheit (Fischer) und Gesundheit als Systemleistung (Braun);*
- *Epidemiologie.*
  *mit einem Beitrag zur Epidemiologie psychischer Störungen (Weyerer & Häfner).*

Dieses Heft vereinigt wichtige Überblicksarbeiten durchweg von renommierten Autoren. Dadurch gelingt es, die Relevanz verschiedener Teilbereiche der Psychologie für die Gesundheitspsychologie zu veranschaulichen. Als Lektüre für den fortgeschrittenen Leser sehr empfehlenswert.

> Schwarzer, R. (1992). Psychologie des Gesundheitsverhaltens. Göttingen: Hogrefe Verlag für Psychologie. (Umfang 349 S.).

Neben den vielen Mehr-Autoren-Büchern soll auf eine Buchdarstellung aus der Hand eines Autors hingewiesen werden. Es markiert den Beginn einer Buchreihe zur Gesundheitspsychologie des Verlages Dr. Hogrefe, in der mittlerweile schon Band 6 angekündigt ist.

Das Buch ist nicht als umfassende Einführung in die Gesundheitspsychologie konzipiert, es bietet jedoch Gelegenheit den theoretischen Rahmen eines profilierten Vertreters der Gesundheitspsychologie kennenzulernen.
Die Kapitel gliedern sich in:

- *Theoretische Konzepte zum Gesundheitsverhalten*
- *Verhalten und Krankheitsrisiko*
- *Streßbewältigung und soziale Unterstützung*
- *Spezielle Gesundheits- und Risikoverhaltensweisen*
- *Gesundheitsförderung*

In diesem Buch wird der Versuch unternommen, Einzelbefunde aus verschiedenen Bereichen der Gesundheitswissenschaften in theoretische Konzepte einzubetten. Allein die reichhaltigen Literaturverweise machen das Buch zur Fundgrube für gesundheitspsychologisches Arbeiten. Die Einbindung in theoretische Konzepte weist in die Zukunft: Gesundheitspsychologie kann als Disziplin nur bestehen, wenn die Unzahl von Einzelbefunden zu Gesundheit und Krankheit in Theorien und Modelle integriert werden können.

Inwieweit neben den vom Autor favorisierten sozial-kognitiv orientierten Handlungstheorien andere theoretische Konzepte, z.B. aus der Emotionsforschung, gesundheitspsychologische Kristallisationskerne sein können, werden vielleicht Fortsetzungen der Buchreihe zeigen.

**Verhaltensmedizin**

Miltner, W., Birbaumer, N., & Gerber, W. (Hrsg.).(1986). Verhaltensmedizin. Berlin: Springer Verlag. (Umfang 570 S.).

Kurz sei auf das wohl einflußreichste deutschsprachige Buch zur Verhaltensmedizin eingegangen. Es stellt das erste deutschsprachige Lehrbuch der Verhaltensmedizin dar. Die 23 Beiträge, jeweils von den Herausgebern verfaßt, sind in einen Grundlagen- und einen klinischen Anwendungsteil eingeordnet. Es geht sowohl auf psychologische, pathophysiologische und klinisch-medizinische Aspekte von Erkrankungen unterschiedlicher klinischer Fachgebiete ein, wie Kardiologie, Rheumatologie, Gynäkologie, Nephrologie, Pädiatrie. Problematisch ist jedoch, daß ein Großteil der Literatur- und Datenangaben aus den späten 70-iger und frühen 80-iger Jahren stammt. Lehrbücher der Klinischen Medizin bedürfen zumeist schon nach wenigen Jahren einer Neubearbeitung. Dies gilt umso mehr für die Verhaltensmedizin, die auch die psychologischen Weiterentwicklungen integrieren muß.

Florin, I., Hahlweg, K., Haag, G., Brack, U.B. & Fahrner, E.M. (Hrsg.).(1989). Perspektive Verhaltensmedizin. Berlin: Springer Verlag. (Umfang 130 S.).

1984 wurde die Deutsche Gesellschaft für Verhaltensmedizin und Verhaltensmodifikation in München gegründet. Das Buch stellt den Versuch des Vorstandes dar, das Konzept der Verhaltensmedizin im deutschsprachigen Raum zu verbreiten und die Anwendung verhaltensmedizinischer Verfahren in der gesundheitlichen Versorgung zu fördern.

Neben einer Standortbestimmung der Verhaltensmedizin (Florin) werden sowohl Grundlagen, wie Psychoendokrinologie (Voigt & Fehm-Wolfsdorf) und Psychoimmunologie (Schulz & Ferstl) wie Anwendungen bei Krankheiten und Beschwerdebilder aus verschiedenen klinischen Disziplinen vorgestellt: Neuropsychologie (Arbeitsgruppe Zihl), Dermatologie (Scholz & Luderschmidt), Diabetes mellitus (Strian & Waadt), Schmerz (Miltner & Larbig), Kopfschmerzen (Gerber & Haag), Operationsvorbereitung (Höfling & Dworzak), Herz-Kreislauf-Erkrankungen (Vaitl & Nutzinger) sowie Entwicklungsstörungen bei Kindern (Arbeitsgruppe Brack).

Das Buch beschreibt den programmatischen Ausgangspunkt für die neugegründete Fachgesellschaft. Es stellt den Versuch dar, klinisch-psychologisches und klinisch-medizinisches Wissen zu integrieren. Leider wurde die Chance nicht genutzt, Verhaltensmedizin als Wissenschaftszweig konzeptionell zu elaborieren. So bleiben die einzelnen Beiträge eher unverbunden nebeneinanderstehend.

Wahl, R. .& Hautzinger, M. (Hrsg.).(1989) Verhaltensmedizin - Konzepte, Anwendungsgebiete, Perspektiven. Köln: Deutscher Ärzte-Verlag. (Umfang 281 S.).

Das Buch ist aus Vorträgen im Rahmen der Donaueschinger Fachtage über Verhaltensmedizin 1988 entstanden. Das Buch vereinigt 25 Beiträge in zwei Hauptabschnitten: 1) Grundlagen und Perspektiven sowie 2) Anwendungsgebiete und Konzepte.

Grundlagen und Perspektiven der Verhaltensmedizin beinhaltet u.a. Beiträge zu Neuromodulatoren und Verhalten (Fritze), zur Psychoneuroimmunologie (Ferstl), zu minimaler cerebraler Dysfunktion (Linden & Wilms). Das Spektrum der Beiträge zur Anwendung reicht von Hauterkrankungen (Scholz), männliche Sterilität (Arbeitsgruppe Hellhammer), Herz-Kreislauf-Erkrankungen (Schneider), gastrointestinale Störungen (Hölzl), Tumorerkrankungen (Koch & Stump; Larbig) bis zu psychiatrischen Krankheitsbildern, wie Schizophrenie (Arbeitsgruppe Möller) und Depression (Wahl & Hartmann).

Im Gegensatz zu anderen Texten zur Verhaltensmedizin zeichnet sich dieses Buch durch die Nähe zu den Neurowissenschaften aus. Überproportional viele Beiträge beschäftigen sich mit Problemstellungen der Neurologie, Psychiatrie und Psychosomatik.

Hilfreich für klinisch Tätige ist die Gliederung nach Krankheitsbildern. Sowohl herkömmliche wie verhaltensmedizinische Diagnose- und Therapieansätze werden kritisch diskutiert. Zusammenfassend kann dieses Buch insbesondere zur Fort- und Weiterbildung von Ärzten und Klinischen Psychologen empfohlen werden.

Laireiter, A., Mackinger, H. (Hrsg.).(1989). Verhaltensmedizin - Gesundheitspsychologie. Bergheim: Mackinger-Verlag (Umfang 167 S.).

Das Buch vereinigt 11 Beiträge des Kongreß für Klinische Psychologie und Psychotherapie der Deutschen Gesellschaft für Verhaltenstherapie e.V. 1988 in Berlin. Zielsetzung ist es, die neuen Wissenschaftszweige Gesundheitspsychologie und Verhaltensmedizin in Forschung und Praxis vorzustellen. Insbesondere der Stellenwert der Verhaltenstherapie sollte herausgearbeitet werden. Neben eher theoretisch programmatischen Arbeiten werden auch Detailstudien vorgestellt.

Neben einer Einführung in Forschungsfelder der Verhaltensmedizin (Reinecker) enthält das Buch  Darstellungen u.a. des Modellversuches 'Aktion Gesundheit' (Rosenbaum & Bindzius), der Psychoneuroimmunologie der Belastung (Arbeitsgruppe v. Kerekjarto) sowie der Behandlung von chronischen Schmerzen bei Rheuma (Rehfisch & Basler).

Leider verspricht der Titel des Buches mehr, als der Inhalt zu leisten vermag: wer sich Anregungungen für eine Integration von Verhaltensmedizin und Gesundheitspsychologie versprochen hatte, wird enttäuscht. Während die einzelnen Beiträge interessante Aspekte der Verhaltensmedizin oder Gesundheitspsychologie beleuchten, fällt es schwer ein durchgängiges Konzept für die Auswahl und Verzahnung der Beiträge zu entdecken.

Zielke, M. & Mark, N. (Hrsg.).(1990). Fortschritte der angewandten Verhaltensmedizin. Berlin: Springer Verlag (Umfang 474 S.).

Daß Verhaltensmedizin keineswegs eine akademische Übung im universitären Umfeld ist, belegt nachdrücklich dieses Buch. Seit 1977 wurden mehr als sechs verhaltensmedizinisch orientierte Kliniken in Deutschland gegründet. Dieses Buch vereinigt die Erfahrungen angewandter Verhaltensmedizin in 26 Beiträgen. Neben einem Editorial besteht das Buch aus folgenden Teilen:

*1) Konzeptionelle Aspekte*
   *u.a. mit Beiträgen zur Ergotherapie (Vesenbeckh), Sporttherapie (Ehrhardt), zur*
   *medizinischen Versorgung (Olivet & Limbacher);*
*2) Klinische Grundlagen und Problembereiche*
   *u.a. mit Beiträgen zur Adipositastherapie (Arbeitsgruppe Zielke), zu sexuellen*
   *Funktionsstörungen (Arbeitsgruppe Zielke), zur Belastungsbewältigung (Broda);*
*3) Therapiebausteine und therapeutische Programme*
   *u.a. mit Beiträgen zur Beratung 'Hilfe zur Selbsthilfe' (Meye & Brühne-Scharlau),*
   *zur Bulimia nervosa (Schmitz), zur Herzphobie (Ehrhardt & Sturm);*
*4) Evaluation und methodische Aspekte*
   *u.a. mit Beiträgen zur Evaluation eines Modellversuches (Bengel u. Koch), zu Fak*
   *toren zur Bewältigung der Anorexia nervosa (Franke), zur Effektivitätsmessung in*
   *der verhaltensmedizinischen Rehabilitation (Multi- Center-Studie, Zielke et al.)*

Das Buch bildet ab, was in verhaltensmedizinisch orientierten Kliniken und Ambulatorien konkret durchgeführt wird. Der Leser gewinnt anhand von Therapiemanualauszügen, Fallbeispielen, Erfahrungsberichten etc. einen Eindruck, wie theoretische Konzepte derzeit praktisch umgesetzt werden. Das Buch schließt eine wichtige Informationslücke, da weiterbehandelnde Mediziner und/oder klinische Psychologen wissen müssen, wie die Patienten verhaltensmedizinisch behandelt werden. Letztlich werden verhaltensmedizinische Behandlungskonzepte sich aufgrund ihrer praktischen Effizienz für den Patienten durchsetzen müssen. Deshalb wird neben der theoretischen Einbettung der Verhaltensmedizin die praktischen Konsequenzen für die Diagnostik und Therapie eine zunehmende Rolle spielen.

Hellhammer, D.H. & Ehlert, U. (Hrsg.).(1991). Verhaltensmedizin: Ergebnisse und Anwendung. Bern: Verlag Hans Huber (Umfang 101 S.).

Dieses Buch stellt die Ergebnisse einer interdisziplinären Tagung vor. Die Autorenschaft der 9 Beiträge verbindet Psychiatrie, Endokrinologie, Klinische Chemie und Psychologie. Neben Grundlagengebieten wie Psychoneuroimmunologie (Ferstl & Eggert) und Psychoneurobiologie der Angst (Hellhammer & Ehlert) werden Anwendungsfelder bei Herz-Kreislauf-Erkrankungen (Lehnert & Beyer, Schwenkmezger & Lieb), in der Dermatologie (Scholz), der Epileptologie (Arbeitsgruppe Birbaumer), in der Pädiatrie (Steinhausen) sowie bei Eßstörungen (Pirke) vorgestellt.

Aufgrund der Kürze haben viele Beiträge naturgemäß einen eher programmatischen Charakter. Dies erscheint jedoch auch als Vorteil, wird doch auf diese Weise paradigmatisch das Vorgehen verschiedener Arbeitsgruppen zur Lösung verhaltensmedizinischer Fragestellungen verdeutlicht. Leser, die ein exemplarisches Lernen bevorzugen, werden sicher von der Lektüre profitieren.


## Ausblick

Gesundheitspsychologie und Verhaltensmedizin werden in ihren Themen und Methoden als deutlich verschieden angesehen (vgl. auch Kontroverse Gerber vs. Schmidt 1992a, Schwenkmezger et al. 1993, Traue 1993). In der hier gesichteten Literatur fällt auf, daß Verhaltensmedizin näher an klinisch-medizinischen Diagnosen orientiert ist. Verhaltensmedizinische Vorschläge zur Diagnostik und Therapie werden herkömmlichen Vorgehensweisen gegenübergestellt. Gesundheitspsychologische Darstellungen gehen eher von psychologischen Konzepten aus und versuchen die Relevanz für klinisch-medizinisches oder klinisch-psychologisches Handeln aus einem konzeptionellen Blickwinkel zu entwickeln.

Unübersehbar sind jedoch auch Gemeinsamkeiten in den Darstellungen der gesichteten Bücher. Sowohl in gesundheitspsychologischer wie verhaltensmedizinischer Literatur dominieren kardiovaskuläre Diagnosen, chronische Schmerzzustände, gastrointestinale Erkrankungen sowie Tumorleiden. Hierin besteht eine frappierende Übereinstimmung zur klassischen psychosomatischen Literatur. Gesundheitspsychologische bzw. verhaltensmedizinische Aspekte gesundheitsökonomisch relevanter Problemfelder, wie post-menopausaler Osteoporose, Transplantationsnachsorge, Infektionserkrankungen (außer AIDS), werden dagegen fast völlig ignoriert.

Desweiteren ähneln sich die für Gesundheitspsychologie bzw. Verhaltensmedizin für notwendig erachteten Grundlagenbeiträge. Offenbar wird der Psychoneuroimmunologie, der Psychendokrinologie sowie der Emotionspsychologie in beiden Wissenschaftszweigen eine besondere Bedeutung beigemessen.

Die Komplementarität beider Wissenschaftszweige wird auch durch die Tatsache sichtbar, daß Teile der Autorenschaft von verhaltensmedizinischen und gesundheitspsychologischen Sammelwerken identisch sind.

In Ermangelung geeigneter Publikationsmöglichkeiten in deutschsprachigen Zeitschriften sind Sammel- bzw. Kongreßbände zur Verhaltensmedizin und Gesundheitspsychologie erschienen. Mit manchmal über 30 Beiträgen stellen solche Bücher eine Materialfülle zur Verfügung, die von Zeitschriften oft erst in mehreren Jahrgängen erreicht werden. Mit der Gründung verschiedener Zeitschriften für Verhaltensmedizin und Gesundheitspsychologie dürfte der Bedarf an systematischer Einführung und konzeptioneller Aufarbeitung wichtiger werden. Es wird dann zu zeigen sein, ob Gesundheitspsychologie und Verhaltensmedizin temporäre Modeströmungen sind oder ob sie sich von den bereits etablierten Fachdisziplinen, wie Medizinische Psychologie, Klinische Psychologie, Psychosomatische Medizin, emanzipieren können.

# IV.

# Methodenkritischer Beitrag

# Methodenkritische Aspekte empirischer Untersuchungen zu psychosozialen Faktoren bei Patienten mit Morbus Crohn

*Hans-Werner Künsebeck*

### Zusammenfassung

Dieser Beitrag beschäftigt sich unter methodenkritischen Aspekten mit Studien zur Bedeutung von psychosozialen Faktoren bei Patienten mit Morbus Crohn. Es wurden insgesamt 127 Arbeiten gesichtet. 50 empirische Studien wurden einer methodenkritischen Analyse unterzogen. Die Bewertung erfolgte aufgrund einer ausführlichen Dokumentation methodenrelevanter Gesichtspunkte. Hauptkritikpunkte sind die Untersuchung zu kleiner, oft hochselektierter Patientenstichproben, die nur unzureichend oder gar nicht hinsichtlich soziodemographischer und Krankheitsparameter beschrieben wurden. sowie die Beschränkung auf Ein-Punkt-Erhebungen und die Verwendung teilweise wenig standardisierter oder unzureichend beschriebener Meßmethoden. Es werden langfristige Mehr-Punkt-Erhebungen bei wohldefinierten Patientenstichproben mit standardisiertem Instrumentarium und der jeweiligen Fragestellung adäquatem Studiendesign postuliert.

### Summary

127 publications on psychosocial aspects in patients with Crohn's disease were reviewed. A non-statistical meta-analysis was done on 50 empirical studies concerning this subject. This analysis was based on a detailed documentation of the relevant methodical aspects of study design. Main methodological deficiencies in this studies was: small number of subjects, nonrandom and biased selection; insuffucient demographical description; no medical parameters; retrospective studies with only one point of measurement; using not standardized instruments for data collection. For further research on this subject longitudinal studies with several points of measurement on well-described patient-samples are necessary.

## Einleitung

Die Bedeutung psychischer Faktoren für die Entstehung und Aufrechterhaltung des Morbus Crohn wurde seit den Veröffentlichungen von Blackburn et al. (1939), die bei ihrer Untersuchung von Patienten mit Morbus Crohn keinen Anhalt für gemeinsame Persönlichkeitsmerkmale ihrer Patienten fanden und psychische Veränderungen auf die Belastungen durch die Krankheit zurückführten, und von Bockus (1945), der bei seinen Patienten deutliche psychische Beeinträchtigungen vor allem in Form von "Ängstlichkeit und emotionaler Unreife" diagnostizierte, immer wieder kontrovers diskutiert. Hierbei wurden sehr unterschiedliche theoretische Modellvorstellungen bezüglich der Definition von psychischen Faktoren bzw. im engeren Sinne von Persönlichkeit oder Persönlichkeitsstörung zugrundegelegt. Folglich wurden auch sehr verschiedene Ausschnitte des Erlebens und Verhaltens der Patienten erfaßt und beschrieben, wie z.B. Kindheitserlebnisse, innerpsychische Konflikte, belastende Lebenssituationen, Stimmung und Affekte oder auch die Psychopathologie des Patienten im psychiatrischen

Sinne. Häufig wurden vieldeutige, nicht klar definierte Begriffe verwendet, in vielen Untersuchungen sind die Darstellungen mehr oder weniger impressionistisch.

Bevor im folgenden eine methodenkritische Sichtung der Publikationen zu psychosozialen Faktoren bei Patienten mit Morbus Crohn erfolgt, zunächst eine kurze Charakterisierung des Krankheitsbildes: Der *Morbus Crohn* ist eine chronisch-entzündliche Darmerkrankung, die Dünndarm, Dickdarm oder beide gleichzeitig befallen kann. Der Krankheitsverlauf ist in der Regel durch immer wiederkehrende Krankheitsschübe mit Bauch- oder Leibschmerzen, schweren (oft blutigen) Diarrhoeen, Gewichtsverlust, körperlicher Schwäche und Anämie gekennzeichnet. Medikamentöse oder chirurgische Therapie können die Symptomatik zeitweise lindern, die Krankheit gilt jedoch (heute noch) als unheilbar. In den letzten beiden Jahrzehnten war ein Anstieg der Inzidenz des Morbus Crohn zu verzeichnen, so daß in Europa und Nordamerika die jährliche Rate der Neuerkrankungen jetzt bei 5 bis 7 Patienten pro 100.000 Einwohner liegt. Bei mehr als drei Viertel der Patienten tritt die Erkrankung das erste Mal zwischen dem 20. und 30. Lebensjahr auf. Häufige, meist langwierige Krankenhausaufenthalte, wiederholte Operationen und langdauernde medikamentöse Therapie - teilweise mit Kortikosteroiden und deren bekannten Nebenwirkungen - sind erforderlich. Dies bedeutet für die Patienten eine lebenslange Abhängigkeit von medizinischen Spezialisten und zieht vielfältige Beeinträchtigungen in Familie und Beruf bzw. beruflichem Werdegang, im Freizeitverhalten und in den Beziehungen zu Freunden und Bekannten nach sich.

### Ergebnisse der Literaturrecherche unter methodischen Aspekten

Eine Sichtung der zwischen 1939 und Ende 1993 veröffentlichten Arbeiten zu psychosozialen bzw. psychologischen Aspekten bei Erwachsenen mit Morbus Crohn ergab einschließlich der Berücksichtigung von Mehrfach-Publikationen 127 Veröffentlichungen[1]. Eine Einstufung dieser Publikationen kann unter verschiedenen Gesichtspunkten erfolgen. Eine Klassifikation nach der vorrangig verwendeten *Untersuchungsmethode* läßt die Unterscheidung von 7 Kategorien sinnvoll erscheinen:
Als *klinische Erfahrungsberichte* wurden 6 Publikationen eingestuft, 10 Arbeiten waren *kasuistische Beiträge* und in 4 Publikationen wurden die Ergebnisse *retrospektiver Aktenauswertungen* dargestellt. Untersuchungen, in denen *freie* (17) oder *standardisierte klinische Interviews* (11) die Hauptuntersuchungsmethode darstellten, machen zusammengefaßt gut ein Fünftel aller Publikationen aus, und mit *psychotherapeutischen Aspekten* beschäftigten sich 12 Arbeiten. Besonders in den letzten 10 Jahren hat der Anteil der Arbeiten, in denen *psychometrische Testverfahren* eingesetzt wurden, deutlich zugenommen. Er macht mit insgesamt 38 Arbeiten etwa 30% der Publikationen aus. 30 Publikationen sind *Übersichtsarbeiten*, in denen sich die Autoren zum Teil kritisch mit den referierten Originalarbeiten auseinandersetzten, kritische Bewertungen lieferten und Vorschläge für notwendige methodisch exaktere Studien machten (vgl. Gerbert

---

[1]   Die vollständige Literaturliste ist auf Anfrage erhältlich

1980). Diese Anregungen wurden bisher jedoch nur in wenigen Untersuchungen verwirklicht.

Im folgenden werden ohne Berücksichtigung von Mehrfachpublikationen die 50 empirischen Untersuchungen, in denen Interviews bzw. standardisierte, weitgehend psychometrische Fragebögen eingesetzt wurden (s. Auflistung in Tab. A im Anhang), unter Zugrundelegung des Kriterienkatalogs von Cook und Gruder (1978) betrachtet.

### Bearbeitete Hauptfragestellung und theoretischer Hintergrund

In Tab. 1 sind die in den Untersuchungen bearbeiteten Hauptfragestellungen zusammengestellt. In einer Reihe von Untersuchungen wurden gleichzeitig mehrere Fragestellungen gleichrangig untersucht, die bei der folgenden Auswertung auch mit einbezogen wurden. Die meisten Untersuchungen der 50-er bis 70-er Jahre beschäftigten sich mit der Frage, inwieweit bei Patienten mit Morbus Crohn eine spezifische Persönlichkeitsstruktur vorliegt, die die Entstehung der Krankheit begünstigt. In insgesamt 20 der 50 betrachteten Untersuchungen wurde dieser Frage nachgegangen.

*Tabelle 1:  Hauptfragestellungen der psychosozialen Untersuchungen*

| Fragestellung | Studien[2] | Anzahl | relativer Anteil |
|---|---|---|---|
| psychogene Faktoren der Krankheitsentstehung bzw. spezifische Persönlichkeitsstruktur | 1,3,4,5,6,9,11,12,15, 17,18,19,20,22,23,26, 27,28,32,48 | 20 | 35,7 |
| life events als Krankheitsauslöser Wechselwirkungen: Psychisches | 1,2,8,10,19,34,40,43,44 | 9 | 16,1 |
| Befinden - Krankheitsausprägung | 14,24,36,37,39,46,47,49,50 | 9 | 16,1 |
| Lebenqualität bzw. psychosoziale Krankheitsfolgen | 13,16,30,33,35,37,41,45 | 8 | 14,3 |
| Prävalenz psychischer Störungen | 7,24,25,29,31,38 | 6 | 10,7 |
| Krankheitsbewältigung | 21,23,42,49 | 4 | 7,1 |

---

[2]  Nummerierung entsprechend Tabelle A, s. Anhang

Mit weitem Abstand folgen die weiteren Fragestellungen. In nur etwa halb sovielen Untersuchungen (9) stand die Frage nach dem Zusammenhang zwischen belastenden Lebensereignissen und der Krankheitsentstehung bzw. Rezidivauslösung im Mittelpunkt. Ebensoviele Untersuchungen beschäftigten sich mit den vielfältigen Wechselwirkungen zwischen verschiedenen Aspekten der somatischen Krankheitsausprägung auf der einen und dem Erleben und Verhalten der Patienten auf der anderen Seite. Psychosoziale Krankheitsfolgen bzw. Fragen der Zufriedenheit mit der durch die chronische Krankheit reduzierten Lebenssituation - entsprechend dem aktuellen Forschungstrend als "Lebensqualität" bezeichnet - waren in 8 Untersuchungen Hauptthema. Die Prävalenz psychischer Störungen im Sinne psychiatrischer Diagnosen bei Patienten mit Morbus Crohn wurde in 6 Arbeiten untersucht und Aspekte der Krankheitsbewältigung standen bei 4 Untersuchungen im Mittelpunkt.

Explizite Angaben zum theoretischen Hintergrund fehlen in den meisten Studien. Da die Untersuchungen jedoch in der Regel im Kontext der überwiegend psychoanalytisch geprägten Psychosomatik entstanden sind, sind tiefenpsychologisch orientierte Ansätze die Regel. Entsprechend der historischen Entwicklung der psychoanalytischen Metapsychologie werden z.B. in frühen Arbeiten eher triebdynamische Interpretationen vertreten, während in neueren Untersuchungen Objekbeziehungen (z.B. Fürmeier 1980) oder Ich-Funktionen (z.B. Hartkamp et al. 1993) als wesentlich betrachtet werden. Viele neuere Arbeiten berufen sich auf das "bio-psycho-soziale Krankheitsmodell" von Engel (1977).

## Verwendeter Untersuchungsansatz und Patientenstichprobe

Der überwiegende Teil der Untersuchungen (43) sind Ein-Punkt-Erhebungen. Sie sind als *retrospektive Querschnittsstudien* einzustufen. In diesen Studien wurden seit längerer Zeit erkrankte Patienten entweder im akuten Krankheitsschub oder im beschwerdefreien Intervall untersucht. 7 Untersuchungen sind *prospektive* oder *Verlaufsstudien*, wobei in 4 Studien die Patienten jeweils zu zwei Zeitpunkten untersucht wurden (Andrews et al. 1987, Deter et al. 1993, Küchenhoff 1993, Künsebeck 1993). In 3 weiteren Untersuchungen (Garret et al. 1991, North et al. 1991, von Wietersheim 1991) wurden die Patienten zu 4 und mehr Zeitpunkten mit unterschiedlichen Intervallen befragt.

Die Stichproben variierten in ihrer Größe von 3 bzw. 4 (Grace 1953, Fava et al. 1985) bis fast 200 (Love et al. 1992), wobei die Stichprobengröße zum Teil mit der eingesetzten Befragungsmethode kovariiert. In fast der Hälfte der 50 Studien wurden weniger als 30 Patienten untersucht. Die Zusammensetzung und die Art der Stichprobenrekrutierung zeigten ebenfalls erhebliche Unterschiede. In den frühen Untersuchungen wurden in der Regel klinische ad hoc-Stichproben entweder aus gastroenterologischen Spezialambulanzen oder aus psychiatrischen bzw. psychosomatischen Sprechstunden untersucht. Teilweise wurden ausschließlich chirurgisch (z.B. Jost 1968) oder psychosomatisch behandelte Patienten (z.B. Leibig et al. 1985) nachuntersucht. Diese Art der

Stichprobengewinnung bedeutet, daß größtenteils eine extreme Selektion der Patienten gegeben war, insbesondere dann, wenn ein psychiatrisches oder psychotherapeutisches Klientel untersucht wurde (z. B. Crocket 1952).

In Studien zur Lebensqualität wurden die Patienten in der Regel über Patienten-Selbsthilfevereinigungen gewonnen, so daß hier einerseits aufgrund der Mitgliedschaft in der Organisation, andererseits infolge einer teilweise geringen Rücklaufquote bei postalischen Befragungen (z.B. 46%, Love et al. 1992) ein beträchtlicher Selektionseffekt gegeben ist.

Während Angaben zum Geschlecht der Patienten in 48 der 50 Untersuchungen und zum Lebensalter in 44 gemacht wurden, fehlen in vielen Arbeiten ausreichende Informationen über soziodemographische Charakteristika wie familiäre Situation, Schulbildung und beruflichen Status.

Eine exakte Beschreibung der untersuchten Patientengruppen hinsichtlich wesentlicher Krankheitsparameter wie Krankheitsdauer, aktueller Krankheitsstatus, Lokalisation der Darmentzündung, Vorbehandlung und gegenwärtige Behandlung fehlt entweder ganz oder ist äußerst rudimentär. Die Angabe der Krankheitsschwere mit einem operational definierten Parameter wie z.B. dem *Crohn's disease acticity Index* (CDAI, Best et al. 1976) erfolgt in nur gut der Hälfte der Untersuchungen, in denen es aufgrund der zuvor erfolgten Publikation des Parameters möglich gewesen wäre. In den anderen Untersuchungen werden zur aktuellen Krankheitsaktivität nur sehr vage oder gar keine Angaben gemacht.

Vergleiche mit Kontrollgruppen wurden in 28 der 50 Untersuchungen vorgenommen. In 9 Fällen handelte es sich bei den Kontrollgruppen um Patienten mit Colitis ulcerosa, so daß nicht von einer echten Kontrollgruppe gesprochen werden kann. Gesunde wurden in 8 Studien als Kontrollgruppe untersucht. In den übrigen Fällen wurden unterschiedliche, zum Teil auch nicht näher definierte Patientengruppen als Kontrollgruppen einbezogen. Bis auf wenige Ausnahmen (Helzer et al. 1984, Grüßing-Ringer 1988, Künsebeck 1993) waren die Patienten der Kontrollgruppen hinsichtlich soziodemographischer Charakteristik und ggf. Krankheitsdauer mit den Experimentalgruppen nicht parallelisiert und stellen daher keine angemessenen Vergleichsgruppen dar.


**Erhebungssituation, Untersuchungsinstrumente und Auswertungsstrategien**

Die Datensammlung erfolgte z. T. im Rahmen des Klinik-Alltags durch Untersucher, die die Patienten aus der Behandlung kannten (z. B. Crocket 1952, Ford et al. 1969), so daß bei der Bewertung der Ergebnisse infolge impliziter Vorannahmen der Untersucher ein erhebliches Bias mit berücksichtigt werden muß. Oft wurden die Methoden der Datenerhebung nur unzureichend oder gar nicht beschrieben. Die Meßmethoden, die in den Untersuchungen eingesetzt wurden, reichen vom freien klinischen Interview, biographischer Anamnese oder psychoanalytischen Dialog über teil- und vollstandardisierte psychiatrische Interviews (z.B. Diagnostic Interview Schedual, DIS), projektive Techniken (Rorschach, TAT) bis zu standardisierten, psychometrischen

Persönlichkeitsfragebögen (MMPI, EPI, FPI). Insgesamt muß für die verwendeten Meßinstrumente - vor allem in den frühen Untersuchungen - festgestellt werden, daß sie nicht oder nur wenig standardisiert waren.

In den 23 Studien, in denen Interviews die Hauptinformationsquelle darstellten, waren diese in 11 Fällen standardisiert oder es wurde zumindest eine standardisierte Auswertung der Interviews vorgenommen. D. h. in mehr als der Hälfte der Interview-Studien basieren die Ergebnisse auf nicht näher explizierten klinischen Urteilen.

In 32 Studien wurden ergänzend zu Interviews oder als Hauptmeßmethode standardisierte Fragebögen eingesetzt. In diesen Untersuchungen ist - insbesondere bei denjenigen aus dem englischen Sprachraum - eine große Variabilität mit 20 verschiedenen Instrumenten in 15 Studien zu beobachten. In den Untersuchungen, die die Erfassung von Persönlichkeitsmerkmalen zum Ziel hatten, wurden im englischen Sprachraum viermal die von Eysenck entwickelten Inventare zur Erfassung der Dimensionen Neurotizismus und Extraversion eingesetzt, dreimal wurde auf das MMPI zurückgegriffen. Im deutschen Sprachraum zeigt sich im Bereich der Erfassung von Persönlichkeitsmerkmalen eine größere Homogenität. Abgesehen von zwei Ausnahmen (Ahrens et al. 1986, Reindell et al. 1981) wurde in allen deutschsprachigen Untersuchungen zu Persönlichkeitsmerkmalen das Freiburger Persönlichkeitsinventar (FPI oder FPI-R) eingesetzt.

Auch die Auswertungsstrategien sind sehr unterschiedlich. Ein Fünftel der Studien bietet keinerlei statistische Auswertung oder Aufbereitung des Datenmaterials. In den übrigen Untersuchungen überwiegen deskriptive Statistiken wie Häufigkeitsangaben oder Mittelwerte. Obwohl das statistisch-methodische Niveau kontinuierlich angestiegen ist und auch komplexe Auswertungsverfahren wie Diskriminanzanalysen, multiple Regressionen und pfadanalytische Auswertungen vorgenommen wurden, finden sich noch immer Studien mit deutlichen Schwächen.


## Untersuchungsergebnisse

Im folgenden Überblick wird zusammenfassend auf die *inhaltlichen Gesichtspunkte* eingegangen, die in den vorliegenden Untersuchungen zu psychosozialen Aspekten bei Patienten mit Morbus Crohn dargestellt wurden.


### Psychische Beeinträchtigungen und Persönlichkeitsmerkmale

In klinisch-psychologischen Eindrucksbeschreibungen wurden bei Patienten mit Morbus Crohn gehäuft eine stark ausgeprägte *Abhängigkeitshaltung* (Ford et al 1969, Cohn et al 1970, Fürmaier 1980), *Unfähigkeit, Gefühle - insbesondere aggressive - offen zu zeigen* (Cohn et al. 1970, Freyberger et al. 1982, Burtscheid 1983), *Depressivität* (Goldberg 1970, Biebl et al. 1984, Helzer et al. 1984, Tarter et al. 1987) sowie auch *zwanghafte*

*Züge* (Crocket 1952, Jost 1968, Ford et al. 1969, Studt & Mast 1986) und *Ängstlichkeit* (Biebl et al. 1984, Tarter et al. 1987) beschrieben.

In den frühen Studien wurden diese Merkmale ungeachtet der Tatsache, daß sie in der Regel bei langfristig schwer erkrankten Patienten erhoben worden waren, im Sinne prämorbider Persönlichkeitseigenschaften interpretiert, die die Entstehung der Krankheit begünstigen. D.h. es wurde versucht, aufgrund retrospektiver Untersuchungen Aussagen über die psychischen Ursachen der Erkrankung zu machen. Jeder Versuch, die Existenz prämorbider Persönlichkeitsmerkmale durch eine psychologische Untersuchung von Patienten nach dem Ausbruch einer chronischen Krankheit herauszufinden, ist keine adäquate Methode zur Beantwortung dieser Frage.

Darüber hinaus zeigen die als "charakteristisch" für Patienten mit Morbus Crohn genannten Persönlichkeitsmerkmale insgesamt wenig Konsistenz. Dies kann zum einen aus der großen Variabilität bei der Zusammensetzung der Patientenstichproben herrühren. Wie oben dargestellt, wurden häufig kleine, hochgradig selektierte Patientengruppen, die sich z. T. in psychiatrische oder psychotherapeutische Behandlung begeben hatten, untersucht. Bei diesen in der Regel klinischen Arbeiten erfolgte eine Beschreibung der psychischen Besonderheiten der Patienten mit Morbus Crohn meistens im Rahmen phänomenologischer Modelle der Persönlichkeit, wie vor allem den tiefenpsychologischen. Aufgrund der unterschiedlichen Schwerpunktsetzungen der jeweiligen Untersucher wurden aber auch sehr unterschiedliche Ausschnitte der Patientenpersönlichkeit betrachtet bzw. ähnliche Beobachtungen wurden aufgrund eines unterschiedlichen theoretischen Bezugsrahmens unterschiedlich bewertet (vgl. Feldman et al. 1967, Cohn et al. 1970). Vergleiche oder Abgrenzungen zu anderen Patientengruppen oder gesunden Personen fehlten in diesem Stadium in der Regel.

Und schließlich wurden die für Patienten mit Morbus Crohn als typisch angesehenen Persönlichkeitsmerkmale wie Abhängigkeitsstrebungen, Depressivität oder Unfähigkeit, Gefühle zu äußern, auch für Patienten mit anderen chronischen Krankheiten, z.B. rheumatoide Arthritis (Anderson et al. 1985) oder Diabetes und Hauterkrankungen (Cassileth et al. 1984) als charakteristisch beschrieben, so daß diese Merkmale kein spezifisches Kriterium für die Charakterisierung der Patienten mit Morbus Crohn darstellen, sondern vielmehr grundsätzlich mit der Schwere chronischer Krankheit kovariieren.

Psychometrische Persönlichkeitsuntersuchungen liegen vergleichsweise wenige vor. Da unterschiedliche psychometrische Tests eingesetzt und keine oder sehr stark divergierende Kontrollgruppen untersucht wurden, lassen auch diese Untersuchungen insgesamt keinen einheitlichen Schluß zu. Für die angloamerikanischen Untersuchungen, in denen bis auf zwei Ausnahmen (Ford et al. 1969, McMahon et al. 1973) die auf Eysencks (1983) Definitionen basierenden Merkmale *Extraversion* und *Neurotizismus* untersucht wurden, läßt sich bestenfalls eine erhöhte emotionale Labilität bei Personen mit Morbus Crohn ableiten (Sheffield & Carney 1976, Gazzard et al. 1978, Robertson et al. 1989), die jedoch für diese Patientengruppe nicht spezifisch ist und ebensogut eine Folge oder Begleiterscheinung der Krankheit sein kann. Die deutschsprachigen Untersuchungen, in denen bis auf eine Ausnahme das Freiburger Persönlichkeitsinventar (FPI) eingesetzt wurde, zeigten vor allen Dingen eine deutlich reduzierte Aggressivität

(Häuser 1982, Leibig et al. 1985, Grüßing-Ringer 1988), sowie stärker ausgeprägte Gehemmtheit (Rein 1975, Probst et al. 1990). Jedoch gilt auch für diese Untersuchungen im Hinblick auf die Krankheitsaktivität sowie Alter und Geschlecht die Einbeziehung stark divergierender (Häuser 1982) und/oder unzureichend charakterisierter (Rein 1975, Häuser 1982) Patientengruppen mit Morbus Crohn sowie auch sehr unterschiedlicher oder ganz fehlender Kontrollgruppen.

**Psychiatrische Morbidität**

In nur wenigen Untersuchungen wurden für die untersuchten Patienten mit Morbus Crohn eindeutig definierte psychiatrische Diagnosen gestellt (z. B. Goldberg 1970, Biebl et al. 1984, Helzer et al. 1984). Am häufigsten waren in diesem Kontext Aussagen zur Häufigkeit von Depressionen im Sinne einer *major depressive disorder* (vgl. DSM-III). Aufgrund der vorliegenden Untersuchungen ist davon auszugehen, daß bei 19 bis 47 Prozent der Patienten mit Morbus Crohn Depressionen bestehen. Hierbei blieb jedoch vielfach unklar, ob die Stichtags- oder Lebenszeit-Prävalenz untersucht wurde, so daß eine Bewertung dieser Zahlen nur schwer möglich ist. Andere psychiatrische Diagnosen wie Angstsyndrome oder Phobien schwanken in ihrer Häufigkeit zwischen 9 (Andrews et al. 1987) und 42 Prozent (Tarter et al. 1987), während Helzer und Mitarbeiter (1984) bei den von ihnen untersuchten Patienten mit Morbus Crohn für Angstneurosen nur einen Anteil von 4 und für Zwangsneurosen einen Anteil von 6 Prozent berichteten.

Ergebnisse darüber, ob Art und Ausmaß der psychischen Störungen mit der Krankheitsdauer und/oder der Krankheitsschwere kovariieren, sind bisher nicht eindeutig. Helzer und Mitarbeiter (1984) beobachteten deutliche, aber nicht-signifikante Unterschiede für Krankheitsschwere und Krankheitsdauer bei Patienten mit und ohne psychiatrische Diagnose, während Andrews und Mitarbeiter (1987) einen hochsignifikanten Unterschied in der Häufigkeit einer psychiatrischen Diagnose bei Patienten mit aktivem und nicht-aktivem Morbus Crohn von 50 versus 8 Prozent berichteten. Eigene Ergebnisse zeigten ein entsprechend signifikantes Ergebnis mit 33 Depressiven bei Patienten mit aktivem Morbus Crohn gegenüber 15 Prozent bei nicht-aktiver Krankheit (Künsebeck 1993).

**Wechselwirkungen zwischen somatischen und psychologischen Merkmalen**

Wie andere chronische Erkrankungen ist gerade der Morbus Crohn neben seiner gravierenden Körpersymptomatik als chronisch rezidivierende, z.T. lebenslang andauernde Krankheit durch vielfache Beeinträchtigungen wie häufige, meist langwierige Krankenhausaufenthalte, wiederholte Operationen und langdauernde medikamentöse Therapie - teilweise mit hochdosierten Kortikosteroiden und deren bekannten Nebenwirkungen -

gekennzeichnet. Diese Erkrankung bedeutet eine meistens lebenslange Abhängigkeit von medizinischen Spezialisten und zieht vielfältige Beeinträchtigungen in Familie und Beruf bzw. beruflichem Werdegang, dem Freizeitverhalten und Beziehungen zu Freunden und Bekannten nach sich (Feurle et al. 1983, Probst et al. 1990).

Die Sichtung der vorliegenden Untersuchungen hat gezeigt, daß in den meisten Untersuchungen die Beschreibung und Berücksichtigung der Krankheit sowohl im Hinblick auf Dauer und Verlauf als auch auf Krankheitsschwere bzw. Krankheitsaktivität zum Untersuchungszeitpunkt unzureichend ist. Dadurch sind viele Ergebnisse mehrdeutig und schwer interpretierbar. Hinzu kommt, daß eine Trennung der durch die Krankheit ausgelösten bzw. bedingten psychischen Reaktionen von primären (bzw. prämorbiden) Persönlichkeitsmerkmalen schwierig oder unmöglich ist, zumal die meisten bisher durchgeführten Untersuchungen retrospektiv sind. Versucht wurde eine solche differenzierende Betrachtungsweise zum einen durch die Gegenüberstellung von Patienten in Remission zu Patienten im akuten Krankheitsschub (z. B. Leibig et al. 1985) und zum anderen durch Untersuchungen von Patienten mit anderen chronischen Erkrankungen als Kontrollgruppen (z. B. Helzer et al. 1984) sowie im Rahmen von Längsschnittstudien (z.B. Küchenhoff 1993, Künsebeck 1993).

Die wenigen Untersuchungen, in denen Aussagen über den Zusammenhang zwischen Krankheitsschwere und Ausmaß von psychischer Beeinträchtigung gemacht wurden, fanden in der Regel eine positive Korrelation. Eine stärker beeinträchtigte psychische Befindlichkeit allgemein bzw. eine Zunahme depressiver Symptome als Folge der Krankheit wurde mehrfach beschrieben (Robertson et al. 1989, Künsebeck 1993). Leibig und Mitarbeiter (1985) erklärten die normalen Werte ihrer in der Remissionsphase untersuchten Patienten hinsichtlich der Persönlichkeitsmerkmale Nervosität, Gelassenheit, Gehemmtheit und Erregbarkeit damit, daß "diese Faktoren gerade durch akute Krankheitszustände am ehesten verändert werden". Prospektive Untersuchungen zur Wechselwirkung von somatischen und psychischen Aspekten liegen mit drei Ausnahmen (Andrews et al. 1987, Küchenhoff 1993, Künsebeck 1993) bisher nicht vor. Mit ziemlich hoher Übereinstimmung legen die Ergebnisse dieser Studien nahe, daß die psychische Befindlichkeit, insbesondere Depressivität und Ängstlichkeit mit der Krankheitsschwere zunehmen. Eher stabile Persönlichkeitseigenschaften wie geringe Durchsetzungsfähigkeit, hohe Leistungsorientierung und hohe autoaggressive Tendenzen können im Sinne von Vulnerabilitätsmerkmalen interpretiert werden, die den somatischen Verlauf negativ beeinflussen, während geringe Erregbarkeit und stabiles Selbstwertgefühl einen positiven Einfluß auf den Krankheitsverlauf haben (vgl. Küchenhoff 1993, Künsebeck 1993).

## Zusammenfassung und Perspektiven für zukünftige Forschung

Die methodenkritische Sichtung der bis Ende 1993 publizierten psychosozialen Studien zum Morbus Crohn zeigte - oft vermeidbare - methodische und formale Schwächen, die kurz zusammengefaßt werden sollen:

1. Die untersuchten Patientenstichproben waren sehr klein und großenteils extrem selektiert, da sie ein psychosomatisches oder psychotherapeutisches Klientel betreffen. Explizit wurden die Selektionsprozesse bei der Stichprobengewinnung nur in Ausnahmefällen dargestellt. In der Regel fehlten Angaben zu medizinischen Parametern wie Krankheitsschwere, Schubfrequenz, Krankheitsdauer, ambulante versus stationäre Behandlung sowie Angaben zum Alter und zur sozialen Situation.

2. Kontrollgruppen wurden in der überwiegenden Zahl der gesichteten Studien nicht einbezogen. Wenn Kontrollgruppen untersucht wurden, stellte das Bemühen um Vergleichbarkeit der Gruppen durch Parallelisierung der wesentlichen soziodemographischen und Krankheitsvariablen eher die Ausnahme dar.

3. Die Methoden der Datenerhebung wurden unzureichend oder gar nicht beschrieben. Die Meßmethoden reichten vom freien klinischen Interview oder biographischer Anamnese über projektive Techniken bis zu standardisierten, objektiven Fragebögen. Insgesamt muß für die verwendeten Meßinstrumente - vor allem in den frühen Untersuchungen - festgestellt werden, daß sie nicht oder nur wenig standardisiert waren.

4. Die meisten Untersuchungen beschränkten sich auf retrospektive Ein-Punkt-Erhebungen. Nur wenige der Untersuchungen waren Verlaufsstudien bzw. prospektive Studien mit relativ kurzen Beobachtungsphasen von 6 Monaten bis zu zwei Jahren.

Aus diesen Defiziten können folgende Minimal-Standards für die zukünftige empirische Forschung auf diesem Gebiet abgeleitet werden: Ausgehend von einer kriteriengeleiteten Aufarbeitung der vorliegenden Forschungsergebnisse unter Ausschluß der Studien, in denen hoch selektierte Patientengruppen untersucht oder krankheitsbedingte Effekte bzw. der aktuelle körperliche Status nicht berücksichtigt wurden, sind Studien zu konzipieren, die der Komplexität des Krankheitsbildes einerseits und den involvierten differentiellen psychischen Prozessen andererseits Rechnung tragen. Dies macht komplexe Forschungsdesigns in der Regel mit langfristigen Mehr-Punkt-Erhebungen, bei denen zeitgleich somatische und psychologische Daten erfaßt werden, erforderlich. Besonderes Augenmerk sollte dabei auf eine adäquate Erfassung aussagekräftiger somatischer Parameter gelegt werden, was eine interdisziplinäre Kooperation von Gastroenterologen, Psychologen und ggf. Chirurgen notwendig macht.

Für den Bereich der Persönlichkeitsmerkmale bzw. Persönlichkeitsstörungen, die nach wie vor ein zentrales Thema beim Morbus Crohn darstellen, ergeben sich besondere Anforderungen. Während die klassischen Hypothesen vorwiegend an kategorialen Persönlichkeitstypologien oder Merkmalsdefinitionen orientiert waren, legen neuere Arbeiten vorwiegend kontinuierlich ausgeprägte Persönlichkeitsdimensionen der faktorenanalytischen Persönlichkeitsforschung zugrunde. Insbesondere von psychoanalytisch orientierten Autoren wird hier die Schwierigkeit gesehen, psychoanalytisch begründete Hypothesen mit faktorenanalytisch entwickelten Persönlichkeitsinventaren zu überprüfen (vgl. Küchenhoff 1993). Es wird vielmehr der Einsatz qualitativer Forschungsmethoden gefordert. Die Arbeitsgruppe "Operationalisierung psychodynamischer Diagnostik" versucht, auch für den Bereich der Persönlichkeitsstörungen valide Fremdbeurteilungsverfahren zu erarbeiten (vgl. Cierpka et al. 1995). Mit Bezug auf die Eysencksche

Persönlichkeitstheorie wurden vor allem die beiden Dimensionen Neurotizismus und Extraversion / Introversion seit längerem als prädisponierende und/oder komplizierende Faktoren auch beim Morbus Crohn diskutiert. Die Einbeziehung mehrdimensionaler Modelle wie z. B. das Fünf-Faktoren-Persönlichkeitsmodell erscheint sinnvoll (vgl. Costa & McCrae 1987). Ob allein die (retrospektive) Befragung bereits langfristig Erkrankter in der Remission Aussagen über prämorbide Anteile liefern kann, ist strittig. Das Verhältnis von prämorbider und morbider Persönlichkeit kann empirisch eher durch prospektive Langzeitstudien geklärt werden, mit deren Hilfe es möglich ist, das relative Gewicht der Krankheitsfolgen gegenüber den lebensgeschichtlichen Erfahrungen vor der Erkrankung abzuwägen.

Ein speziielles Problem stellt sich für die Persönlichkeitsdiagnostik bei der Unterscheidung zwischen State- und Trait-Variablen: Angst und Depression können einerseits als State-Merkmale angesehen werden, die veränderbar sind, aber andererseits kommt ihnen auch Trait-Qualität zu, weil sie von langer Dauer sein und dispositionelle Charakteristika haben können. Z. B. wird im DSM-III das generalisierte Angstsyndrom charakterisiert durch "einen Zustand ängstlicher Stimmung" von mindestens einem Monat Dauer, sowie durch Aufgeregtheit, Ermüdbarkeit und andere dispositionelle Merkmale. Ähnlich wird die "Typische (Major) depressive Episode" durch dysphorische Verstimmung von mindestens zwei Wochen Dauer und einen Verlust von Freude an fast allen Aktivitäten bestimmt. Nach Tellegen (1985) können z. B. bestimmte Trait-Maße von Angst und Neurotizismus als "state-verbunden" interpretiert werden. Derartige Skalen sind für größere affektive Veränderungen sensitiv, weisen jedoch gleichzeitig eine relativ hohe Retest-Stabilität auf und sind als Indikatoren für wirkliche Traitmerkmale geeignet. Die Schwierigkeit, diese Aspekte allein mit Hilfe von Selbsteinschätzungsverfahren zu trennen, macht die Anwendung alternativer Erhebungsmethoden - wie standardisierte Interviews - unumgänglich.

Abschließend sollen für die Untersuchung von Aspekten der Persönlichkeit bei Patienten mit Morbus Crohn folgende Implikationen abgeleitet werden: ergänzend zu standardisierten Patienten-Selbsteinschätzungen mit psychometrischen Fragebögen sollte eine (psycho-dynamische)-Diagnostik der Persönlichkeit z.B. mit Hilfe eines standardisierten Interviews erfolgen. Rand- und Rahmenbedingungen der Datenerhebung sollten genau kontrolliert werden, Selektionseffekte so gering wie möglich sein. Krankheitsschwere und Krankheitsverlauf sind exakt, möglichst mit Hilfe operationalisierter Parameter zu erfassen. Forschungsmethodisch sollten auch Alternativen zu Gruppenversuchsplänen gewählt werden, da nicht alle Fälle die prototypischen Elemente der Untergruppe manifestieren.

*Tabelle A:  Übersicht Untersuchungen zu psychosozialen Aspekten bei Morbus Crohn*
*(Erläuterungen der Abkürzungen s. Liste)*

| Nr. | Autoren | Fragestellung | Studienart | N | Kontrollgruppe | Methoden | med. Parameter |
|---|---|---|---|---|---|---|---|
| 1 | CROKET (1952) | psychogene Faktoren der Krankheitsentstehung; Zusammenhang psych. Streß-Symptome | QS | 16 | - | psychiatrisches Interview; impressionistische Beschreibung | - |
| 2 | GRACE (1953) | life events und Krankheitsauslösung; spezifische Einstellungen | QS | 4 | - | biographisches Interview | - |
| 3 | FELDMAN et al. (1967) | psychogene Faktoren der Krankheitsentstehung | QS | 19 | andere gastro. Patienten | psychiatrisches Interview mit standardisierter Auswertung | globales Rating |
| 4 | JOST (1968) | psychogene Faktoren der Krankheitsentstehung | QS | 15 | - | klinisches Interview | - |
| 5 | FORD et al. (1969) | psychogene Faktoren der Krankheitsentstehung | QS | 17 | - | psychiatische Interviews, MMPI | - |
| 6 | COHN et al. (1970) | psychogene Faktoren der Krankheitsentstehung, spezifische Persönlichkeit | QS | 12 | - | klinisches Interview, WAIS, Rorschach, TAT | - |
| 7 | Goldberg (1970) | psychiatrische Morbilität | QS | 23 | - | standardisiertes Interview | - |
| 8 | MONK et al. (1970) | life events und Krankheitsauslösung | QS | 95 | Gesunde, Patienten | standardisiertes Interview | - |
| 9 | MC MAHON et al. (1973) | spezifische Persönlichkeit | QS | 11 | gesunde Geschwister | klinisches Interview, MMPI | - |
| 10 | HISLOP (1974) | life events und Krankheitsauslösung | QS | 15 | Gesunde | klinisches Interview | - |
| 11 | REIN (1975) | Persönlichkeitsmerkmale | QS | 23 | Colitis ulcerosa, intern. Patienten | standardisierte Anamnese, FPI | - |

| Nr. | Autoren | Fragestellung | Studienart | N | Kontrollgruppe | Methoden | med. Parameter |
|---|---|---|---|---|---|---|---|
| 12 | SHEF-FIELD & CARNEY (1976) | spezifische Persönlichkeit; Koinzidenz psychische und somatische Symptome | QS | 28 | Patienten | EPI, MAS | - |
| 14 | SESSIONS et al. (1978) | Korrelation: Krankheitsschwere - Angst, Depressivität, life events | QS | 47 | - | SCL-90, SRE | CDAI |
| 15 | FÜRMAIER (1979) | Objektbeziehungen | QS | 10 | - | psychoanalytisches Interview | - |
| 16 | MEYERS et al. (1980) | Lebensqualität | QS | 51 | - | standardisiertes Interview | - |
| 17 | REINDELL et al. (1981) | spezifische Persönlichkeitsmerkmale | QS | 43 | Colitis ulcerosa | PSS 25 | - |
| 18 | TAYLOR et al. (1981) | Psychopathologie, Alexithymie | QS | 10 | Neurotiker | klinisches Interview, MMPI, STAI, ZDI, TAT | - |
| 19 | FREYBER-GER et al. (1982) | Persönlichkeitsstruktur, Objektverlust | QS | 41 | Colitis ulcerosa | tiefenpsychologisches Interview | - |
| 20 | HÄUSER (1982) | Persönlichkeitsmerkmale, Paar- bzw. Familiendynamik | QS | 73 | - | FPI, GT | - |
| 21 | OLBRISCH & ZIEGLER (1982) | Zusammenhang: Information - psychische Anpassung | QS | 86 | - | TSBI, BSDS | - |
| 22 | BURT-SCHEID (1983) | "psychosomatische Persönlichkeit", Krankheitsauslösung | QS | 34 | - | psychoanalytisches Interview | - |
| 23 | BIEBL et al. (1984) | prämorbide Psychopathologie, Bewältigungsstrategien | QS | 15 | Colitis ulcerosa | biographische Anamnese, FB Bewältigungsverhalten | - |
| 24 | HELZER et al. (1984) | Prävalenz psychischer Störungen;Krankheitsschwere und psychische Beeinträchtigung | QS | 50 | chronisch Kranke | standardisiertes Interview (DSM-III), EPQ, PLEI | CDAI |

| Nr. | Autoren | Fragestellung | Studienart | N | Kontrollgruppe | Methoden | med. Parameter |
|-----|---------|---------------|------------|---|----------------|----------|----------------|
| 25 | FAVA et al. (1985) | Depressivität | QS | 3 | funkt. Störungen | standardisiertes Interview (DSM-III-Kriterien) | - |
| 26 | LEIBIG et al. (1985) | Persönlichkeitsstruktur | QS | 30 | Test-Norm | FPI | CDAI-K |
| 27 | AHRENS et al. (1986) | "psychosomatische Persönlichkeitsstruktur" | QS | 22 | Colitis ulcerosa | GT, LPS, VKT | - |
| 28 | STUDT & MAST (1986) | psychische Einflüsse im Vergleich | QS | 30 | Colitis ulcerosa | tiefenpsychologische Anamnese | - |
| 29 | ANDREWS et al. (1987) | Prävalenz: Depressivität, Angst; psych. Beein-trächtigung und Körpersymptomatik | LS | 91 | - | standardisiertes Interview (DSM-III), HAD | CDAI-K |
| 30 | SORENSEN et al. (1987) | Lebensqualität | QS | 106 | Gesunde | standardisiertes Interview | - |
| 31 | TARTER et al. (1987) | Prävalenz psychischer Störungen | QS | 26 | Gesunde | DIS (standardisiertes Interview) | ja |
| 32 | GRÜßING-RINGER (1988) | Persönlichkeitsmerkmale, life events | QS | 34 | chronisch Kranke | FPI, SRRS | CDAI |
| 33 | MITCHELL et al. (1988) | Lebensqualität | QS | 54 | - | standardisiertes Interview | - |
| 34 | PAAR et al. (1988) | life events und Krankheitsaktivität | QS | 70 | Colitis ulcerosa | ILE | Index |
| 35 | DROSS-MANN et al. (1989) | Lebensqualität | QS | 87 | Colitis ulcerosa | SIP, RIPC | CDAI-K |
| 36 | ROBERT-SON et al. (1989) | Persönlichkeitsmerkmale und Krankheitsdauer | QS | 60 | Diabetiker | EPI, HAD | CDAI-K |
| 37 | PROBST et al. (1990) | psychosoziale Beeinträchtigung, Persönlichkeitsmerkmale und Krankheitssymptome | QS | 63 | Gesunde | FPI, FSI | CDAI |
| 38 | WALKER et al. (1990) | Prävalenz psychischer Störungen | QS | 13 | funkt. Störungen | DIS, SCL-90, BDI | - |

| Nr. | Autoren | Fragestellung | Studienart | N | Kontrollgruppe | Methoden | med. Parameter |
|-----|---------|---------------|------------|---|----------------|----------|----------------|
| 39 | DETER et al. (1991) | körperliches und psychisches Befinden in Ab-hängigkeit von sozialer Unterstützung | QS | 57 | - | FPI, STAI, BDI, IPC, SVF, Interview soz. Unterstützung | CDAI |
| 40 | GARRET et al. (1991) | alltäglicher Streß und Krankheitssymptomatik | LS | 10 | | DSI, LES | CDAI-K |
| 41 | KÜNSE-BECK (1991) | Lebensqualität | QS | 105 | Colitis ulcerosa | BL, RIPC, FLZ | CDAI-K |
| 42 | NORMANN & KORDY (1991) | differentielle Aspekte der Krankheitsbewälti-gung | QS | 76 | - | FKV | CDAI |
| 43 | NORTH et al. (1991) | Einfluß von life events und Depressivität auf Krankheitsaktivität | LS | 24 | - | SRRS, BDI | CDAI-K |
| 44 | VON WIE-TERSHEIM (1991) | life events und Rezidiv-auslösung | QS, LS | 57 | chirurg. Patienten | FPI, SRRS | CDAI |
| 45 | LOVE et al. (1992) | Lebensqualität | QS | 182 | Gesunde | standardisierter FB | - |
| 46 | DETER et al. (1993) | Krankheitsaktivität und psychische Befindlich-keit | QS, LS | 40 | - | FPI, STAI, BDI, IPC, SVF | CDAI |
| 47 | FEDER-SCHMIDT (1993) | Persönlichkeitsmerk-male und Krankheits-aktivität | QS | 97 | gesunde Studenten | FPI-R, SCL-90 | CDAI |
| 48 | HART-KAMP et al. (1993) | Spezifität von Ich-Funktionsstörungen | QS | 25 | Neurotiker | psychoanalytisches Inter-view | - |
| 49 | KÜCHEN-HOFF (1993) | Wechselwirkungen: körperliche und psychi-sche Faktoren | LS | 118 | - | FPI-R, PSACH, FKV, SBAK, KBAM | CDAI |
| 50 | KÜNSE-BECK (1993) | Wechselwirkungen: körperliche und psychi-sche Faktoren | QS, LS | 161 | Gesunde, Depressive | FPI-R, UFB, BDI | CDAI, VHI |

**Liste der verwendeten Abkürzungen und Testbezeichnungen**

| | |
|---|---|
| BDI | BECK Depressions-Inventar |
| BSDS | BUSS Self-Description Scale |
| CDAI | Crohn's disease activity index |
| CDAI-K | Crohn's disease activity index (Kurzform) |
| DIS | Diagnostic Interview Schedual |
| EPI | Eysenck Personality Inventary |
| EPQ | Eysenck Personality Questionnaire |
| FPI | Freiburger Persönlichkeitsinventar |
| FPI-R | Freiburger Persönlichkeitsinventar, revidierte Fassung |
| FSI | Fragebogen zur sozialen Integration |
| GT | Gießen-Test |
| HAD | Hospital Anxiety and Depression Scale |
| ILE | Inventar zur Erfassung lebensverändernder Ereignisse |
| IPC | Fragebogen zu Kontrollüberzeugungen |
| KBAM | klinische Burteilung von Abwehrmechanismen |
| LPS | Leistungsprüfsystem |
| MAS | Taylor Manifest Anxiety Scale |
| MMPI | Minnesota Multiphasic Personality Inventory |
| PLE | PAYKEL Life event Inventory |
| PSACH | psychoanalytischer Charakter-Fragebogen |
| PSS 25 | Persönlichkeitsskalen System 25 |
| RIPC | Rating of IBD Patient Concerns |
| Rorschach | Rorschach-Test |
| SBAK | Stuttgarter Bogen für Abwehrkonzepte |
| SCL-90 | Self-Report Symptom Inventory 90 Items |
| SIP | Sickness Impact Profile |
| SRE | Scheduale of Recent Experiences |
| SRRS | Social Readjustment Rating Scale |
| STAI | State-Trait-Angst-Inventar |
| SVF | Streßverarbeitungsfragebogen |
| TAT | thematischer Apperzeptionstest |
| TSBI | Texas Social Behavior Inventory |
| UFB | Unsicherheits-Fragebogen |
| VHI | Krankheitsaktivitätsindex nach VAN HEES et al (1980) |
| VKT | Verbaler Kreativitätstest |
| WAIS | Wechsler Adult Intelligence Scales |
| ZDI | ZUNG Depressivitäts-Inventar |

# V.

# Historischer Beitrag

# Neue Versuche und Beobachtungen über den Magensaft und die Physiologie der Verdauung.

Auf eine höchst merkwürdige Weise, während einer Reihe von sieben Jahren, an einem und demselben Subject angestellt.

*von Dr. William Beaumont, Wundarzt in der Armee der vereinigten Staaten Nordamerika`s*

*1833, Platsburg: V.P. Allen-Verlag*
*1834, deutsche Übersetzung, Leipzig: Christian-Ernst-Kollmann-Verlag*

"Die folgenden Versuche wurden im Jahre 1825 angefangen und sind mit mehrmaligen Unterbrechungen bis zur gegenwärtigen Zeit 1833 fortgesetzt worden. Die Gelegenheit, dieselben zu machen, bot sich mir auf folgende Weise dar.

Als ich im Jahr 1822 im Dienst der vereinigten Staaten in Michillimackinac (Michigan Territory) im Quartier lag, kam folgender chirurgischer Fall in meine Behandlung.

Alexis St. Martin ist der Name des Mannes, an welchem die Versuche angestellt wurden. Er war ein Kanadier von französischem Herkommen, zu jener Zeit ungefähr 18 Jahre alt und von guter Constitution, stark und gesund. Er war Reisediener für die amerikanische Pelzcompagnie. Durch das zufällige Losgehen einer Flinte wurde er am 6. Juni 1822 verwundet.

Der Schuss bestand aus Pulver und Hühnerschrot. Er traf die linke Seite des jungen Mannes aus einer Entfernung von etwa einer Elle von der Mündung der Flinte. Der Schuss, mehr von hinten kommend, traf ihn in einer schrägen Richtung, vorwärts und einwärts, die Bedeckungen und Muskeln etwa von der Grösse einer Mannshand buchstäblich wegblasend; er zerbrach und nahm die vordere Hälfte der sechsten Rippe hinweg, zerbrach die fünfte, verletzte die untere Hälfte des linken Lungenlappens, ebenso das Zwerchfell und durchbohrte den Magen... (S. 1)

Ich sah ihn 25-30 Minuten nach dem Vorfall, und fand bei der Untersuchung ein Stück der Lunge, etwa so groß als ein Hühnerei... und gleich darunter noch einen anderen Theil, welcher bei fernerer Untersuchung sich zum Magen gehörig erwies. Die sämmtlichen Häute desselben waren verletzt, und die Nahrungsmittel, die der Patient zum Frühstück genossen hatte, wurden durch die Oeffnung, die einen Finger einzubringen erlaubte, daraus hervorgestossen... (S. 2)

Nachdem endlich einige Tage lang ein fester Verband angelegt und so der Inhalt des Magens zurückgehalten worden, wurden allmählich die Gedärme wieder mehr erregt... und nach Verlauf der vierten Woche wurde der Appetit gut, die Verdauung regelmäßig, die Darmausleerung natürlich... Am 6. Juni

1823, dem Jahrestag der Verwundung, waren die verletzten Theile alle wieder gesund und fest vernarbt, mit Ausnahme der Oeffnung in den Magen und in die Seite. Diese war ungefähr noch von derselben Beschaffenheit als sechs Wochen nach der Verwundung. Das Loch hatte ungefähr 2 ½ Zoll im Umfange und Speisen und Getränke schwemmten beständig hervor, wenn dem nicht durch eine Wiecke, Compresse und Bandage vorgebeugt wurde... (S. 7)

Im Frühling des Jahres 1824 waren des Kranken natürliche Gesundheit und Kräfte vollkommen wiederhergestellt; die Oeffnung blieb, und die sie umgebende Wunde war gänzlich bis zu ihren Rändern vernarbt. Im Monat Mai 1825 fing ich die erste Reihe meiner gastrischen Versuche mit ihm an zu Ford Mackinac... (S. 8)

Erster Versuch. Am 1. August 1825, 12 Uhr Mittags, brachte ich durch die Wunde folgende Nahrungsgegenstände in den Magen, an einer seidenen Schnur befestigt und in geeigneten Entfernungen getheilt, so dass solche ohne Mühe eingebracht werden konnten, nämlich: ein Stückchen stark gewürztes gedämpftes Rindfleisch (boef a la mode), ein Stückchen rohes fettes gesalzenen Schweinefleisch, ein Stückchen rohes gesalzenes mageres Ochsenfleisch, ein Stückchen trockenes Brod und etwas rohen dünngeschnittenen Kohl... und liess den Jüngling seine gewöhnliche Beschäftigung im Hause fortsetzen. Um 1 Uhr holte ich sie hervor und fand den Kohl und das Brod etwa halb verdaut, die Fleischstücke unverändert, und brachte solche wieder zurück in den Magen. Um 2 Uhr fand ich den Kohl, das Brod, das Schweinefleisch und das gesottene Rindfleisch gänzlich verdaut; die übrigen Fleischstückchen, wenig angegriffen, wurden wieder eingehängt... (S. 85)

32ster Versuch. 12 März (1831, die Hg). 8 Uhr Morgens entzog ich dem Magen eine Unze Magensaft. Um 9 Uhr frühstückte St. Martin fettes Schweinefleisch, Brod und Kartoffeln. Nach einer Stunde fand ich eine heterogene Mischung im Magen, die einer dicken Suppe glich. Um 1 Uhr Nachmittags nahm ich eine Portion heraus, die vollkommen chymös war und worin keine Speiseparcellen sichtbar waren. Die Masse war milchig oder vielmehr ähnlich einem dünnen Mehlbrei und stark mit gelber Galle gefärbt; ein Umstand, den ich bei meinen Versuchen zuvor blos einmal bemerkt hatte, und ich vermuthe, dass derselbe die Folge einer heftigen Erzürnung war, welche kurz zuvor, ehe ich die Portion herausnahm, stattgefunden hatte. Dieser Versuch zeigt die Wirkung der Leidenschaften auf das Verdauungsorgan, und wie ich glaube richtig zu urtheilen, wenn ich die Gegenwart der Galle in diesem Falle als die Folge des Zorns annahm..."

# Literaturverzeichnis

Alexander, F. (1934): The influence of psychologic factors upon gastrointestinal disturbances: General principles, objectives and preliminary results. Psychoanalytic Quarterly, 3, 501-539

Alexander, F. (1950): Psychosomatic medicine, its principles and applications. New York: Norton

Alexander, F. (1951): Psychosomatische Medizin: Grundlagen und Anwendungsgebiete. Berlin: Gruyter

Almy, T. P., Abbott, F. K. K. & Hinkle, L. E. (1950): Alterations in colonic function in man under stress. IV Hypomotility of the sigmoid colon, and its relationship to the mechanisms of functional diarrhoea. Gastroenterology, 15, 95

Almy, T. P. & Tulin, M. (1947): Alterations in colonic function in man under stress: experimental production of changes simulating the "irritable colon". Gastroenterology, 8, 616

Anderson, K. O., Bradley, L. A., Young, L. D., McDaniel, L. K. & Wise, C. M. (1985): Rheumatoid arthritis: Review of psychological factors related to etiology, effects, and treatment. Psychological Bulletin, 98, 358-387

Anderson, K. O., Dalton, C. B., Bradley, L. A. & Richter, J. E. (1989): Stress induces alteration of esophageal pressure in healthy volunteers and noncardiac chest pain patients. Digestive Diseases and Sciences, 34, 83

Andrews, H., Barczak, P. & Allan, R. N. (1987): Psychiatric illness in patients with inflammatory bowel disease. Gut, 28, 1600-1604

Ayres, R. C. S., Robertson, D. A. F., Naylor, K. & Smith, C. L. (1989): Stress and oesophageal motility in normal subjects and patients with irritable bowel syndrome. Gut 30, 1540

Azpiroz, F. & Malagelada, J. R. (1985a): Intestinal control of gastric tone. American Journal of Physiology, 249, G501-G509

Azpiroz, F. & Malagelada, J. R. (1985b): Physiological variations in canine gastric tone measured by an electromechanical barostat. American Journal of Physiology, 248, G229-G237


Barclay, G. R. & Tunrberg, L. A. (1987): Effect of psychological stress on salt and water transport in the human jejunum. Gastroenterology, 93, 91

Barcroft, J. & Robinson, D. S. (1929): A study of some factors influencing intestinal movements. American Journal of Physiology, 67, 211-220

Barkun, J. S., Barkun, A. N., Sampalis, J. S., Fried, G., Taylor, B., Wexler, M. J., Goresky, C. A. & Meakins, J. L. (1992): Randomised controlled trial of laparoscopic versus mini cholecystomy. Lancet, 340, 1116-1119

Barnert, J., Schmidbaur, W. & Wienbeck, M. (1991): Konservative Therapie der analen Inkontinenz. Der Bayerische Internist, 11, 38-45

Basotti, G., Bucaneve, G., Betti C. & Morell, A. (1990): Sudden awakening from sleep: Effects on proximal and distal colonic contractile activity in man. European Journal of Gastroenterology and Hepatology, 2, 475-478

Basotti, G., Crowell, M. D. & Whitehead, W. E. (1993): Contractile activity of the human colon: lessons from 24-hour studies. Gut, 96, 1265-1273

Basotti, G. & Gaburri, M. (1988): Manometric investigation of high-amplitude propagated contractile activity of the human colon. American Journal of Physiology, 255, G660-G664

Battle, W. M., Cohen, S. & Snape, W. J. (1980): Inhibition of postprandial colonic motility after ingestion of an amino acid mixture. Digestive Diseases and Sciences, 25, 647-652

Baust, W. & Rohrwasser, W. (1969): Das Verhalten von PH und Motilität des Magens im natürlichen Schlaf des Menschen. Pflügers Archiv, 305, 229-240

Beaumont, W. (1833): Experiments and observations on the gastric juice and the physiology of digestion, Platsburg: F. P. Allen

Becker, H. M., Hatzl, J., Wissing, T., Brandl, R. & Fischer, J. (1993): Technik und Langzeitergebnisse bei thorakalen und thoraco abdominalen Aortenerkrankungen. Chirurg, 64, 244-251

Bell, A. M., Pemberton, J. H., Hanson, R. B. & Zinsmeister, A. F. (1991): Variations in muscle tone of the human rectum: recordings with an electromechanical barostat. American Journal of Physiology, 260, G17-G25

Berti-Riboli, F., Frascio, M., Pitto, G., Reboa, G. & Zanolla, R. (1988): Biofeedback conditioning for fecal incontinence. Archives of Physical Medicine and Rehabilitation, 69, 29-31

Best, W. R., Becktel, J. M., Singleton, J. W. & Kern, F. (1976): Development of a Crohn's disease activity index. Gastroenterology, 70, 439-444

Biebl, W., Platz, T., Kinzl, J. & Judmaier, G. (1984): Psychosomatische Untersuchung bei Patienten mit Colitis ulcerosa und Morbus Crohn. Praxis der Psychotherapie und Psychosomatik, 29, 184-190

Bielefeldt, K., Enck, P. & Erckenbrecht, J. F. (1990): Sensory and motor function in the maintainance of anal continence. Diseases of the Colon and Rectum, 33, 674-811

Bielefeldt, K., Enck, P. & Wienbeck, M. (1990): Diagnosis and treatment of fecal incontinence. Digestive Diseases and Sciences, 8, 1979-88

Bjorkmann, O., Crump, M. & Phillips, R. W. (1984): Intestinal metabolism of orally administered glucose and fructose in the Yucatan miniature swine. British Journal of Nutrition, 114, 1413-1420

Blackburn, G., Hadfield, G. & Hunt, A. H. (1939): Regionalileitis. St. Bartholomeus Hospital Report, 72, 181-224

Bleijenberg, G. & Fennis, J. F. M. (1989): Anamnestic and psychological features in diagnosis and prognosis of functional abdominal complaints: A prospective study. Gut, 30, 1076-1081

Bleijenberg, G., Fennis, J. F. M. & Kuijpers, J. H. C. (1991): Funktionelle gastrointestinale Beschwerden, In: R. Meermann & W. Vandereycken (Hrsg): Verhaltenstherapeutische Psychosomatik in Klinik und Praxis, S. 237-256. Stuttgart: Schattauer

Bleijenberg, G. & Kuijpers, J. H. C. (1987): Treatment of the spastic pelvic floor syndrome. Diseases of the Colon and Rectum, 30, 108-111

Bleijenberg, G. & Kuijpers, J. H. C. (1989): Biofeedback bei Obstipation. In: S. A. Müller-Lissner, L. M. Akkermans: Chronische Obstipation und Stuhlinkontinenz, S. 289-297. Berlin: Springer

Bleijenberg, G. & Kuijpers, J. H. C. (1994): Biofeedback treatment of constipation: a comparison of two methods. American Journal of Gastroenterology, 89, 1021-1026

Bockus, H. L. (1945): Present status of chronic regional or cicatrizing enteritis. Journal of the American Medical Association, 127, 449-456

Böhm, A. & Dony, M. (1984): Copingverhalten in der präoperativen Phase. Psychotherapie, Psychosomatik, Medizinische Psychologie, 34, 296-302

Bojö, L. & Cassuto, J. (1992): Gastric reflex relaxation by colonic distention. Journal of the Autonomic Nervous System, 38, 57-64

Bolondi, L., Bortolotti, M., Santi, V., Calletti, T., Gaiani, S. & Labo, G. (1985): Measurement of gastric emptying time by realtime ultrasonography. Gastroenterology, 89, 752

Bond, M., Gardner, S. T., Christian, J. & Sigal, J. J. (1983): Empirical study of self-related defense styles. Archives of General Psychiatry, 40, 333-338

Boyle, C. A. & O'Boyle (1992): Assessment of quality of life in Surgery. British Journal of Plastic Surgery, 79, 395-398

Bradley, L. A., Richter, J. E., Pulliam, T. J., McDonald, H. J., Scarinci, I. C., Schan, C. A., Dalton, C. B. & Salley, A. N. (1993): The relationship between stress and symptoms of gastroesophageal reflux: the influence of psychological factors. American Journal of Gastroenterology, 88, 11

Brooks, S. J. H. & Costa, M. (1993): Enteric Motor neurons. In: Y. Tache, D. Wingate, T. F. Burks, (Eds.) Innervation of the gut, p. 237-248. CRC Press

Bueno, L. & Gue, M. (1988): Evidence for the involvement of corticotropin-releasing factor in the gastrointestinal disturbances induced by acoustic and cold stress in mice. Brain Research, 441, 1

Bundesärztekammer (1993): Gesundheitsförderung als Aufgabe der Heilberufe. Deutsches Ärzteblatt, 90, 2129-2131

Burtscheidt, W. (1983): Psychosomatische Aspekte beim Morbus Crohn: Eine Untersuchung zur Persönlichkeitsstruktur und zum Einfluß psychischer Faktoren auf den Krankheitsverlauf. Düsseldorf: Medizinische Dissertation

Buser, W. D. & Miner, P. B. (1986): Delayed rectal sensation with fecal incontinence. Successful treatment using anorectal manometry. Gastroenterology, 91, 1186-91

Camilleri, M. & Neri, M. (1989): Motility disorders and stress. Digestive Diseases and Sciences, 34, 1777

Camilleri, M., Malagelada, J. R., Kao, P. C. & Zinsmeister, A. R. (1984): Effect of somatovisceral reflexes and selective dermatomal stimulation on postcibal antral pressure activity. American Journal of Physiology, 247, G703

Camilleri, M., Malagelada, J. R., Kao, P. C. & Zinsmeister, A. R. (1986): Gastric and autonomic responses to stress in functional dyspepsia. Digestive Diseases and Sciences, 31, 1169

Campbell, A., Converse, P. E. & Rodgers, W. L. (1976): The quality of american life, 471-507. New York: Russel Sage Foundation

Cann, P. A., Read, N. W., Brown, C., Hobson, N. W., & Holdworth, C. D. (1983): Irritable bowel syndrome: relationship of disorders in the transit of a single solid meal to symptom patterns. Gut, 24, 405-411

Cann, P. A., Read, N. W., Cammack, J. et al. (1983): Psychological stress and the passage of a standard meal through the stomach and small intestine in man. Gut, 24, 236

Cannon, W. B. & Murphy, F. T. (1907): Physiologic observations on experimentally produced ileus. Journal of the American Medical Association, 49, 840-843

Cassileth, B. R., Lusk, E. J., Strouse, T. B., Miller, D. S., Brown, L. L., Cross, P. A. & Tenaglia, A. N. (1984): Psychosocial status in chronic illness. A comparative analysis of six diagnostic groups. New England Journal of Medicine, 311, 506-511

Cerulli, M. A., Nikoomanesh, P. & Schuster, M. M. (1979): Progress in biofeedback conditioning for fecal incontinence. Gastroenterology, 76, 742-746

Cervero, F. & Morrison, J. F. B (1986): Visceral sensation., Amsterdam: Elsevier.

Chaudhary, Y. N. A. & Truelove, S. C. (1961): Human colonic motility: a comparable study of normal subjects, patients with ulcerative colitis, and patients with the irritable colon syndrome. I resting pattern of motility. Gastroenterology, 40, 1

Chiarioni, G., Scattolini, C., Bonfante, F. & Vantini, I. (1993): Liquid stool incontinence with severe urgency: anorectal function and effective biofeedback treatment. Gut, 34, 1576-1580

Code, C. F. & Schlegel, J. (1973): The gastrointestinal interdigestive housekeeper motor correlates of the interdigestive myoelectric complex of the dog. In: E. E. Daniel (Hrsg.) Proceedings of the Fourth International Symposium on GI Motility. Vancouver: Mitchell Press

Cohn, E. M., Lederman, I. I. & Shore, E. (1970): Regional enteritis and its relation to emotional disorders. American Journal of Gastroenterology, 54, 378-387

Cook, I. J., Dent, J. & Collins, S. M. (1989): Upper esophageal sphincter tone and reactivity to stress in patients with a history of globus sensation. Digestive Deseases and Sciences, 34, 672

Cook, I. J., Dent, J., Shannon, S. & Collins, S. M. (1987): Measurement of upper esophageal sphincter pressure. Effect of acute emotional stress. Gastroenterology, 93, 526

Cook, T. D. & Gruder C. L. (1978): Meta-evaluation research. Evaluation Quarterly, 2, 5-51

Cooke, H. J. (1987): Neural and humoral regulation of small intestinal electrolyte transport. In: L. R. Johnson (Ed.) Physiology of the Gastrointestinal Tract, p. 1307-1350, New York: Raven Press

Cooke H. J, Wang, Y. Z. & Rogers, R. C. (1993): Neuro-immune interactions: histamine signals to the intestine. In: Y. Tache, D. Wingate, T. F. Burks (Eds.). Innervation of the gut, p. 307-313. CRC Press

Costa, P. T. & McCrae, R. R. (1987): Personality assessment in psychosomatic medicine. Advances in Psychosomatic Medicine, 17, 71-82

Craig, T. K. J. & Brown, G. W. (1984): Goal frustation and life events in the aetiology of painful gastrointestinal disorders. Journal of Psychosomatic Research, 28, 411

Crocket, R. W. (1952): Psychiatric findings in Crohn's disease. Lancet, 262, 946-959

Crohn, B. B., Ginzburg, L. & Oppenheimer, G. D. (1932): Regional ileitis. A pathologic and clinical entity. Journal of the American Medical Womens Association, 99, 1323-1328

Crowell, M. D., Basotti, G., Cheskin, L. J., Chami, T. N., Betti, C., Morelli, A. et al. (1993): Colonic high-amplitude propagated contractions in the irritable bowel syndrome. Gastroenterology, A104

Crowell, M. D., Basotti, G., Cheskin, L. J., Schuster, M. M. & Whitehead, W. E. (1991): Method for prolonged ambulatory monitoring of high-amplitude propagated contractions from the colon. American Journal of Physiology, 261, G263-G268

Crowell, M. D., Cheskin, L., Schuster, M. M. & Whitehead, W. E. (1992): A computercontrolled pump for measurement of smooth muscle tone and sensory threshold. Gastroenterology, 102, A438

Crowell, M. D., Musial, F. & French, A. W. (1993): Eating lowers defecation threshold in pigs through cholinergic pathways. Physiology and Behaviour, 53, 1029-1032

Crowell, M. D., Musial, F., French, A. W., Anderson, D. & Whitehead, W. E. (1992): Prolonged ambulatory monitoring of colonic motor activity in the pig. Physiology and Behaviour, 52, 471-474

Crowell, M. D., Whitehead, W. E., Cheskin, L. J. & Schuster, M. M. (1989): Twenty-four hour ambulatory monitoring of peristaltic activity from the colon in normals and constipation predominat IBS patients. Gastroenterology, 96, A103


Davison, J. S. & Fraser, K. A. (1993): Hormonal modulation of vagal afferents. In: Y. Tache, D. Wingate, T. F. Burks (Eds.) Innervation of the gut, p. 104-115. CRC Press

de Haes, J. C. J. M. & Welvaart, K. (1985): Quality of life after breast cancer surgery. Journal of Surgical Oncology, 28, 123-125

Deneke, F. W. & Hilgenstock, B. (1988): Organisationsformen und Regulationsweisen des Selbstsystems. Zeitschrift für Psychosomatische Medizin, 34, 178-195

Deneke, F. W. & Müller, R. (1985): Eine Untersuchung zur Dimensionalität und metrischen Erfassung des narzißtischen Persönlichkeitssystems. Psychotherapie, Psychosomatik, Medizinische Psychologie, 35, 329-341

Deter, H. C., Manz, R., Becker, M. & Gladisch, R. (1991): Soziale Unterstützung in ihrer Beziehung zu körperlichen und seelischen Befunden bei Morbus Crohn-Patienten. Zeitschrift für Psychosomatische Medizin, 37, 45-59

Deter, H. C., Rapf, M., Gladisch, R. & Rohner, R. (1993): Psychodiagnostische Verlaufsuntersuchungen von Morbus Crohn-Patienten während der internistischen Intensivbehandlung. Zeitschrift für Gastroenterologie, 31, 703-710

Dinemäs, E., Glise, H., Hallerbäck, B., Hernqvist, Svedlund, J. & Wiklund, I. (1993): Quality of life in patients with upper gastrointestinal symptoms. Scandinavian Journal of Gastroenterology, 28, 681-687

Dooley, C. P., Di Lorenzo, C. & Valenzuela, J. E. (1992): Variability of migrating motor complex in humans. Digestive Deseases and Sciences, 37, 723-728

Drossmann, D. A., Li, Z., Andruzzi, E., Temple, R. D., Talley, N. J., Thompson, W. G., Whitehead ,W. E., Janssens, J., Funch-Jensen, P., Corazziari, E., et al. (1993): U.S. householder survey of functional gastrointestinal disorders. Prevalence, sociodemography, and health impact. Digestive Deseases and Sciences, 38, 1569-1580

Drossmann, D. A., Patrick, D. L., Mitchell, C. M., Zagami, E. A. & Appelbaum, M. I. (1989): Health-related quality of life in inflammatory bowel disease. Digestive Deseases and Sciences, 34, 1379-1386

Drummond, M. F. (1987): Resource allocation decisions in health care: a role for quality of life assessments. Journal of Chronical Diseases, 40, 605-616

Duthie, H. L. & Bennett, R. C. (1963): The relation of sensation in the anal canal to the functional anal sphincter: a possible factor in anal continence. Gut, 4, 179-182

Eckensberger, D., Overbeck, G. & Wolff, E. (1990): Objektivierendes Verfahren zur diagnostischen Untergruppenbildung von Ulkuskranken. In: G. Overbeck, K. Möhlen, E. Brähler, (Hrsg.) Psychosomatik der Ulcuskrankheit. Berlin:Springer

Enck, P. (1993): Biofeedback training in disordered defecation. A critical review. Digestive Diseases and Sciences, 38, 1953-60

Enck, P. (1993): Verbesserung der Versorgung von Patienten mit Stuhlinkontinenz. Düsseldorf: u. Manuskript

Enck, P., Bielefeldt, K., Rathmann, W., Purrmann, J., Tschöpe, D. & Erckenbrecht, J. F.( 1991): Epidemiology of faecal incontinence in selected patient groups. International Journal of Colorectal Diseases, 6, 143-6

Enck, P., Däublin, G., Gantke, B., Koletzko, S. & Lübke, H. J. (1994): Long term efficacy of biofeedback therapy for fecal incontinence. Diseases of the Colon and Rectum, 37, 97-1001

Enck, P., Eggers, E., Koletzko, S. & Erckenbrecht, J. F. (1991): Spontaneous variation of anal "resting" pressure in healthy humans. American Journal of Physiology, 261, G823-G826

Enck, P., Frieling, T., Lübke, H. J. & Strohmeyer, G. (1993): Die Behandlung der Analinkontinenz. Internist, 34, 51-8

Enck, P. & Frieling, T. (1993): Die Behandlung der Stuhlinkontinenz aus internistischer Sicht. Zeitschrift für Gastroenterologie, 31, 405-9

Enck, P. & Frieling, T. (1993): Human gut-brain Interactions. Journal of Gastrointestinal Motility , 5, 77-87

Enck, P., Gabor, K. & Walega, P. (1994): Epidemiologie der Stuhlinkontinenz. Kontinenz, 3, 59-66

Enck, P., Garbor, S., Ferber, L. v. , Rathmann, W. & Erckenbrecht, J. F. (1991): Häufigkeit der Stuhlinkontinenz und Informationsgrad von Hausärzten und Krankenkassen. Zeitschrift für Gastroenterologie, 29, 538-40

Enck, P. & Holtmann, G. (1992): Stress and gastrointestinal motility in animals: a review of the literature. Journal of Gastrointestinal Motility, 1, 83-90

Enck, P., Jost, W. H. & Raulf, F. (1994): Diagnostik anorektaler Funktionsstörungen. Zeitschrift für Allgemeine Medizin, 70, 57-67

Enck, P., Kränzle, U., Schwiese, J., Dietz, M., Lübke, H. J., Eckenbrecht, J. F., Wienbeck, M. & Strohmeyer, G. (1988): Biofeedback-Behandlung bei Stuhlinkontinenz. Deutsche Medizinische Wochenschrift, 113, 1789-94

Enck, P., Kuhlbusch, R., Lübke, H. J., Frieling, T. & Erckenbrecht, J. F. (1989): Age and sex and anorectal manometry in incontinence. Diseases of the Colon and Rectum, 32, 1026-30

Enck, P. & Weber, P. (1992): Lebensqualität bei Stuhlinkontinenz Erwachsener. Kontinenz, 1, 58-61


Engel, B. T., Nikoomanesh, P. & Schuster, M. M. (1974): Operant conditioning of rectosphincteric responses in the treatment of fecal incontinence. New England Journal of Medicine, 290, 646-9

Engel, G. L. (1977): The need for a new medical model: A challenge for biomedicine. Science, 196, 129-136

Engel, G. L., Reichsman, F. & Segal, H. L. (1962): Psychological development in health and disease. Philadelphia: Saunders

Epstein, S. (1973): Versuch einer Theorie der Angst. In: N. Birbaumer (Hrsg.) Neuropsychologie der Angst, S. 184-241. München: Urban & Schwarzenberg

Erckenbrecht, J. F. (1989): Noise and intestinal motor alterations. In: L. Bueno, S. Collins, J. L Junien (Eds.) Proceedings of the international workshop on stress and digestive motility, p. 93-98. London: John Libbey

Eypasch, E., Troidel, H. & Wood-Dauphinee, S. (1990): Quality of life and gastrointestinal surgery - a clinimetric approach to developing an instrument for its measurement. Theoretical Surgery, 5, 3-10

Eypasch, E., Spangenberger, W., Williams, J. I., Ure, B., Neugebauer, E., Wood-Dauphinee, S. & Troidl, H. (1992): Frühe Verbesserung der Lebensqualität nach laparoskopischer Cholezystektomie. In: R. Häring (Hrsg.) Diagnostik und Therapie des Gallensteinleidens im Wandel der Zeit, S.481-496. Berlin: Blackwell

Eypasch, E., Troidl, H., Wood-Dauphinee, S., Williams, J. I., Reinecke, K., Ure, B. & Neugebauer, E. (1990): Quality of life and gastrointestinal surgery - a clinimetric approach to developing an instrument for its measurement. Theoretical Surgery, 5, 3-10

Eypasch, E., Wood-Dauphinee, S., Neugebauer, E., Williams, J. I. & Troidl, H. (1993): Der gastrointestinale Lebensqualitätsindex (GLQI). Chirurg, 64, 264-274

Federschmidt, H. (1993): Morbus Crohn aus psychosomatischer Sicht. Eine Untersuchung über somato-psychische-psychosomatische Zusammenhänge bei Morbus Crohn unter Berücksichtigung differentieller somatischer Parameter. Frankfurt: P. Lang

Feiereis, H. (1990): Morbus Crohn. In: T. von Uexküll (Hrsg.) (4. Aufl.) Psychosomatische Medizin, S. 798-814. München: Urban & Schwarzenberg

Feinstein, A. R. (1987): Clinimetric Perspectives. Journal of Chronical Diseases, 40, 635-640

Feldman, E. J., Walker, P., Green. J. L. & Weingarden, K. (1986): Life events stress and psychological factors in men with peptic ulcer disease. Gastroenterology, 91, 1370-1379

Feldman, F., Cantor, D., Soll, S. & Bachrach, W. (1967): Psychiatric study of a consecutive series of 19 patients with regional ileitis. British Journal of Medical Psychology, 4, 711-714

Fennis, J. F. M., Bleijenberg, G., Hermans-van Wordragen, R. (1990): Psychological factors in diagnosis, prognosis and treatment of functional abdominal complaints. Scandinavian Journal of Gastroenterology, 25 suppl.178, 13-16

Ferriani, R. A. & Silva de Sa, M. F. (1985): Effect of venipuncture stress and plasma prolactin levels. International Journal of Gynaecology and Obstetrics, 23, 459-462

Finch, P., Ingram, D., Henstridge, J., Catchpole, B. (1980): The relationship of sleep stage to the migrating gstrointestinal complex of man. In: J. Christensen (Ed.) Gastrointestinal Motility, S.261-265. New York: Raven

Fioramonti, J. & Bueno, L. (1980): Motor activity in the large intestine of the pig related to dietary fiber and retention time. British Journal of Nutrition, 43, 155-162

Fleshman, J. W., Dreznik, Z., Meyer, K., Fry, R. D., Carney, R. & Kodner, I. J. (1991): Outpatient protocol for biofeedback therapy of pelvic floor outler obstruction. Diseases of the Colon and Rectum, 35, 1-7

Floyd, W. F. & Walls, E. W. (1953): Electromyography of the sphincter ani externus in man. Journal of Physiology, 122, 599-609

Folks, D. G. & Kinney, F. C. (1992): The role of psychological factors in gastrointestinal conditions. A review pertinent to DSMIV. Psychosomatics, 33, 257

Fone, D. R., Horowitz, M., Maddox, A., Akkermans, L. M., Read, N. W. & Dent, J. (1990): Gastroduodenal motility during the delayed gastric emptying induced by cold stress. Gastroenterology, 98, 1155

Ford, C.V., Glober, G.A., Castelnuovo-Tedesco, P. (1969): A psychiatric study of patients with regional enteritis. Journal of the American Medical Association, 208, 311-315

Fox, C. C., Lazenby, A. J., Moore, W. L., Yardley, J. H., Bayless, T. M. & Lichtenstein, L. M. (1990): Enhancement of human intestinal mast cell mediator release in active ulcerative colitis. Gastroenterology, 99, 119-124

Frexinos, J., Bueno, L. & Fioramonti, J. (1985): Diurnal changes in myoelectric spiking activity of the human colon. Gastroenterology, 88, 1104-1110

Frexinos, J., Staumont, G., Delaux, M., Fioramonti, J. & Bueno, L. (1989): Influence of cold water stress on colonic myoelectrical spiking activity in irritable bowel syndrome patients. In: L. Bueno , S. Collins & J. L. Junien (Eds.) Proceedings of the international workshop on stress and digestive motility, p. 105-107. London: John Libbey

Freyberger, H., Otte, H. & Wellmann, W. (1982): Unterschiede der Persönlichkeitsstrukturen bei Colitis ulcerosa- und Morbus Crohn-Patienten (bei gleichzeitiger Berücksichtigung familienbezogener Aspekte). In: M. C. Angermeyer, H. Freyberger (Hrsg.) Chronisch kranke Erwachsene in der Familie, S. 76-84. Stuttgart: Enke

Friedenwald, J. (1906): On the influence of rest, exercise and sleep on gastric digestion. American Journal of Medicine, 1, 249-255

Frieling, T., Cooke, H. J. & Wood, J. D. (1991): Serotonin receptors on submucous neurons in the guinea-pig colon. American Journal of Physiology, 261, G1017-G1023

Frieling, T., Cooke, H. J. & Wood, J. D. (1993): Histamine receptors on submucous neurons in the guinea-pig colon. American Journal of Physiology, 264, G74-G80

Frieling, T. & Enck, P. (1990): Viszerale Afferenzen im Verdauungstrakt. Verdauungskrankheiten, 8, 193-196

Frieling, T., Rupprecht, C., Kroese, A. B. A. & Schemann, M. (1994): The inflammatory mediator PGD2 evokes chloride secretion by excitation of guinea-pig colonic submucosal neurons. American Journal of Physiology, 266, G132-G139,

Fürmaier, A. (1980): Einige Bemerkungen zur Psychodynamik der Ersterkrankungen des Morbus Crohn. Materialien Psychoanalyse, 6, 198-216

Fukudo, S. & Suzuki, J. (1987): Colonic motility, autonomic function, and gastrointestinal hormones under psychological stress on irritable bowel syndrome. Tohoku Journal of Experimental Medicine, 151, 373

Furukawa, Y., Cook, I. J., Panagopoulos, V., McEvoy, D., Sharp, D. & Simula, M. (1991): Relationship between sleep patterns and human colonic motor patterns. Gastroenterology, 100, A444

Garret, J. W., Drossman, D. A. (1990): Health status in inflammatory bowel disease. Biological and behavioral considerations. Gastroenterology, 99, 90-96

Garret, V. D., Brantley, P. J., Jones, G. N., McKnight, G. T. (1991): The relation between daily stress and Crohn's disease. Journal of Behavioral Medicine, 14, 87-96

Gazzard, B. G., Price, H. L., Libby, G. W. & Dawson, M. (1978): The social toll of Crohn's disease. British Journal of Medicine, 2, 1117-1119

Gebbensleben, B. & Rohde, H. (1990): Angst vor der gastrointestinalen Endoskopie - ein bedeutsames Problem? Deutsche medizinische Wochenschrift, 115, 1539-1544

Geile, D., Schuster, H. & Nahme, M. (1987): Konservative Maßnahmen in der proktologischen Praxis zur Verbesserung der analen Kontinenzfunktion. In: E. Farthmann, L. Fiedler (Hrsg.) Die anale Kontinenz und ihre Wiederherstellung, S. 89-90. München: Urban & Schwarzenberg

Gerber, W.-D. (1992): Verhaltensmedizin. Zeitschrift für Medizinische Psychologie, 1, 6-7

Gerbert, B. (1980): Psychological aspects of Crohn's disease. Journal of Behavioral Medicine, 3, 41-58

Gerdes, N. & Jäckel, W. H. (1992): Indikatoren des Reha-Status (IRES) -Ein Patientenfragebogen zur Beurteilung von Reha- Bedürftigkeit und Reha-Erfolg. Die Rehabilitation, 31, 73-79

Gershon, M. D. & Erde, S. M. (1981): The nervous system of the gut. Gastroenterology, 80, 1571-1594

Gershon, M. D., Kirchgessner. A. L. & Wade, P. R. (1993): Intrinsic reflex pathways ot the bowel wall. In: Y. Tache, D. Wingate, T. F. Burks (Eds.) Innervation of the gut, p. 276-285. CRC Press

Gilligan, I., Fung, L., Piper, D. W. & Trennant, C. (1987): Life event stress and chronic difficulties in duodenal ulcer: A cause controll study. Journal of Psychosomatic Research, 31, 117-123

Goldberg, D. (1970): A psychiatric study of patients with diseases of the small intestine. Gut, 11, 459-465

Goldenberg, D. A., Hodges, K., Hersh, T. & Jinich, H. (1980): Biofeedback therapy for fecal incontinence. American Journal of Gastroenterology, 74, 342-5

Goligher, J., Pulvertaft, C. N. & Watkinson, G. (1964): Controlled trial of vagotomy and gastroenterostomy, vagotomy and antrectomy, and subtotal gastrectomy in elective treatment of duodenal ulcer: interim report. British Journal of medical psychology, 1, 455-460

Goyal, R. K., Sengupta, J. N. & Saha, J. K. (1992): Properties of esophageal mechanosensitive receptors. In: G.E. Holle, J. D. Wood (Hrsg.) Advances in the Innervation of the Gastrointestinal Tract, p. 523-537. Elsevier

Grace, W. J. (1953): Life stress and regionalileitis. Gastroenterology, 23, 542-553

Grace, W. J., Wolf, S. & Wolff, H. G. (1951): The human colon. New York: Paul B. Hoeber

Gray, T. S. (1993): Forebrain-brainstem neural circuitry controlling the gut: the amygdala. In: Y. Tache, D. L. Wingate, T. F. Burks (Eds.) Innervation of the gut, p. 4-14. CRC Press

Grogono, A. W. (1971): Index for measuring health. Lancet, 1024-1026

Grundmann, R., Said, S., Krinke, S. (1989): Lebensqualität nach Rektumresektion und -exstirpation. Deutsche Medizinische Wochenschrift, 114, 453-457

Grundy, D. (1992): Extrinsic reflex pathways in the upper gastrointestinal tract and their central processing. In: G. E. Holle, J. D. Wood (Eds.) Advances in the Innervation of the Gastrointestinal Tract, p. 539-546. Elsevier

Gue, M. (1993): Neuromodulation of corticotropin releasing factor-induced gastrointestinal motility alterations. In: Y. Tache, D. L. Wingate, T. F. Burks (Hrsg.), Innervation of the gut, p. 15-35. CRC Press

Gue, M., Junien, J. L. & Bueno, L. (1991): Conditioned emotional response in rats enhances colonic motility through the central release of corticotropinreleasing factor. Gastroenterology, 100, 964

Grüßing-Ringer, G. (1988): Zur Bedeutung von Life Events und Persönlichkeitsmerkmalen bei Patienten mit chronisch-entzündlichen Darmerkrankungen. Hannover: Medizinische Dissertation

Guthrie, E., Creed, F., Dawson, D. & Tomenson, B. A. (1991): controlled trial of psychological treatment for the irritable bowel syndrome. Gastroenterology, 100, 450-457

Guyatt, G., Mitchell, A., Irvine, E. J., Singer, J., Williams, N., Goodacre, R. & Tompkins, C. (1989): A new measure of health status for clinical trials in inflammatory bowel disease. Gastroenterology, 96, 804-810

Häuser, W. (1985): Psychosomatische Aspekte des Morbus Crohn. Psychotherapie, Psychosomatik, Medizinische Psychologie, 35, 273-280

Hartkamp, N., Davies-Osterkamp, S., Standke, G. & Heigl-Evers, A. (1993): Morbus Crohn - Sucht - Neurose: Ich-Funktionen im Vergleich. Psychotherapie, Psychosomatik, Medizinische Psychologie, 43, 75-81

Hasselkus, W. & Freitag, P. (1992): Belastung des Patienten durch die Gastroskopie. Zeitschrift für allgemeine Medizin, 68, 388-391

Helzer, J. E., Chammas, S., Norland, C. C., Stillings, W. A. & Alpers, D. H. (1984): A study of the association between Crohn's disease and psychiatric illness. Gastroenterology, 86, 324-330

Henseler, H. (1976): Die Theorie des Narzißmus. In: Psychologie des 20. Jahrhunderts, S.459-477, Band II. München: Kindler

Hermann, G. E. & Rogers, R. C. (1989): Extrinsic neural control of brainstem gastric vagovagal reflex circuits. In: M. V. Singer, H. Goebell (Eds.) Nerves and the Gastrointestinal Tract, p. 345-364. Lancaster: MTP Press

Hernandez, D. E. (1990): The role of brain peptides in the pathogenesis of experimental stress gastric ulcers. In: D. E. Hernandez, G. B. Glavin (Eds.) Neurobiology of Stress Ulcers, Vol 597, 28-35

Hines, L. E. & Mead, H. C. A. (1926): Peristalsis in a loop of small intestine. Archives of International Medicine, 38, 539

Hinton, J. M., Lennard-Jones, J. E. & Young, A. C. (1969): A new method for studying gut transit times using radiopaque markers. Gut, 10, 842-647

Holder, A. & Dare, C. (1982): Narzißmus, Selbstwertgefühl und Objektbeziehung, Psyche, 49, 788-812

Holtmann, G. & Enck, P. (1991): Stress and gastrointestinal motility in humans: a review of the literature. Journal of Gastrointestinal Motility, 3, 245

Holtmann, G. & Goebell, H. (1992): Ursachen der funktionellen Dyspepsie. Deutsche Medizinische Wochenschrift, 117, 1029

Holtmann, G. & Goebell, H. (1993): Einsatz des Barostat im oberen Gastrointestinaltrakt. Zeitschrift für Gastroenterologie, 31, 54

Holtmann, G., Kriebel, R. & Singer, M. V. (1989a): Differential effects of acute mental stress on interdigestive gastric acid output, pancreatic enzyme output and gastroduodenal motility. Digestive Diseases and Sciences, 34, 1701

Holtmann, G., Kriebel, R. & Singer, M. V. (1990): Mental stress and gastric acid secretion. Do personality traits influence the response. Digestive Diseases and Sciences, 35, 998

Holtmann, G., Singer, M. V., Kriebel, R., Stäcker, K. H. & Goebell, H. (1989b): Differential effects of acute mental stress on interdigestive secretion of gastric acid, pancreatic enzymes, and gastroduodenal motility. Digestive Diseases and Sciences, 34, 1701

Holzer, P. (1993): Spinal afferent nerves: sensory, afferent and effector functions. In: Y. Tache, D. L. Wingate, T. F. Burks (Eds.) Innervation of the gut, p. 123-136. CRC Press

Holzknecht, G. (1907): Die normale Peristaltik des Kolon. Münchener Medizinische Wochenschrift, 56, 2401-3

Hui, W. M., Shiu, L. P. & Lam, S. K. (1991): The perception of life events and daily stress in nonulcer dyspepsia. American Journal of Gastroenterology, 86, 292

Jacobson, E. (1976): Das Selbst und die Welt der Objekte. Frankfurt a.M.: Suhrkamp

Joffe, W. G. & Sandler, J. (1967): Über einige begriffliche Probleme im Zusammenhang mit dem Studium der narzißtischen Störungen. Psyche, 21, 152-167

Johnston, J. E. & Leventhal, H. (1974): Effects of accurate expectations and behavioral instructions on reactions during a noxious medical examination. Journal of Personality and Social Psychology, 29, 710-718

Johnston, J. E., Morrissey, J. F. & Leventhal, H. (1973): Psychological preparation for an endoscopic examination. Gastrointestinal Endoscopy, 19, 180-183

Johnson, R. L. & Waheim, H. (1924): Studies in gastric secretion. American Journal of Physiology, 70, 247-253

Jost, R. (1968): Ist die Ileitis Terminalis eine psychosomatische Krankheit? Mainz: med. Diss

Jungmann, H. & Venning, P. (1952): Radiological investigation of stomach following a loud auditory stimulus. British Journal of Radiology, 25, 201

Kapp, F. T., Rosenbaum, M. & Romano, J. (1947): Psychological factors in men with peptic ulcers. American Journal of Psychiatry, 103, 700

Kawimbe, B. M., Papachrysostomou, Binnie, N. R., Clare, N. & Smith, A. N. (1991): Outlet obstruction constipation (anismus) managed by biofeedback. Gut, 32, 1175-79

Kellow, J. E., Borody, T. J., Phillips, S. F., Tuckere, D. W. & Haddad, A. C. (1986): Human interdigestive motility: Variations in patterns from esophagus to colon. Gastroenterology, 91, 386-395

Kellow, J. E., Gill, R. C. & Wingate, D. L. (1987): Modulation of upper gastrointestinal motility by rectal distention. Gut, 28, 864-868

Kellow, J. E., Gill, R. C. & Wingate, D. L. (1990): Prolonged ambulatory recordings of small bowel motility demonstrate abnormalities in the irritable bowel syndrome. Gastroenterology, 98, 1208-1218

Kellow, J. E. & Phillips, S. F. (1987): Altered small bowel motility in irritable bowel syndrome is correlated with symptoms. Gastroenterology, 92, 1885-1892

Keren, S., Wagner, Y., Heldenberg, D. & Golan, M. (1988): Studies of manometric abnormalities of the rectoanal region during defecation in constipated and soiling children: modification through biofeedback therapy. American Journal of Gastroenterology, 83, 827-31

Kerlin, P., Phillips, S. F. (1982): Variability of motility of the ileum and jejunum in healthy man. Gastroenterology, 82, 694-700

Klußmann, R. (1987): Stomaakzeptanz. Münchener Medizinische Wochenschrift, 23, 129-135

Knutson, L., Ahrenstedt, O., Odlind, B. & Haellgren, R. (1990): The jejunal secretion of histamine is increased in active Crohn's disease. Gastroenterology, 98, 849-854

Köhler, L., Mennigen, R., Eypasch, E. & Troidl, H. (1991): Colitis ulcerosa: Lebensqualität nach operativer Therapie. Deutsche Medizinische Wochenschrift, 116, 1362-1367

Kohlenberg, J. R. (1973): Operant conditioning of human anal sphincter pressure. Journal of applied Behavioral Analysis, 6, 201-8

Kohlmann, C.-W. (1990): Streßbewältigung und Persönlichkeit. Bern: Huber

Koop, H. (1992): Therapie bei Ulcus duodeni et ventriculi. Deutsche Medizinische Wochenschrift, 33, 1246-1249

Kröger C. (1986): Funktionelle Darmstörungen. Beschwerdebild und psychophysiologische Charakteristika des irritablen Kolons. Franfurt: P.Lang

Krohne, H. W. (1986): Coping with stress: Dispositions, strategy, and the problem of measurement. In: M. H. Appley & R. Trumbull (Eds.) Dynamics of stress, p. 209-234. New York: Plenum

Krohne, H. W. (1989): The concept of coping modes: Relating cognitive person variables to actual coping behavior. Advances in Behavior Research and Theory, 11, 235-248

Krohne, H: W. (1992): Streßbewältigung bei Operationen. In: L. R. Schmidt (Hrsg.) Jahrbuch der medizinischen Psychologie, Band 7, Psychologische Aspekte medizinischer Maßnahmen, S. 55-72. Berlin: Springer

Krohne, H. W., Kleemann, P. P., Hardt, J. & Theisen, A. (1989): Beziehung zwischen Bewältigungsstrategien und präoperativen Streßreaktionen. Zeitschrift für Klinische Psychologie, 18, 350-364

Krohne, H. W., Schumacher, A. & Ekloff, B. (1992): Das Angstbewältigungs-Inventar (ABI) (Mainzer Psychologische Berichte zur Persönlichkeitsforschung, Nr. 41). Mainz: Johannes-Gutenberg-Universität, Psychologisches Institut, Abteilung Persönlichkeitspsychologie

Kruse, J., Wöller, W., Schikora, R., Winkelmann, M., Kretschmer, S., Mans, E., Alberti, L., & Tress, W. (1994): Wege der narzißtischen Regulation bei onkologischen Erkrankungen. In: P. Hahn, A. Werner, G. Bergmann, A. Drinkmann, W. Eich, M. Hayden, W. Herzog (Hrsg.) Modelle und Methoden in der Psychosomatik. Weinheim: Deutscher Studien Verlag

Küchenhoff, J. (1992): Zur kommunikativen Funktion psychogener Körperstörungen. Zeitschrift für Psychosomatische Medizin, 240-250

Küchenhoff, J. (1993): Psychosomatik des Morbus Crohn. Zur Wechselwirkung seelischer und körperlicher Faktoren im Krankheitsverlauf. Stuttgart: Enke

Kümmerle, F. (1989): Lebensqualität aus chirurgischer Sicht - eine neue Bewertung alter Kriterien. Deutsche Medizinische Wochenschrift, 114, 1260-1263

Künsebeck, H. W. (1991): Lebensqualität bei Patienten mit chronisch-entzündlichen Darmerkrankungen. Praxis klinischen Verhaltens und medizinischer Rehabilitation, 4, 284-289

Künsebeck, H. W. (1993): Morbus Crohn und Persönlichkeit. Würzburg: Roderer

Kuijpers, J. H. C., Baeten, C., Schreven, R. H., Cate-Hoedemakers, H. O. ten, Strijk, S. P. & Bleijenberg, G. (1988): Solitary rectal ulcer syndrome: Results of functional defecation disorders? Digestive Diseases and Sciences, 5, 43-46

Kuijpers, J. H. C. & Bleijenberg, G. (1985): The spastic pelvic floor syndrome: a cause of constipation. Diseases of the Colon and Rectum; 28, 669-72

Kuijpers, J. H. C. & Bleijenberg, G, (1990a): Assessment and treatment of obstructed defecation, Annals of Medicine, 22, 405-411

Kuijpers, J. H. C. & Bleijenberg, G. (1990b): Biofeedback Treatment for Anismus. In: L. E. Smith (ed), Practical Guide to Anorectal Testing, p. 199-204. New York: Igaku-Choin

Kuijpers, J. H. C. & Bleijenberg, G. (1991): Non-surgical treatment for constipation in adults: the place of biofeedback. Netherlands Journal of Surgery, 43-6, 218-221

Kuijpers, J. H. C., Bleijenberg, G. & Morree, H. de (1986): The spastic pelvic floor syndrome. Large bowel outlet obstruction caused by pelvic floor dysfunction: a radiological study. International Journal of Colorectal Disease, 1, 44-8

Kumar, D. (1993): 7. Modulation of motor activity by sleep. In: D. Kumar, D. Wingate (Eds.) An illustrated guide to gastrointestinal motility. Edinburgh: Churchill Livingstone

Kumar, D., Idzikowski, C., Wingate, D. L., Soffer, E. E., Thompson, P. & Siderfin, C. (1990a): Relationship between enteric migrating motor complex and the sleep cycle. American Journal of Physiology, 259, G983-G990

Kumar, D., Soffer, E. E., Wingate, D. L., Britto, I., Das-Gupta, A. & Mridha, K. (1989): Modulation of the duration of human postprandial motor activity by sleep. American Journal of Physiology, 256, G851-G855

Kumar, D., Thompson, P. D., Wingate, D. L., Vesselinova-Jenkins, C. K. & Libby, G. (1992): Abnormal REM sleep in the irritable bowel syndrome. Gastroenterology, 103, 12-17

Kumar, D., Waldron, D., Williams, N. S., Browning, C., Hutton, M. R. E. & Wingate, D. L. (1990b) Prolonged anorectal manometry and external anal sphincter electromyography in ambulant human subjects. Digestive Diseases and Sciences, 35, 641-648

Kumar, D., Wingate, D. L. & Ruckebusch, Y. (1986): Circadian variation in the propagation velocity of the migrating motor complex. Gastroenterology, 91, 926-930

Kurihara-Bergström, T., Woodworth, M., Feisullin, S. & Beall, P. (1986): Characterization of the Yucatan miniature pig skin and small intestine for pharmaceutical applications. Laboratory Animal Sciences, 36, 396-399

Lane, D. A. (1987): Utility, decision, and quality of life. Journal of Chronical Diseases, 40, 585-591

Lanfranchi, G. A., Bazzochi, G., Brignola, C., Campieri, M. & Labo, G. (1984): Different patterns of intestinal transit time and anorectal motility in painful and painless chronic constipation. Gut, 25, 1352-1357

Lanius, M., Zimmermann, P., Heegewaldt, H., Hohn, M., Fischer, M. & Rohde, H. (1990): Reduziert ein Informationsheft über die Magen- bzw. Dickdarm-Spiegelung die Angst vor diesen Untersuchungen? Zeitschrift für Gastroenterologie, 28, 651-655

Latimer, P. R., Campbell, D. & Kasperski, J. A. (1984): component analysis of biofeedback in the management of fecal incontinence. Biofeedback & Self-Regulation, 9, 311-24

Laux, L., Glanzmann, P., Schaffner, P. & Spielberger, C. D. (1981): Das State-Trait-Angstinventar STAI. Weinheim: Beltz

Lazarus, R. S. (1983): The costs and benefits of denial. In: S. Bresnitz (Ed.) The denial of stress, p. 1-30. New York: International Universities Press

Leibig, T., Wilke, E., Feiereis, H. (1985): Zur Persönlichkeitsstruktur von Patienten mit Colitis ulcerosa und Morbus Crohn, eine testpsychologische Untersuchung während der Krankheitsremission. Zeitschrift für Psychosomatische Medizin, 31, 380-392

Lenz, H. J. (1990): Mediation of gastrointestinal stress responses by corticotropin-releasing factor. In:. D. E. Hernandez, G. B. Glavin (Hrsg.) Neurobiology of Stress Ulcers, Vol 597,81-91

Lenz, H. J., Messmer, B. & Zimmerman, F. G. (1992): Noradrenergic inhibition of canine gallbladder con-traction and murine pancreatic secretion during stress by corticotropinreleasing factor. Journal of Clinical Investigation, 89, 437

Lestar, B., Penninckx, F. & Kerremans, R. (1991): Biofeedback defaecation training for anismus. International Journal of Colorectal Disease, 6, 202-207

Levine, Guyatt, G., Gent, M. et al. (1988): Quality of life in stage II breast cancer: an instrument for clinical trials. Journal of Clinical Oncology, 6, 1798-1810

Levy, N., Landmann, L., Stermer, E., Erdreich, M., Beny, A. & Meisels, R. (1989): Does a detailed explanation prior to gastroscopy reduce the patient's anxiety? Endoskopie, 21, 263-265

Loening-Baucke, V. (1990a): Efficacy of biofeedback training in improving faecal incontinence and anorectal physiologic function. Gut, 31, 1395-1402

Loening-Baucke,V. (1990b): Modulation of abnormal defecation dynamics by biofeedback treatment in chronically constipated children with encopresis. Journal of Pediatrics, 116, 214-22

Lovallo, W. (1975): The cold pressor test and autonomic function. A review and integration. Psychophysiology, 12, 268

Luckhart, A. B. (1915): Contributions to the physiology of the empty stomach. American Journal of Physiology, 39, 247-253

Mac Leod, J. H. (1987): Management of anal continence by biofeedback. Gastroenterology, 93, 291-4

Mac Queen, G., Marshall, J., Perdue, M., Siegel, S. & Bienenstock J. (1989): Pavlovian conditioning of rat mucosal mast cells to secrete rat mast cell protease II. Science, 243, 83

Magni, G., Di Mario, F., Aggio, L. & Borherini, G. (1986): Psychosomatic factors of peptic ulcer disease: A review. Hepatologastroenterologie, 33, 131-137

Malagelada, J.-R. & Stanghellini, V. (1985): Manometric evaluation of functional upper gut symptoms. Gastroenterology, 88, 1223-1231

Marzio, L., Di Felice, F., Laico, M. G., Imbimbo, B., Lapenna, D. & Cuccurullo, F. (1992): Gallbladder hypokinesia and normal gastric emptying of liquids in patients with dyspeptic symptoms. A doubleblind placebocontrolled clinical trial with cisapride. Digestive Diseases and Sciences, 37, 262

Mason, J. B., Moshal, M. G. & Naidoo, V. (1981): The effect of stressful life situations on the healing of duodenal ulceratin. South African Medical Journal, 60, 734-737

Mayer, E. A. & Gebhart, G. F. (1993): Basic and clinical aspeccts of visceral hyperalgesia. In: Y. Tache, D. L. Wingate, T. F. Burks (Eds.) Innervation of the gut, p. 211-234. CRC Press

McDowell, I. & Newell, C. (Hrsg.) (1987): Measuring health: a guide to rating scales and questionnaires. New York: Oxford University Press

McMahon, A. W., Schmitt, P., Patterson, J. F. & Rothman, E. (1973): Personality differences between inflammatory bowel disease patients and their healthy siblings. Psychosomatic Medicine, 35, 91-103

McRae, S., Younger, K. & Thompson, D. L. (1982): Sustained mental stress alters human jejunal motor activity. Gut, 23, 404

Mentzos, M. (1984): Neurotische Konfliktverarbeitung. Frankfurt am Main: Fischer

Miller, S. M. & Mangan, C. E. (1983): Interacting effects of information and coping style in adapting to gynecologic stress: Should the doctor tell all? Journal of Personality and Social Psychology, 45, 223-236

Miner, P. B., Donelly, T. C. & Read, N. W. (1990): Investigation of the mode of action of biofeedback in treatment of fecal incontience. Digestive Diseases and Sciences, 35,1291-8

Mirsky, I. A., Kaplan, S. & Broh-Kahn, R. H. (1950): Pepsinogen excretion (uropepsin) as an influence of various life-situations on gastric secretion. Research Publications-Association for Research in Nervous and Mental Disease, 29, 628-646

Mitscherlich, A. (1966): Krankheit als Konflikt. Frankfurt a. M.: Suhrkamp

Monk, M., Mendeloff, A. I., Siegel, C. I. & Lilienfeld, A. (1970): An epidemiological study of ulcerative colitis and regional enteritis among adults in Baltimore - III. Psychological and possible stressprecipitating factors. Journal of Chronical Diseases, 22, 565-578

Moore, J. G. & Schenkenberg, T. (1974): Psychic control of gastric acid: Response to anticipated feeding and biofeedback training in a man. Gastroenterology, 66, 954-9

Moreno-Osset, E., Bazzocchi, G., Lo, S., Trombley, H., Ristow, E. & Reddy, S. N. (1989): Association between postprandial changes in colonic intraluminal pressure and transit. Gastroenterology, 96, 1265-1273

Musial, F. & Crowell, M. D. (1994): Effect of rectal distention and feeding on cecal tone in pigs. Physiology and Behaviour, 55, 537-539

Musial, F., Crowell, M. D., French, A. W. & Guiv, N. (1992a): The effect of feeding on defecation behaviour in pigs. Physiology and Behaviour, 51, 643-646

Musial, F., Crowell, M. D., French, A. W. & Guiv, N. (1992b): Effect of prolonged, continuous rectal distention on mouth-to-cecum and colonic transit time in pigs. Physiology and Behaviour, 52, 1021-1024

Musial, F., Crowell, M. D., Kalveram, K., Enck, P. (1994): Nutrient ingestion increases rectal sensitivity in humans. Physiology and Behaviour, 55, 953-956

Musial, F., Enck, P., Kalveram, K.-T. & Erckenbrecht, J. F. (1992): The effect of loperamide on anorectal function in normal healthy men. Journal of Clinical Gastroenterology, 15, 1-4

Narducci, F., Bassotti, G., Gaburri, M. & Morelli, A. (1987): Twenty-four hour manometric recording of colonic motor activity in healthy man. Gut, 28, 17-25

Narducci, F., Snape Jr, W. J., Battle, W. M., London, R. L. & Cohen, S. (1985): Increased colonic motility during exposure to a stressful situation. Digestive Diseases and Sciences, 30, 40

Nelson, E., Wasson, J., Kirk, J., Keller, A., Clark, D., Dietrich, A., Stewart, A. & Zubkoff, M. (1987): Assessment of function in routine clinical practice: description of the COOP chart method and preliminary findings. Journal of Chronical Diseases, 40 Suppl., 1, 55-63

Neugebauer, E., Troidl, H., Wood-Dauphinee, S., Eypasch, E. & Bullinger, M. (1991): Quality of life assessment in surgery: results of the Meran Consensus Development Conference. Theoretical Surgery, 6, 123-137

Nikoomanesh, P., Wells, D. & Schuster, M. M. (1973): Biofeedback control of lower esophageal sphincter contraction in man. Clinical Research, 21, 521

Normann, D. & Kordy, H. (1991): Coping bei Morbus Crohn-Patienten unter differentieller Perspektive: Ein Beitrag zur Spezifitätsdiskussion. Psychotherapie, Psychosomatik, Medizinische Psychologie, 41, 11-21

North, C. S., Alpers, D. H., Helzer, J. E., Spitznagel, E. L. & Clouse, R. E. (1991): Do life events or depression exacerbate inflammatory bowel disease? A prospective study. Annals of International Medicine, 114, 381-386

Olbrisch, M. E. & Ziegler, S. W. (1982): Psychological adjustment to inflammatory bowel disease: informational control and private self-consciousness. Journal of Chronical Diseases, 35, 537-580

Orkin, B. A., Hanson, R. B., Kelly, K. A., Phillips, S. F. & Dent, J. (1991): Human anal motility while fasting, after feeding, and during sleep. Gastroenterology, 100, 1016-1023

Orr, W. C. (1993): The irritable bowel syndrome: In your dreams? [Editorial] American Journal of Gastroenterology, 88, 781-783

Overbeck, G. (1974): Einige Überlegungen zur Psychodynamik des Ulkuskranken anhand des Gießen-Test. Psychotherapy and Psychosomatics, 24, 1-17

Overbeck, G. & Biebl, W. (1975): Psychosomatische Modellvorstellungen zur Pathogenese der Ulkuskrankheit. Psyche, 29, 542-567

Overbeck, G., Möhlen, K. & Brähler, E. (Hrsg.) (1990): Psychosomatik der Ulcuskrankheit. Berlin: Springer

Padilla, G. V., Presant, C., Grant, M. M., Metter, G. & Lipsett, J. (1983): Quality of life index for patients with cancer. Research in Nursing and Health, 6, 117-126

Pearcy, J. F. & Van Liere, E. J. (1926): Studies on the visceral nervous system, XVII. Reflexes from the colon. American Journal of Physiology, 78, 64-73

Platz, T., Schepank, H., Junkert, B. & Tress, W. (1993): Gibt es einen typischen Konflikt bei Magenbeschwerden? Psychotherape, Psychosomatik, Medizinische Psychologie, 43, 207-213

Pollmann, H., Haerle, U., Steiner, E. & Kruse, J. (1992): Vergleich des Reha-Status von Patienten mit Diabetes mellitus und Ulkuskrankheit mit dem Ires Instrumentarium (Abstract). Präventive Rehabilitation, 4, 177-178

Preston, D. M. & Lennard-Jones, J. E. (1985): Anismus in chronic constipation. Digestive Diseases and Sciences, 30, 413-18

Priestman, T. J. & Baum, M. (1976): Evaluation of quality of life in patients receiving treatment for advanced breast cancer. Lancet, 1, 899-900

Probst, B., von Wietersheim, J., Wilke, E. & Feiereis, H. (1990): Soziale Integration von Morbus Crohn-
und Colitis ulcerosa-Patienten. Studie zur Wechselwirkung somatischer, psychischer und sozialer
Faktoren. Zeitschrift für Psychsomatische Medizin, 36, 258-275

Quigley, E. M., Donovan, J. P., Lane, M. J. & Gallagher, T. F. (1992): Antroduodenal manometry.
Usefulness and limitations as an outpatient study. Digestive Diseases and Sciences, 37, 20

Rein, W. (1975): Kontrollierte psychosomatische Studien an Patienten mit Colitis ulcerosa und Morbus
Crohn mit dem FPI unter besonderer Berücksichtigung geschlechts- und krankheitsspezifischer
Unterschiede. Tübingen: Medizinische Dissertation
Reindell, A., Ferner, H. & Gemlin, K. (1981): Zur psychosomatischen Differenzierung zwischen Colitis
ulcerosa und Ileitis terminalis (Morbus Crohn). Zeitschrift für psychosomatische Medizin und
Psycho-analyse, 27, 358-371
Reister, G., Fellhauer, R. F., Frunz, M., Wirth, T., Schelber, D., Schepank, H. & Tress, W. (1993): Psy-
chometrische Erfassung von Abwehrmechanismen: Zusammenhang zwischen Fragebogen und Exper-
tenrating. Erste Validitätsuntersuchungen. Psychotherapie, Psychosomatische Medizin, Psychologie,
43, 15-20
Renny, A., Snape, W. J., Sun, E. A., London, R. & Cohen, S. (1983): Role of cholecystokinin in the gastrocolonic response to a fat meal. Gastroenterology, 85, 17-21
Reynolds, J. C., Ouyang, A., Lee, C. A., Baker, L., Sunshine, A. G. & Cohen, S. (1987): Chronic severe
constipation. Gastroenterology, 92, 414-420
Richter, J. E. (1991): Stress and psychologic and environmental factors in functional dyspepsia. Scandinavian Journal of Gastroenterology, Supplement, 182, 40
Richter, J. E., Dalton, C. B., Katz, P. O., Anderson, K. O., Rehberg, H. R., Young, L. D. & Bradley, L. A.
(1986): Stress: a modulator of oesophageal contractions. Gastroenterology, 90, A1603
Ritchie, H. D., Thompson, D. G. & Wingate, D. L. (1980): Diurnal variation in human jejunal fasting mo-
tor activity. Journal of Physiology, 305, 54-55
Robertson, D. A. F., Ray, J., Diamond, I. & Guy Edwards, J. (1989): Personality profile and affective state
of patients with inflammatory bowel disease. Gut, 30, 623-626
Roder, J. D., Herschbach, P., Ritter, M., Kohn, M. M., Sellschopp, A. & Siewert, J. R. (1990):
"Lebensqualität" nach Oesophagektomie. Deutsche Medizinische Wochenschrift, 115, 570-574
Rohde, H., Rau, E. & Gebbensleben, B. (1984): Ergebnisse der Bestimmung des Lebensqualitätsindexes
nach Spitzer in der multizentrischen Magenkarzinom-TNM-Studie. In: H. Rohde, H. Troidl (Hrsg.)
Das Magenkarzinom, S. 74 - 80. Stuttgart: Thieme Verlag
Rose, R. M. (1984): Overview of endocrinology of stress. In: G. M. Brown, S. H. Koslov, S. Reichlin
(Eds.) Neuroendocrinology and psychiatric disorders, p. 95-122. New York: Raven Press
Rose, R. M. (1985): Psychoendocrinology. In: J. D. Wilson, D. W. Forster (Eds.) Williams textbook of
endocrinology, p. 653-681. Philadelphia: Sounders
Rubin, J., Nagler, R., Spiro, H. M. & Pilot, L. M. (1962): Measuring the effect of emotions on esophageal
motility. Psychosomatic Medicine, 90, 170

Sarna, S. K. (1985): Cyclic motor activity; migrating motor complex. Gastroenterology, 89, 894-913
Sarna, S. K., Latimer, P., Campbell, D. & Waterfall, W. E. (1982): Effects of stress, meal and neostimine
on rectosigmoid electrical control activity (ECA) in normals and in irritable bowel syndrome patients.
Digestive Diseases and Sciences, 27, 582
Sarna, S. K. & Otterson, M. F. (1989): Small intestinal physiology and pathophysiology. Gastroentero-
logy Clinics of North America, 18, 375-405
Sasz, T. S., Levin, E., Kirsner, J. B. & Palmer, W. L. (1947): The role of hostolity in the pathogenesis of
peptic ulcer. Psychosomatic Medicine, 9, 331-336

Schang, J. C., Devroede, G., Hebert, M., Hemond, M., Pilote, M. & Devroede, L. (1988): Effects of rest, stress, and food on myoelectric spiking activity of left and sigmoid colon in humans. Digestive Diseases and Sciences, 33, 614

Schipper, H., Clinch, J., McMurray, A. & Levitt, M. (1984): Measuring the quality of life of cancer patients: the functional living index-cancer: development and validation. Journal of Clinical Oncology, 2, 472-483

Schmidt, L. R. (1984): Psychologie in der Medizin. Stuttgart: Thieme

Schmidt, L. R. (1992a): Gesundheitspsychologie. Zeitschrift für Medizinische Psychologie, 1, 8-9

Schmidt, L. R. (1992b): Psychologische Aspekte medizinischer Maßnahmen: Umfang, Bedingungen, Forschungs- und Praxisprobleme. In: L.R. Schmidt (Hrsg.) Jahrbuch der medizinischen Psychologie, Band 7, Psychologische Aspekte medizinischer Maßnahmen, S. 3-30. Berlin: Springer

Schreiber, H. W. (1989): Lebensqualität und Allgemeinchirurgie. Langenbecks Archiv für Chirurgie. Supplement II, 43-48

Schulte, D. (1994): Vom zunehmenden Einfluß klassifikatorischer Diagnostik auf psychotheraoeutische und psychodiagnostische Forschung und Praxis. Diagnostica, 40, 262-269

Schumacher, W. (1970): Bemerkungen zur Theorie des Narzißmus. Psyche, 24, 1-22

Schur, M. (1955): Comments of the metapsychology of somatization. Psychoanalytic Study of the Child, 10, 119-164

Schwartz, G. E. & Weiss, S. M. (1978): Yale Conference on Behavioral Medicine: A Porposed Definition and Statement of Goals. Journal of Behavioral Medicine, 1, 3-12

Schwarz, R. & Ruoff, G. (1989): Meßmethoden der postoperativen Lebensqualität. Chirurg, 60, 441-444

Schwenkmezger, P. (1985): Modelle der Eigenschafts- und Zustandsangst. Göttingen: Hogrefe

Schwenkmezger, P., Krohne, H. W., Rüddel, H., Schmidt, L. R. & Schwarzer, R. (1993): Editorial Zeitschrift für Gesundheitspsychologie, 1, 1-6

Selby, P. J., Chapman, J. A. W., Etazadi-Amoli, J., Dalley, D. & Boyd, N. F. (1984): The development of a method for assessing the quality of life of cancer patients. British Journal of Cancer, 50, 13-22

Sessions, J. T., Raft, D. & Tate, S. (1978): The severity of Crohn's disease does not correlate with life stress, depression and anxiety. Gastroenterology, 74, 1144

Shannan, F., Denburg, J., Fox, J., Bienenstock, J. & Befus D. (1985): Mast cell heterogeneity: effects of neuroenteric peptides on histamine release. Journal of Immunology, 135, 1331-1337

Sharkey, K. A. (1992): Substance P and calcitonin gene-related peptide (CGRP) in gastrointestinal inflammation. In: R. H. Stead, M. H. Perdue, H. J. Cooke, D. W. Powel, K. E. Barrett (Eds.) Neuro-Immuno-Physiology of the Gastrointestinal Mucosa Annals of the New York Academy of Sciences, Vol 664, p. 425-442

Sheffield, B. F. & Carney, M. W. (1976): Crohn's disease: A psychosomatic illness? British Journal of Psychiatry, 128, 446-450

Shipley, R. H., Butt, J. H. & Horwitz, W. A. (1979): Preparation to re-experience a stressful medical examination. Journal of Consulting and Clinical Psychology, 47, 485-492

Shipley, R. H., Butt, J. H., Horwitz, B. & Farbry, J. E. (1978): Preparation for a stressful medical procedure. Journal of Consulting and Clinical Psychology, 46, 499-507

Slangen, K., Krohne, H. W., Stellrecht, S. & Kleemann, P. P. (1993): Dimensionen perioperativer Belastung und ihre Auswirkungen auf intra- und postoperative Anpassung von Chirurgie-Patienten. Zeitschrift für Gesundheitspsychologie, 1, 123-142

Smith, R. H. (1964): Passage of digesta through the calf abomasum and small intestine. Journal of Physiology, 172, 305-326

Snape, W. J., Matarazzo, S. A. & Cohen, S. (1978): Effect of eating and gastrointestinal hormones on human colonic myoelectrical and motor activity. Gastroenterology, 75, 373-378

Snape, W. J., Wright, S. H., Battle, W. M. & Cohen, S. (1979): The gastrocolonic response: Evidence for a neural mechanism. Gastroenterology, 77, 1235-1240

Soffer, E. E., Adrian, T. E. & Launspach, J. (1993): The effect of sleep on gastrointestinal hormone responses to feeding. Journal of Gastointestinal Motility, 5, 219

Soffer, E. E., Scalabrini, P., Pope, C. E. I. I. & Wingate, D. L. (1988): Effect of stress on oesophageal motor function in normal subjects and in patients with the irritable bowel syndrome. Gut, 29, 1591

Spiegler, M. D., Morris, L. W. & Liebert, R. M. (1968): Cognitive and emotional components of test anxiety: Temporal factors. Psychological Reports, 22, 451-556

Spielberger, C. D. (1972): Anxiety as an emotional state. In: C. D. Spielberger (Ed.) Anxiety: Current trends in theory and research, Vol. 1, p. 23-49. New York: Academic Press

Spitzer, W. O. (1987): State of science 1986: quality of life and functional status as target variables for research. Journal of Chronical Diseases, 40, 465-471

Spitzer, W. O., Dobson, A. J.,.,Hall, J., Chesterman, E., Levi, J., Shepherd, R., Battista, R. N. & Catchlove, B. R. (1981): Measuring the quality of life of cancer patients. Journal of Chronical Diseases, 34, 585-597

Stacher, G. & Blum, A. L. (1986): Pathophysiology, Psyche, zentrales Nervensystem und Gastrointestinaltrakt. 2. Teil: Pathophysiologie. Deutsche Medizinische Wochenschrift, 111, 828

Stacher, G., Schmierer, G. & Landgraf, M. (1979a): Tertiary esophageal contractions evoked by acoustical stimuli. Gastroenterology, 77, 49

Stacher, G., Steinringer, H. & Landgraf, M. (1979b): Acoustically evoked esophageal contractions and defence reaction. Psychophysiology, 16, 234

Stanghellini, V., Malagelada, J. R., Zinsmeister, A. R. & et al. (1983): Stress induced gastroduodenal motor disturbances in humans: Possible humoral mechanisms. Gastroenterology, 85, 83

Stanghellini, V., Malagelada, J. R., Zinsmeister, A. R., Go, V. L. & Kao, P. C. (1984): Effect of opiate and adrenergic blockers on the gut motor response to centrally acting stimuli. Gastroenterology, 87, 1104

Stead, R. H. (1992): Nerve remodelling during intestinal inflammation. In: R.H. Stead, M. H. Perdue, H.J. Cooke, D. W. Powel, K. E. Barrett (Hrsg.) Neuro-Immuno-Physiology of the Gastrointestinal Mucosa, Vol 664, 443-455. Annals of the New York Academy of Sciences

Stead, R. H., Dixon, M. F., Bramwell, N. H., Riddel, R. H. & Bienenstock, J. (1989): Mast cells are closely apposed to nerves in the human gastrointestinal mucosa. Gastroenterology, 97, 575-585

Steadman, C. J., Phillips, S. F., Camilleri, M., Haddad, A. C. & Hanson, R. B. (1991): Variation of muscle tone in the human colon. Gastroenterology, 101, 373-381

Stephanos, S. (1975): Über die Objektbeziehungen des psychosomatischen Patienten. Zeitschrift für psychosomatische Medizin and Psychoanalyse

Stone, G. C. (1982): Health Psychology, a New Journal for a New Field. Health Psychology, 1, 1-6

Studt, H. H. & Mast, H. (1986): Zur Ätiopathogenese der Colitis ulcerosa und des Morbus Crohn. In: H. H. Studt (Hrsg.) Psychosomatik in der inneren Medizin. 1, Symptome und Syndrome, S. 44-54. Heidelberg: Springer

Stützer, H. & Bauer, P. (1992): Die Analyse von Längsschnittdaten zur Lebensqualität am Beispiel der TNM-Validierungsstudie für das Magenkarzinom. Köln: Medizinische Dissertation

Sugarbaker, P. H., Barofski, I., Rosenberg, S. A. & Gianola, F. J. (1982): Quality of life assessment of patients in extremity sarcoma clinical trials. Surgery, 91, 17-23

Suls, J. & Fletcher, B. (1985): The relative efficacy of avoidant and non-avoidant coping strategies: A meta-analysis. Health Psychology, 4, 249-288

Sun, W. M., Snape, W. J., Cohen, S. & Renny, A. (1982): The role of opiate receptors and cholinergic neurons in the gastrocolonic response. Gastroenterology, 82, 689-693

Szurszewski, J. H. (1969): A migrating electric complex of the canine small intestine. American Journal of Physiology, 217, 1757-63

Tache, Y. (1989): Peptidergic activation of brain-gut efferent pathways. In: M. V. Singer, H. Goebell (Eds.) Nerves and the Gastrointestinal Tract, p. 315-331, Lancaster: MTP Press

Talley, N. J., Ellard, K., Jones, M., Tennant, C. & Piper, D. W. (1988): Suppression of emotions in essential dyspepsia and chronic duodenal ulcer. A case-control study. Scandinavian Journal of Gastroenterology, 23, 337

Talley, N. J., Fung, L. H., Gilligan, I. J., McNeil, D. & Piper, D. W. (1986): Association of anxiety, neuroticism, and depression with dyspepsia of unknown cause. A case-control study. Gastroenterology, 90, 886

Talley, N. J. & Phillips, S. F. (1988): Non-ulcer dyspepsia: potential causes and pathophysiology. Annals of International Medicine, 108, 865

Talley, N. J. & Piper, D. W. (1986): Major life event stress and dyspepsia of unknown cause: a case control study. Gut, 27, 127

Talley, N. J. & Piper, D. W. (1987): A prospective study of social factors and major life event stress in patients with dyspepsia of unknown cause. Scandinavian Journal of Gastroenterology, 22, 268

Talley, N. J., Zinsmeister, A. R., Van Dyke, C. & Melton, L. J. (1991): Epidemiology of colonic symptoms and the irritable bowel syndrome. Gastroenterology, 101, 927-934

Tarter, R. E., Switala, J., Carra, J., Edwards, K. L. & van Thiel, D. H. (1987): Inflammatory bowel disease: psychiatric status of patients before and after disease onset. International Journal of Psychiatry in Medicine, 17, 173-181

Taylor, G., Doody, K. & Newman, A. (1981): Alexithymic characteristics in patients with inflammatory bowel disease. Canadian Journal of Psychiatry, 26, 470-474

Tellegen, A. (1985): Structures of mood and personality and their relevance to assessing anxiety, with an emphasis on self-report. In: A. H. Tuma, J. D. Maser (Eds) Anxiety and the anxiety disorders, p. 681-706. Hillsdale: Lawrence Eralbaum Associates Publishers

Thews, G., Mutschler, E. & Vaupel, P. (1989): Anatomie, Physiologie, Pathophysiologie des Menschen. Stuttgart: Wissenschaftliche Verlagsgesellschaft

Thompson, D. G., Richelson, E. & Malagelada, J. R. (1983): Perturbation of upper gastrointestinal function by cold stress. Gut, 24, 277

Thompson, D. G., Ritchie, H. D. & Wingate, D. L. (1982): Patterns of small intestinal motility in duodenal ulcer patients before and after vagotomy. Gut, 23, 517-523

Thompson, D. G. & Wingate, D. L. (1979): Characterisation of interdigestive and digestive motor activity in the normal human jejunum. Gut, 20, A943

Thompson, D. G., Wingate, D. L., Archer, L., Benson, M. J., Green, W. J. & Hardy, R. J. (1980): Normal patterns of upper human small bowel motor activity recorded by prolonged radiotelemetry. Gut, 21, 500-506

Tjeerdsma, H. C., Smout, J. P. & Akkermans, L. M. A. (1993): Voluntary suppression of defecation delays gastric emptying. Digestive Diseases and Sciences, 38, 832-836

Traue, H. C. (1993): Behavioral Medicine - Verhaltensmedizin. Verhaltenstherapie 3, Supplement, 4-14

Troidl, H. (1989): Lebensqualität ein relevantes Zielkriterium in der Chirurgie. Chirurg, 60, 445-449

Troidl, H., Kusche, J., Vestweber, K. H., Eypasch, E., Koeppen, L. & Bouillon, B. (1987): Quality of Life: an important endpoint both in surgical practice and research. Journal of Chronical Diseases, 40, 523-528

Troidl, H., Kusche, J., Vestweber, K. H., Eypasch, E. & Maul, U. (1987): Pouch versus esophagectomy after total gastrectomy: a randomized clinical trial. World Journal of Surgery, 11, 699-712

Troidl, H., Lorenz, W., Rohde, H., Fischer, M., Vestweber, K. H. & Hamelmann, H. (1978): Pathophysiologie, Diagnostik,-Operationsvorbereitung bei der benignen Magenausgangsstenose. In: R. Häring (Hrsg.) Das komplizierte gastroduodenal Ulkus, S. 174-192. Stuttgart:Thieme Verlag

Turnbull, G. K. & Ritvo, P. G. (1992): Anal sphincter biofeedback relaxation treatment for women with intractable constipation symptoms. Diseases of Colon and Rectum, 35, 530-536

v. Zerssen (1971): Die Beschwerdenliste als Test. Therapiewoche, 25, 1910-1917

Vaillant, G. E., Bond, M. & Vaillant, C. O. (1986): An empirically validated hierarchy of defense mechanismen. Archives of General Psychiatry, 43, 786-794

Valori, R. M., Kumar, D. & Wingate, D. L. (1986): Effects of different types of stress and of "prokinetic" drugs on the control of the fasting motor complex in humans. Gastroenterology, 90, 1890

Van Hees, P. A. M., Van Elteren, P. H., Van Lier, H. J. J. & Van Tongeren, J. H. M. (1980): An index of inflammatory activity in patients with Crohn's disease. Gut, 21, 279-286

Vestweber, K. H. & Troidl, H. (1989): Lebensqualität nach Magenoperationen. Chirurg, 60, 450-453

Visick, A. H. (1948): A study of failures after gastrectomy. Annals of the Royal College of Surgeons, 3, 266-284

von Wietersheim, J. (1991): Die Bedeutung belastender Lebensereignisse für die Rezidivauslösung bei Colitis ulcerosa und Morbus Crohn. Frankfurt: Lang


Wada, T. (1922): Experimental study of hunger in its relation to activity. Archiv der Psychologie, 8, 1-65

Wald, A. (1981): Biofeedback therapy for fecal incontinence. Annales of International Medicine, 95, 146-9

Wald, A. (1983): Biofeedback for neurogenic fecal incontinence: Rectal sensation is a determinant of outcome. Journal of Pediatric Gastroenterology and Nutrition, 2, 302-6

Wald, A. & Tunuguntla, A. K. (1984): Anorectal sensorimotor dysfunction in fecal incontinence and diabetes mellitus. New England Journal of Medicine, 310, 1282-7

Walsh, D. L. & Emrich, L. J. (1988): Measuring cancer patients'quality of life - a look at physician attitudes. New York State Journal of Medicine, 88, 354-357

Weiner, H. (1983): Gesundheit, Krankheitsgefühl und Krankheit - Ansätze zu einem integrativen Verständnis. Psychotherapie, Psychosomatik, Medizinische Psychologie, 33, 15-34

Weiner, H. (1991): From Simplicity to Complexity (1950-1990): The Case of Peptic Ulceration - I. Human Studies. Psychosomatic Medicine, 53, 467-490

Weiner, H. (1992): Specifity and Specification: Two continuing problems in psychosomatic research. Psychosomatic Medicine, 54, 567-587

Weiner, H., Thaler, M., Reiser, M. F. & Mirsky, I. A. (1957): Etiology of duodenal ulcer I. Relation of specific psychological characteristics of rate of gastric secretion (serum pepsinogen). Psychosomatic Medicine, 19,1-10

Weinreich, D., Undem, B. J. & Leal-Cardoso, J. H. (1992): Functional effects of mast cell activation in sympathetic ganglia. In: R. H. Stead, M.H. Perdue, H. J. Cooke, D. W. Powell, K. E. Barrett (Eds.) Neuro-Immuno-Physiology of the Gastrointestinal Mucosa, Vol 664, 293-308. Annals of the New York Academy of Sciences

Weiss, S. M. (1982): Health Psychology: The Time is Now. Health Psychology, 1, 81-91

Welgan, P. R. (1974): Learned control of gastric acid secretion in ulcer patients. Psychosomatic Medicine, 36, 411-9

Welgan, P., Meshkinpour, H. & Beeler, M. (1988): Effect of anger on colon motor and myoelectric activity in irritable bowel syndrome. Gastroenterology, 94, 1150

Welgan, P., Meshkinpour, H. & Hoehler, F. (1985): The effect of stress on colon motor and electrical activity in irritable bowel syndrome. Psychosomatic Medicine, 47, 139

Wener, J. & Polonsky, A. (1950): The reaction of the human colon to naturally occurring and experimentally induced emotional states; observations through a transverse colostomy on a patient with ulcerative colitis. Gastroenterology, 15, 84

Wexner, S. D., Heyman, S., Marchetti, F. & Jagelman, D. G. (1992): Prospective assessment of biofeedback for the treatment of paradoxical puborectalis contraction. Diseases of Colon and Rectum, 35, 145-150

Whitehead, W. E. (1992): Behavioral medicine approaches to gastrointestinal disorders. Journal of Consulting and Clinical Psychology, 60, 605

Whitehead ,W. E., Burgio, K. L. & Engel, B. T. (1985): Biofeedback treatment of fecal incontinence in geriatric patients. Journal of the American Geriatrics Society, 33, 320-4

Whitehead, W. E. & Drescher, V. M. (1980): Perception of gastric contractions and self-control of gastric motility. Psychophysiology, 17, 552-8

Whitehead, W. E., Engel, B. T. & Schuster, M. M. (1981): Perception of rectal distension is neccessary to prevent fecal incontinence. In: G. Adam, I. Meszaros, E. I. Banyai (Eds.) Advances in Physiological Sciences, Vol 17, p. 203-9. Budapest: Brain and Behavior

Whitehead, W. E., Orr, W. C., Engel, B. T. & Schuster, M. M. (1981): External anal sphincter response to rectal distention: Learned response or reflex? Psychophysiology, 19, 57-62

Whitehead, W. E. & Schuster, M. M. (1985): Gastrointestinal disorders. Behavioral and physiological basis for treatment. New York: Academic Press

Whybrow, P. C. & Ferrell, R. B. (1973): Psychic factors and Crohn's disease an overview. In: A. E. Lindner (Ed.) Emotional factors in gastrointestinal illness, p. 82-98. New York: Elsevier

Williams, C. L., Peterson, J. M., Villar, R. G. & Burks, T. F. (1987): Corticotropin-releasing factor directly mediates colonic responses to stress. American Journal of Physiology, 253, G582

Wilson, J. F., Moore, R. W., Randolph, S. & Hanson, B. J. (1982): Behavioral preparation for patients for gastrointestinal endoscopy: Information, Relaxation, and coping style. Journal of Human Stress, 8, 13-23

Wilson, K. C., Whiteoak, R., Dewey, M. & Watson, J. P. (1989): Aspects of personality of soldiers presenting to an endoscopy clinic. Journal of Psychosomatic Research, 33, 85

Wöller, W. & Kruse, J. et al.(1993): Kortisonbild und emotionale Unterstützung durch Schlüsselfiguren bei Patienten mit Asthma bronchiale, 43, 171-177

Wolf, S. & Wolff, H. G. (1943): Human Gastric Funktion. Oxford, New York: University Press

Wolff, H. H. (1951): The mechanisms and significance of the cold pressor test. Quarterly Journal of Medicine, 20, 261

Wood, J. D. (1987): Physiology of the enteric nervous system. In: L.R. Johnson (Hrsg.), Physiology of the Gastrointestinal Tract, S. 67-111. New York: Raven Press

Wood-Dauphinee, S. (1992): Bringing surgical reality to quality of life assessment Theoretic of Surgery, 7, 34-38

Wood-Dauphinee, S. & Troidl, H. (1991): Endpoints for clinical studies: conventional and innovative variables In: H. Troidl (et al.) (Hrsg.) Principles and Practice of Research, S. 151-169. New York: Springer

World Health Organisation (1971): Society, stress, and disease. WHO Chronicle, 25, 168-179

Wyman, J. B., Heaton, K. W., Mannig, A. P. & Wicus, A. C. B. (1978): Variability of colonic function in healthy subjects. Gut, 19, 146

Youle, M. S. & Read, N. W. (1984): Effect of painless, rectal distention on gastro-intestinal transit of a solid meal. Digestive Diseases and Sciences, 29, 902-906

Young, H. M., Furness, J. B., Bornstein, J. C. & Pompolo, S. (1993): Neuronal circuitry for enteric motility reflexes. In: Y. Tache, D. Wingate, T. F. Burks (Eds.) Innervation of the gut, p. 266-274. CRC Press

Young, L. D., Richter, J. E., Anderson, K. O., Bradley, L. A., Katz, P. O., McElveen, L., Obrecht, W. F., Dalton, C. & Snyder, R. M. (1987): The effects of psychological and environmental stressors on peristaltic oesophageal contractions in healthy volunteers. Psychophysiology, 24, 132

Zander, J. (1977): Psychosomatische Forschungsergebnisse beim Ulcus duodeni. Göttingen: Vandenhoek & Ruprecht

Zander, J. (1978): Zur spezifischen Konfliktantwort bei Patienten mit Ulcus duodeni. Ein Beitrag zur Strainforschung. Psychotherapie, Psychosomatik, Medizinische Psychologie, 28, 50-58

Zapf, W. (1984): Individuelle Wohlfahrt: Lebensbedingungen und wahrgenommene Lebensqualität. In: W. Glatzer, W. Zapf (Hrsg.) Lebensqualität in der Bundesrepublik, S. 13-26. Frankfurt: Campus

# Verzeichnis der Autoren

Dr. med. Heinz Asshoff
Gastroenterologische Fachpraxis
Theodor-Heuss-Allee 11
54292 Trier

Dr. Gijs Bleijenberg
Dept. of Medical Psychology
University of Nijmegen
Postbus 9101
NL-6500 Nijmegen

Ph. D. Michael D. Crowell
Institute for Healthcare Research
Baptist Medical Center of Oklahoma
3300 Northwest Expressway
Oklahoma City
OK 73112-4481
U.S.A.

PD Dr. Dipl.-Psych. Paul Enck
Klinik für Gastroenterologie,
Hepatologie und Infektiologie
Heinrich-Heine-Universität
Moorenstr.5
40225 Düsseldorf

PD Dr. med. Ernst Eypasch
II. Lehrstuhl für Chirurgie
Universität zu Köln
Krankenhaus Köln-Merheim
Ostmerheimer Str.200
51109 Köln

PD Dr. Thomas Frieling
Abteilung für Gastroenterologie
Heinrich-Heine-Universität Düsseldorf
Moorenstr.5
40225 Düsseldorf

Dr. Gerhard Holtmann
Medizinische Klinik und Poliklinik
Abt. für Gastroenterologie
Hufelandstraße 55
45122 Essen

Dr. Johannes. Kruse
Klinisches Institut für Psychosomatische
Medizin und Psychotherapie der
Heinrich-Heine-Universität Düsseldorf,
Moorenstraße 5
40225 Düsseldorf

Dr. med. Dipl.-Psych. Joachim Kugler
Abt. Medizinische Psychologie
Ruhr-Universität Bochum
Universitätsstr. 150 (MA-0-150)
44780 Bochum

Prof. Dr. Han C. Kuijpers
University Hospitals St. Radbroud
Dept. of Surgery
Postbus 9101
NL-6500 Nijmegen

PD Dr. phil. Hans-Werner Künsebeck
Abteilung Psychosomatik und
Psychotherapie
Medizinische Hochschule Hannover
Konstanty-Gutschow-Straße 8
30625 Hannover

Dipl.-Psych. Frauke Musial
Institut für Medizinische Psychologie
RWTH Aachen
Pauwelsstr.30
52057 Aachen

Dr. Hartmut Pollmann
Klinik Niederrhein
Hochstraße 13-19
53747 Bad Neuenahr

Dr. med. Renate Schäfer
Klinik für Gastroenterologie,
Hepatologie und Infektiologie
Heinrich-Heine-Universität
Moorenstr.5
40225 Düsseldorf

Dipl.-stat. Norbert Schmitz
Klinisches Institut für Psychosomatische
Medizin und Psychotherapie
Heinrich-Heine-Universität Düsseldorf
Moorenstraße 5
40225 Düsseldorf


Dipl.-Psych. Susanne Schütz
Fachbereich I - Psychologie
Universität Trier
Tarforst Gebäude D
54286 Trier

Prof. Dr. Peter Schwenkmezger
Fachbereich I - Psychologie
Universität Trier
Postfach 3825
54286 Trier

Prof. Dr. med. Hans Troidl
Direktor des Krankenhauses
Köln-Merheim
Ostheimer Straße 200
51109 Köln

PD Dr. Wolfgang Wöllner
Klinisches Institut für Psychosomatische
Medizin und Psychotherapie
Heinrich-Heine-Universität Düsseldorf
Moorenstraße 5
40225 Düsseldorf

# Verzeichnis der Gutachter/ -innen

Folgende Kolleginnen und Kollegen haben sich freundlicherweise für dieses Jahrbuch als Gutachter /-innen zur Verfügung gestellt:

| | |
|---|---|
| Birbaumer, N. | Tübingen |
| Dahme, B. | Hamburg |
| Engel, R. | München |
| Fehm-Wolfsdorf, G. | Kiel |
| Filipp, S. | Trier |
| Gunzelmann, T. | Leipzig |
| Güntürkün, O. | Bochum |
| Hasenbring, M. | Kiel |
| Hellhammer, D. | Trier |
| Hudson, R. | München |
| Kröner-Herwig, B. | Düsseldorf |
| Miltner, W. | Jena |
| Rosemeier, P. | Berlin |
| Sabel, B. | Magdeburg |
| Schedlowski, M. | Hannover |
| Scheer, J. W. | Giessen |
| Schmidt, L. R.. | Trier |
| Speidel, H. | Kiel |
| Strauß, B. | Kiel |
| Traue, H. | Ulm |
| Tress, W. | Düsseldorf |
| Verres, R. | Heidelberg |
| Vögele, C. | Marburg |

*Weitere Veröffentlichungen aus der Schriftenreihe*

# Jahrbuch der Medizinischen Psychologie

herausgegeben von Elmar Brähler, Monika Bullinger
und Hans Peter Rosemeier

---

### Hauterkrankungen in psychologischer Sicht

herausgegeben von
Uwe Gieler, Ulrich Stangier und Elmar Brähler
(Jahrbuch der Medizinischen Psychologie 9)
ISBN 3-8017-0665-6
1993, 300 Seiten, 78,-DM

### Krankheitsverarbeitung

herausgegeben von
Edgar Heim und Meinrad Perrez
(Jahrbuch der Medizinischen Psychologie 10)
ISBN 3-8017-0693-1
1994, 264 Seiten, 78,-DM

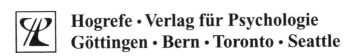

**Hogrefe · Verlag für Psychologie**
**Göttingen · Bern · Toronto · Seattle**

# Klinische Psychologie

Franz Petermann (Hrsg.)
## Asthma und Allergie
*Verhaltensmedizinische Grundlagen und Anwendungen*
1995, 376 Seiten, DM 68,–/sFr. 67,–/öS 531,–
ISBN 3-8017-0689-3

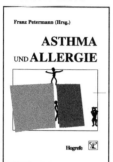

Zu den häufigsten chronischen Erkrankungen der Gegenwart gehören Erscheinungsformen aus dem Bereich „Asthma und Allergie". Im Mittelpunkt des Buches stehen allergische Hauterkrankungen (vorwiegend Neurodermitis) und Asthma bei Kindern und Erwachsenen. Das Buch stellt neue Ergebnisse zur Krankheitsbewältigung, der Patienten-Compliance und Verhaltensmedizin (Patientenschulung) vor.

Petermann, F. (Hrsg.)
## Verhaltensmedizin in der Rehabilitation
*Ansätze in der medizinischen Rehabilitation*
1995, 448 Seiten, DM 69,–/sFr. 66,–/öS 538,–
ISBN 3-8017-0606-0

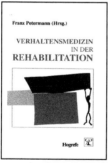

Das Praxishandbuch stellt verhaltensmedizinische Grundlagen und Verfahren zusammen, die im Kontext der ambulanten und stationären medizinischen Rehabilitation eingesetzt werden können. In ausführlichen Beiträgen werden verhaltensmedizinische Ansätze der Rehabilitation für unterschiedliche Krankheitsbilder behandelt, so z.B. für den Bereich der Atemwegserkrankungen, der Herz-Kreislauf-Erkrankungen, der gynäkologischen und gastrointestinalen Erkrankungen sowie der Erkrankungen im Alter. Alle Kapitel sind einheitlich gegliedert und durch praxisnahe Materialien angereichert.

Franz Petermann
Silvia Wiedebusch / Thilo Kroll (Hrsg.)
## Schmerz im Kindesalter
*Verhaltensmedizinische Grundlagen und Anwendungen*
1994, 384 Seiten, DM 68,–/sFr. 68,–/öS 531,–
ISBN 3-8017-0688-5

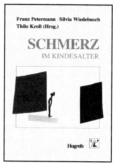

Das Buch vermittelt dem Leser einen Überblick über den gegenwärtigen Stand der pädiatrischen Schmerzforschung und Behandlungspraxis. Vorgestellt wird eine Vielzahl verhaltensmedizinischer Verfahren zur Schmerzbewältigung, die sich in der Schmerzbehandlung von Kindern bewährt haben. Das Buch gliedert sich in siebzehn Kapitel, in denen zunächst die allgemeinen Grundlagen des Schmerzes und die Schmerzdiagnostik dargestellt werden, um darauf aufbauend die verhaltensmedizinsche Behandlung akuter und chronischer Schmerzen an ausgewählten Krankheitsbildern zu vermitteln.

Franz Petermann (Hrsg.)
## Diabetes mellitus
*Sozial- und verhaltensmedizinische Ansätze*
1995, 320 Seiten, DM 68,–/sFr. 67,–/öS 531,–
ISBN 3-8017-0768-7

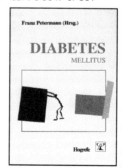

Die Behandlung des Diabetes mellitus ist schon viele Jahre eine interdisziplinäre Aufgabe, bei der Mediziner, Psychologen und Ernährungswissenschaftler eng kooperieren. Die medizinische Versorgung wird durch Schulungsprogramme, verhaltensmedizinische Interventionen und Diätmaßnahmen unterstützt. Nur durch die Integration dieser Elemente gelingt es nachhaltig, die Spätfolgen des Diabetes mellitus zu verhindern. Das vorliegende Buch stellt sowohl sozial- als auch verhaltensmedizinische Aspekte zusammen und bietet praxisnahe Ausführungen zur Patientenschulung.

## Hogrefe · Verlag für Psychologie
Rohnsweg 25 · 37085 Göttingen